张 卫◎著

余氏学验及其通治方研究

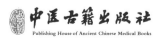

中医古籍出版社
Publishing House of Ancient Chinese Medical Books

图书在版编目（CIP）数据

余氏学验及其通治方研究 / 张卫著 . —北京：中医古籍出版社，2019.12（2022.3 重印）

ISBN 978-7-5152-1922-6

Ⅰ.①余… Ⅱ.①张… Ⅲ.①中医临床—经验—中国—现代②方剂—研究 Ⅳ.① R249.7 ② R289

中国版本图书馆 CIP 数据核字（2019）第 083010 号

余氏学验及其通治方研究

张卫 著

责任编辑 张磊

封面设计 韩博玥

出版发行 中医古籍出版社

社　　址 北京东直门内南小街 16 号（100700）

电　　话 010-64089446（总编室）010-64002949（发行部）

网　　址 www.zhongyiguji.com.cn

印　　刷 宝蕾元仁浩（天津）印刷有限公司

开　　本 850mm×1168mm　1/32

印　　张 9.5

字　　数 230 千字

版　　次 2019 年 12 月第 1 版　2022 年 3 月第 2 次印刷

书　　号 ISBN 978-7-5152-1922-6

定　　价 49.00 元

《余氏学验及其通治方研究》序

　　岁月不居，转眼间绿树成荫，春华秋实。余瀛鳌先生的学术成就，正进入丰收季节。他和弟子们出的书，一本接着一本，似乎见满山红叶，烂漫无边。比春花嫩叶，更显得充实、坚韧和耐人寻味。

　　余瀛鳌先生是中医文献专家，是中医临床文献研究的倡导者，但他一贯主张"古籍、文献精粹内涵与临床实践的融汇结合"，其临床功力日久弥深，越来越展示出名医大家风范。他的弟子张卫博士最近编写出版了《余氏学验及其通治方研究》一书，全面总结了余师的临床经验，深入探讨了余师的诊疗思想。从继承发展的角度看，这是一本学验并重的衣钵真传之书。

　　余瀛鳌先生运用通治方的临证医学思想的形成，有深刻的时代背景和学术背景。他生活在一个西学东渐、社会转型、全面"四化"的革故鼎新时代。他出身中医世家，在西医院校学成毕业，从师海派名医，掌握了中西医学两套理论，形成了他的基本知识结构。他大学毕业以后，分配到中国中医研究院（今中国中医科学院）从事中医文献整理研究工作，整理、阐释、评述了大量中医古籍，打下了扎实的中医理论功底。其又特别重视中医临床文献的整理和研究，并在临床实践中深化探讨，"善出善入"，中西互参，融会贯通。六十年来，他静坐古书之中，倾听呻吟之声，不离临床之业。年逾古稀，仍多处应诊，侧着耳朵听患者主诉，拿着放大镜开中医处方。淳德全道，德艺双馨，口碑于海内外。

余瀛鳌临证医学思想是中西医学汇通的成果。如果简单地认为只是通方治病，加减化裁而已，那是远远不够的。首先，通方不能小觑。现在的许多中成药，是临床经验的结晶，都属于通方治病。用得恰当，不刻舟求剑，不胶柱鼓瑟，是解决大量常见病普通病的。其惠民之功，功在普济。但余氏学验，更不止此。余师从前人和自己的临床经验中体会到，凡病必有主证，临证必有主方，这个主方，就是"通治方"。"通治方"的由来，是从"勤求古训，博采众方"中探知的，是经过"去粗存精，由博返约"后选取的。但"虽云通治，亦当细切病情，不得笼统施用也"（余瀛鳌引王泰林《医方证治汇编歌诀》语）。所以，还得通过医者自己的临床实践，随证创新，方可合拍。他对辨病论治与辨证论治相结合的认知，也大有深意，不可俗解。余师是跨世纪的中医，在临床上，他一面用中医辨证论治，另一只眼睛始终盯着西医的病名病理，脑海里急剧转动，两种知识在一瞬间融会贯通，使处方用药"万举万当"。在余师心中，辨证不是辨病的分型，他对中医教科书上的辨证分型颇有非议。余师认为，辨证和辨病相结合是临床思维的整体。现在的西医病名，不仅标明了病因病理病位，而且随着微观的深入，有愈分愈细之势。中医的特点是宏观地、整体地看待人体的生命和疾病。余师所称的辨病，大都是中医病名；其对应的西医诊断，总是在大体的、系统的、特殊的疾病方面。就理法方药而言，他始终遵循四诊八纲，大别阴阳，是地地道道的中医诊治，因而也是名副其实的国医名师。这一点，张卫博士在书中表述得非常清楚，定能让后学者深受启迪和教益。

近一百多年来，中西文化之争，中西体用之争，无穷无尽，这是中国历史的必经之路，无法避免。中西医学是如此，中西绘画、中西音乐、中西建筑，凡传统文化门类，林林总总，无不如此。学者钱钟书是中西文化汇通人物，他主张"东海西海，心理攸同；南学北学，道术未裂"，被称为"文化昆仑"。人类文化是多元多彩的。"和而不同"的大同世界，不失为一种美好理想。文明冲突论，终究要为文明和谐论所替代。长期以来，中医界主张"中学为体，衷中参西"，坚持"融会新知，卓然自立"，力求"与时俱进，不断创新"，这无疑是正确和必要的，与文化多样性并无矛盾。读《余氏学验及其通治方研究》一书，不但学得许多临床经验，感到有滋有味，切实有用；而且开阔了视野，加强了对文化包容性的认识。在宽松的心态中，有一种出人意外的收获，不亦乐乎！

是为序。

2018 年 5 月 10 日

自 序

中医教育的目的是培养能够维护人类健康的人才，为中华民族乃至全世界人类的繁衍昌盛做出巨大贡献。中医的院校教育模式经过几十年的发展，已经形成了一整套具有中医药特色的教育体系，学生的科学知识储备更加完备，医学功底更加扎实。但也出现了一些不符合中医教育规律的问题，例如学生大多知识结构相似，重理论轻实践，中医临床思维和运用中医解决临床问题的能力也有待提高，在临床上有突出疗效者少。

中医师承教育模式重视以师带徒，老师通过言传身教向徒弟传授医学知识和临床诊疗技能。汉以前已有师承授受的记载，如《史记·扁鹊仓公列传》载有扁鹊学医于长桑君，而弟子又有子阳、子豹等人；太仓公淳于意学医于公乘阳庆与公孙光，其弟子有宋邑、高明、王禹、冯信等。金元四大家中，张从正师承刘完素，朱震亨师承罗知悌，罗知悌受业于刘完素，且旁通李杲、张从正之学。现代也有许多中医以师承方式成为名家，如新安医学中的名中医程门雪受教于上海名医汪莲石，而后来他又指导出如恽铁樵、丁甘仁等中医大家。在师承教育过程中，老师的许多独特经验、专长以及一些隐性的临床知识，均能在实践过程中传授给徒弟，有利于医术的传承和发展，是院校教育在较为薄弱的临床实践环节中重要的补充。

现代著名中医学家余瀛鳌先生出生于世医家庭，历任中国中医科学院中国医史文献研究所研究室主任、副所长、所长等职。余瀛鳌先生不仅是我国著名的中医文献学家，最早倡导中医临床文献研究者，编著《中国传统医学大系》《历代中医名著精华丛书》《中医古籍新点新校新参考系列》《中医通治方精选》丛书、《中医文献辞典》等书籍30余种，发表学术论文300余篇，撰刊序言80余篇；且为中医临床大家，坚持中医临床工作60余年，先后在广安门医院、中国中医科学院中医门诊部、京城名医馆等多家医疗机构应诊兼做临床顾问。他临证精于中医内科杂症，以擅长肝肾疾病较为显著，兼及妇科月经不调及不孕等证，主张辨病与辨证论治相结合，专擅通治方研究与临床应用，针对肝病、肾病、脑血管疾病、糖尿病、癫痫等50余种疾病创制了60首系列通治效方。余老为首届全国名中医兼首都国医名师、全国中医药传承博士后合作导师、中国中医科学院首届学术委员会委员、中国中医科学院荣誉首席研究员、全国古籍领导小组成员、中华中医药学会医史文献分会名誉主任委员。

2012年10月，国家中医药管理局高举中医师承教育旗帜，开展全国中医药传承博士后工作，由中国中医科学院在全国范围内遴选了133名传承博士后导师、134名博士后，首度将博士后制度引入老中医药专家学术经验传承工作中，对老中医药专家学术经验进行传承与创新。我有幸成为这134名传承博士后之一，跟随国家级名中医余瀛鳌先生学习。两年内，在余师的谆谆教诲下，吾畅游于医书之海，侍诊于余师左右，又勤耕于临证之学，闲暇常思，两相印证，方感初窥余师学术之端倪。因此，斗胆著书一部，希冀对余师之学起到抛砖引玉之功，以待后学。

　　这本小书的内容集中体现在对余瀛鳌先生学术思想的研究上。通过跟师学习，鄙见认为：余师的学术思想集中体现在其对中医临床文献研究和对中医临证的实践和研究上，二者同时又相辅相成，相互统一。余师的临床文献学学术特色在于他从"勤求古训，博采众方"到"去粗取精，由博返约"再到"临床文献，相互印证"，最终达到"学而不泥，圆机活法"逐层递进的境界。余师的临证诊疗思想和特色体现在他"勇于创新，主张一体两翼的诊疗思维""善于思辨，建立三部二层次诊疗模式""勤于临证，于实践中探求诸病通治方""师古不泥，倡导常法之外的活法巧治""博采众长，精专博通""医理娴熟，用药纯正和缓""中西汇通，择善而从"7个方面。以此为纲要，通过进一步对余师学术特色形成的思想来源分析，指出家学渊源、师承中医名家秦伯未先生、孟河医派的学术氛围以及西医游学经历，对余师的学术思想形成起到了至关重要的作用。此外，书中还对余师临证常用的45首"诸病通治方"从病因病机到治法治则，再到方源和加减用药，进行了研究与总结归纳，并附以相应的余师临证验案以供读者参考赏读，或可希冀举一反三之功。

　　"古之学者必有师。师者，所以传道受业解惑也"。余师临证50余年之经验，不私为枕中秘，足令人钦佩。吾今从名师，实三生之幸。令公桃李满天下，何用堂前更种花！

张卫　谨记

2018 年 4 月于北京

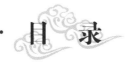

目　录

第一章　余瀛鳌教授简介 / 1

一、余瀛鳌教授简介 / 2

二、余瀛鳌教授主编著作一览 / 4

第二章　余瀛鳌教授中医药文献研究之特色 / 9

一、勤求古训，博采众方 / 10

（一）校点、注释与语译中医古籍文献 / 11

（二）阐释与评述中医药古籍文献 / 12

二、去粗取精，由博返约 / 17

三、临床文献，相互印证 / 18

（一）倡议编撰《中医临床文献学》/ 18

（二）从临床文献中探讨疾病的诊治、用药规律 / 22

四、学而不泥，圆机活法 / 23

第三章　余瀛鳌教授临证诊疗思想与特色 / 29

一、勇于创新，主张一体两翼的诊疗思维 / 30

二、善于思辨，建立三步二层次诊疗模式 / 39

三、勤于临证，于实践中探求诸病通治方 / 42

（一）心悸通治方——心悸饮 / 43

（二）胸痹通治方——十味蠲痹汤 / 45

（三）高血压通治方——二草平肝汤 / 47

（四）慢性咳嗽通治方——加味沙参麦冬汤 / 48

（五）慢性哮喘通治方——金水止哮汤 / 50

（六）病毒性肺炎通治方——加味麻杏石甘汤 / 51

（七）咯血通治方——加味鸡苏散 / 52

（八）慢性消化系统疾病通治方——理木扶土汤 / 53

（九）噎膈通治方——加味启膈散 / 55

（十）泄泻通治方——加味痛泻要方 / 56

（十一）急慢性肝炎（肝硬化）通治方——甲乙汤
　　　　（调肝软坚汤）/ 58

（十二）痢疾通治方——止痢效方 / 62

（十三）溃疡性结肠炎通治方——加味柏叶汤 / 63

（十四）慢性肾炎通治方——益肾健脾通络汤 / 64

（十五）急性肾炎通治方——风水三方 / 67

（十六）尿频通治方——地黄缩泉丸 / 68

（十七）肌衄通治方——丹地消癜汤 / 69

（十八）再生障碍性贫血通治方——生血如圣散 / 71

（十九）痹症通治方——除湿蠲痹汤 / 72

（二十）缺血性脑卒中通治方——加味补阳
　　　　还五汤 / 73

（二十一）癫痫通治方——加味白金丸 / 75

（二十二）偏头痛通治方——柴芎蔓芷汤 / 77

（二十三）痴呆通治方——补肾醒痴方 / 79

（二十四）郁证治方——行郁汤 / 81

（二十五）糖尿病通治方——健脾滋肾降糖方 / 83

（二十六）瘿瘤通治方——九味散瘿汤 / 86

（二十七）癌症通治方 / 87

（二十八）月经不调通治方——月经不调2方 / 88

（二十九）痛经通治方——痛经2方 / 90

（三十）闭经通治方——复经丸 / 91

（三十一）崩漏通治方——崩漏2方 / 93

（三十二）乳腺增生通治方——消癖饮 / 95

（三十三）子宫肌瘤通治方——加味桂枝茯苓丸 / 97

（三十四）不孕通治方——暖宫促孕方 / 98

（三十五）腹股沟疝通治方——加味补中益气汤 / 99

（三十六）阳痿早泄通治方——强势汤 / 100

（三十七）不育通治方——五子二仙汤 / 101

（三十八）耳鸣耳聋通治方——柴胡聪耳汤 / 102

（三十九）面䵟通治方——增颜效方 / 104

（四十）鼻炎通治方——沙参苍耳汤 / 105

（四十一）口腔溃疡通治方——连兰汤 / 106

（四十二）低血压通治方——益气升阳汤 / 106

（四十三）盗汗通治方——盗汗3方 / 107

（四十四）阴汗通治方——阴汗2方 / 108

（四十五）脱发通治方——六物生发方 / 110

四、师古不泥，倡导常法之外的活法巧治 / 110

五、博古通今，诊疗处彰显孟河学派遗风 / 120

（一）博采众长，精专博通 / 121

（二）医理娴熟，醇正和缓 / 125

（三）中西汇通，择善而从 / 128

第四章　余瀛鳌教授医案 / 131

一、内科疾病 / 132

（一）循环系统疾病 / 132

1. 心悸 / 132

2. 胸痹 / 139

（二）呼吸系统疾病 / 147

1. 慢性咳嗽 / 147

2. 慢性哮喘 / 150

3. 病毒性肺炎（1 例）/ 153

4. 咯血 / 154

（三）消化系统疾病 / 156

1. 慢性消化系统疾病 / 156

2. 噎膈（1 例）/ 166

3. 泄泻（2 例）/ 168

4. 急慢性肝炎 / 170

5. 肝硬化（4 例）/ 175

6. 溃疡性结肠炎（1 例）/ 179

（四）泌尿系统疾病 / 181

1. 慢性肾病 / 181

2. 急性肾小球肾炎（2 例）/ 200

3. 尿频（1 例）/ 203

（五）血液系统疾病 / 204

1. 肌衄 / 204

2. 再生障碍性贫血（1 例）/ 209

（六）风湿系统疾病 / 210

痹症 / 210

（七）神经系统疾病 / 213

　　1.缺血性脑卒中 / 213

　　2.出血性脑卒中 / 219

　　3.癫痫（5例）/ 222

　　4.偏头痛（4例）/ 232

（八）神经疾病 / 234

　　1.痴呆（2例）/ 234

　　2.郁证 / 238

（九）新陈代谢疾病 / 241

　　糖尿病（4例）/ 241

（十）内分泌系统疾病 / 245

　　瘿瘤 / 245

（十一）癌症 / 247

　　1.结肠癌术后（1例）/ 247

　　2.乳腺癌术后（1例）/ 250

　　3.胆囊癌术后（1例）/ 251

　　4.肝癌（2例）/ 252

　　5.肾癌术后（1例）/ 253

二、妇科疾病 / 255

（一）月经不调 / 255

　　1.月经先期（1例）/ 255

　　2.月经后期（1例）/ 256

　　3.月经先后不定期（1例）/ 257

（二）痛经（4例）/ 258

（三）闭经（2例）/ 261

（四）崩漏（2例）/ 263

（五）乳腺增生（3例）/ 265

（六）子宫肌瘤（1例）/ 267

（七）不孕（5例）/ 268

三、男科、外科疾病 / 273

（一）腹股沟疝气（1例）/ 273

（二）阳痿早泄（2例）/ 274

（三）不育（4例）/ 275

四、头面五官疾病 / 278

（一）耳鸣耳聋 / 278

（二）突发性耳聋（1例）/ 279

（三）鼻炎 / 281

1.过敏性鼻炎（1例）/ 282

2.慢性鼻炎（3例）/ 282

（四）口腔溃疡（1例）/ 284

五、其他疾病 / 285

（一）低血压（1例）/ 285

（二）盗汗（1例）/ 286

（三）脱发（1例）/ 287

第一章

余瀛鳌教授简介

一、余瀛鳌教授简介

余瀛鳌，男，1933年2月生，江苏阜宁人，中共党员。1955年本科毕业于上海第二医学院（今上海交通大学医学院），后分配至中医研究院（今中国中医科学院）编审室工作。首届全国名中医兼首都国医名师，全国中医药传承博士后合作导师，中国中医科学院首届学术委员会委员，中国中医科学院荣誉首席研究员，全国古籍领导小组成员，中华中医药学会医史文献分会名誉主任委员。

余瀛鳌为五世业医的中医名家，其父为近现代著名伤寒学家余无言先生，祖父余奉仙为"晚清苏北三大名医"之一。1956年10月，由其父介绍，余瀛鳌正式拜师秦伯未先生（原卫生部中医顾问）。结业后，分配至中医研究院编审室工作，学术重点是从事中医临床文献研究。秦伯未对他说："你的重点是搞中医临床文献研究，一定要和诊疗相结合，有利于学术临床的较快提高。"这个建议获得编审室领导的积极支持，安排余瀛鳌在广安门医院门诊工作。1960—1961年他随卫生部医疗队到内蒙古包头市包钢职工医院参与门诊、病房诊疗，并为包头市举办西医学习中医进修班，担任讲学与临证指导。在这几年中，余瀛鳌发表多篇临床报道，并与秦伯未合作，编撰出版了《内经类证》的重订本。返京后他一直从事文献专题研究、编审、诊疗工作。1982年文献研究室与医史研究室合并为中国医史文献研究所，余瀛鳌历任研究室主任、副所长、所长等职，1992年应聘担任全国古籍领导小组成员，同年受聘于京城名医馆出专家门诊。

余瀛鳌系我国著名的中医文献学家和中医临床家，是最早倡导临床文献研究的学者，是中医临床文献学术带头人，又是中华人民共和国成立后中医药发展史上为数不多尚健在的重要见证人。数十年来他以身作则，勤求古训，博采众方，始终坚持临床文献研究，重视学术与临床诊疗齐头并进，曾先后担任中国中医科学院中国医史文献研究所所长、中华中医药学会文献分会主任委员及名誉主任委员、当代中医药技术中心顾问、中国中医科学院和北京中医药大学研究生院客座教授、全国优秀科技图书评审委员会委员、中医药文化传承研究中心顾问等职。目前余瀛鳌先生已 85 岁高龄，不仅仍在中国中医科学院中国医史文献研究所笔耕不辍地进行高强度的中医临床文献研究，而且还施诊于中国中医科学院中医门诊部和京城名医馆等单位。

余瀛鳌在中医文献、中医临床方面均有精深造诣和丰硕的成果，著述丰盈是其学术优势，六十多年来，以编撰中医临床医学丛书、多种中医辞书、现代医药著作为主，其中具有代表性的如《中国传统医学大系》《历代中医名著精华丛书》《中医古籍新点新校新参考系列》(此丛书入选 2013 年首届全国推荐优秀古籍整理图书)、《中医古籍临床新用丛书》《现代名中医类案选》(此书有日译本)、《中医通治方精选丛书》《中医文献辞典》《中医大辞典》(获国家科技进步三等奖)、《中华大典·医药卫生典》(尚未出齐)、《中医名词术语精华词典》、《中医临床必读名著 30 种》《宋以前医方选》《中医古籍珍本提要》《新安医籍丛刊》(此丛书获华东科技十省市学术编著一等奖)《未病斋医述》等。他先后整理出版古籍 30 余种（包括专著、辞书、临床医学丛书等），发表学术论文 300

余篇，撰刊序言80余篇。在60余年的临床实践中，他十分重视吸取古籍临床技术精华，传承先人宝贵的学术经验。在诊疗方面，余瀛鳌对肾病、肝病、脑血管病、糖尿病、癫痫、情志病、病毒性肺炎等内科疑难杂病以及妇科、儿科、男科等诸多病证，均有独到的见解。他在诊疗上又重视辨证与辨病论治相结合，并加强古今"通治方"的征集研究，为多种病证拟定了通治效方，有专著和丛书刊行问世。在教学方面，余瀛鳌主办过多期中医文献进修班、提高班，并从1978年起为国家培养硕士、博士研究生和博士后近30名。

二、余瀛鳌教授主编著作一览

1. 中华人民共和国卫生部中医研究院.《伤寒论》语译［M］.北京：人民卫生出版社，1959.

2. 中华人民共和国卫生部中医研究院.《金匮要略》语译［M］.北京：人民卫生出版社，1959.

3. 秦伯未.内经类证［M］.余瀛鳌，重订.上海：上海科学技术出版社，1962.（2012年重订）

4. 中医研究院革命委员会.常见病验方选编［M］.北京：人民卫生出版社，1970.（印数50万册）

5. 中医研究院，广东中医学院.中医名词术语选释［M］.北京：人民卫生出版社，1973.（此书获全国科学大会奖）

6. 余瀛鳌，高益民.现代名中医类案选［M］.北京：人民卫生出版社，1983.（2008年第2版，累计印数10万）

7. 孙志宏.简明医彀［M］.余瀛鳌，点校.北京：人民卫生出版社，1984.

8.陈自明.妇人大全良方［M］.余瀛鳌，王咪咪，朱定华，等，点校.北京：人民卫生出版社，1985.

9.陈自明.《妇人良方》校注补遗［M］.余瀛鳌，王咪咪，朱定华，等，点校.上海：上海科学技术出版社，1991.

10.余瀛鳌，傅景华.中医古籍珍本提要［M］.北京：中医古籍出版社，1992.

11.余瀛鳌.中国科学技术典籍通汇·医学卷［M］.开封：河南教育出版社，1994.

12.余瀛鳌.中国传统医学大系［M］.长春：长春出版社，1995.（此丛书包括《传统疗法大成》《方剂大成》《推拿大成》等分册）

13.李经纬，余瀛鳌，蔡景峰，等.中医大辞典［M］.北京：人民卫生出版社，1995.（此书获国家科技进步三等奖）

14.余瀛鳌，王乐匋，李济仁，等.新安医籍丛刊［M］.合肥：安徽科学技术出版社，1995.（此丛书获华东科技十省市学术编著一等奖）

15.李经纬，余瀛鳌，蔡景峰.中医名词术语精华辞典［M］.天津：天津科学技术出版社，1996.

16.历代中医名著精华丛书

余瀛鳌，林菁.圣济总录精华本［M］.北京：科学出版社，1998.

余瀛鳌，林菁.本草纲目精华本［M］.北京：科学出版社，1998.

余瀛鳌，林菁.赤水玄珠精华本［M］.北京：科学出版社，1998.

余瀛鳌，林菁.证治准绳精华本［M］.北京：科学出版社，1998.

余瀛鳌，林菁．外台秘要精华本［M］．北京：科学出版社，1998.

余瀛鳌，林菁．古今医统大全精华本［M］．北京：科学出版社，1998.

余瀛鳌，林菁．景岳全书精华本［M］．北京：科学出版社，1998.

余瀛鳌，林菁．古今图书集成医部全录精华本［M］．北京：科学出版社，1998.

余瀛鳌，林菁．普济方精华本［M］．北京：科学出版社，1998.

余瀛鳌，林菁．医宗金鉴精华本［M］．北京：科学出版社，1998.

17. 余瀛鳌，李经纬．中医文献辞典［M］．北京：北京科学技术出版社，2000.

18. 余瀛鳌．宋以前医方选［M］．北京：中医古籍出版社，2007.

19. 中医古籍新点、新校、新参考系列（此丛书入选 2013年首届全国推荐优秀古籍整理图书目录）.

余瀛鳌，林菁，田思胜，等．医学衷中参西录集要［M］．沈阳：辽宁科学技术出版社，2007.

余瀛鳌，林菁，田思胜，等．儒门事亲集要［M］．沈阳：辽宁科学技术出版社，2007.

余瀛鳌，林菁，田思胜，等．医宗金鉴心法集要［M］．沈阳：辽宁科学技术出版社，2007.

余瀛鳌，林菁，田思胜，等．景岳全书集要［M］．沈阳：辽宁科学技术出版社，2007.

余瀛鳌，林菁，田思胜，等.脾胃论集要［M］.沈阳：辽宁科学技术出版社，2007.

余瀛鳌，林菁，田思胜，等.证治准绳集要［M］.沈阳：辽宁科学技术出版社，2007.

余瀛鳌，林菁，田思胜，等.古今医统大全集要［M］.沈阳：辽宁科学技术出版社，2007.

余瀛鳌，林菁，田思胜，等.外台秘要集要［M］.沈阳：辽宁科学技术出版社，2007.

余瀛鳌，林菁，田思胜，等.千金要方集要［M］.沈阳：辽宁科学技术出版社，2009.

余瀛鳌，林菁，田思胜，等.普济方集要［M］.沈阳：辽宁科学技术出版社，2007.

20. 中医古籍临床新用丛书

余瀛鳌，卢祥之.疡医大全精要［M］.贵阳：贵州科技出版社，2007.

余瀛鳌，卢祥之.外科正宗精要［M］.贵阳：贵州科技出版社，2007.

余瀛鳌，卢祥之.太平惠民和剂局方精要［M］.贵阳：贵州科技出版社，2007.

余瀛鳌，卢祥之.张氏医通精要［M］.贵阳：贵州科技出版社，2007.

余瀛鳌，卢祥之.验方新编精要［M］.贵阳：贵州科技出版社，2007.

余瀛鳌，卢祥之.卫生宝鉴精要［M］.贵阳：贵州科技出版社，2007.

余瀛鳌，卢祥之.古今医鉴精要［M］.贵阳：贵州科技出版社，2007.

21. 余瀛鳌.中医通治方精选·内科通治方［M］.北京：中国医药科技出版社，2010.

22. 余瀛鳌.中医临床必读名著 30 种［M］.北京：人民卫生出版社，2010.

23. 余瀛鳌.未病斋医述［M］.北京：中医古籍出版社，2012.

24. 余瀛鳌，胡晓峰.中医针灸［M］.南昌：百花洲文艺出版社，2012.

25. 中医古籍临床比对与新用丛书

卢祥之，余瀛鳌.疡医大全比对与新用［M］.贵阳：贵州科技出版社，2014.

卢祥之，余瀛鳌.张氏医通比对与新用［M］.贵阳：贵州科技出版社，2014.

卢祥之，余瀛鳌.卫生宝鉴比对与新用［M］.贵阳：贵州科技出版社，2014.

卢祥之，余瀛鳌.外科正宗比对与新用［M］.贵阳：贵州科技出版社，2014.

卢祥之，余瀛鳌.太平惠民和剂局方比对与新用［M］.贵阳：贵州科技出版社，2014.

26. 中华大典·医药卫生典（未出齐）.

此外，并有多种中医药通俗作品刊行问世。

第二章

余瀛鳌教授中医药文献研究之特色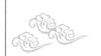

余瀛鳌教授既是中医临床医生，又是中医文献研究学者，他在上述两个方面均有丰富的经验和独到的学术特色。

他生平从事的中医文献学研究偏重于在对文献整理的基础上发掘文献的规律和临床实用价值，使其直接服务于中医临床实践活动，他将这种性质的中医药文献研究定义为中医临床文献研究。

通过研读余瀛鳌老师（以下简称余师）的学术论著、文章以及在平日与先生闲聊中的体会，笔者将余师的中医临床文献研究的特点总结归纳为以下几个方面。

一、勤求古训，博采众方

"西学中班毕业后，余瀛鳌就留在了中医研究院，分配到学术秘书处工作，主要搞临床文献研究。秦伯未知道后很高兴，对余瀛鳌说：'中医研究院图书馆所藏的中医古籍是全国最丰富的，条件很好，你要多读书。'"（见张镜源主编，张瑞贤著《中华中医昆仑·余无言卷》）按照秦伯未老师的指点，余瀛鳌在中医研究院编审室工作时，几乎每天都泡在图书馆里。在中国古代文献中，中医类图书占有相当比重，可谓"浩如烟海""汗牛充栋"；而中医研究院图书馆是全国藏有中医药类古籍文献数量最多的图书馆，经过不断扩充，其中的珍本、善本、孤本书籍多不胜数。当时，这些书籍都是可以自行从书架上提取阅读的，余瀛鳌按照老师介绍的书目，一批批、一本本地阅读，不时摘录笔记，再把笔记进行分类，反复阅读，就这样翻阅了图书馆中的大部分古籍。中医药是一个伟大的宝库，要想利用宝库为人类造福，首先就要全面了解这个宝库，研读古典中医药文献无疑是了解这个宝库的关键，余师深悟此理。然而，在余师所处的那个年代，大量的中医药古籍未能整理出版，很多中医药工作者难以看到这些宝贵的文献资料。中医研究院（今中国中医科学院）图书馆所藏的中医古籍相当丰富，余师在中医研究院工作，可以说是近水楼台，阅读了大量的中医药古籍。为使这些古籍能够被更多的中医药爱好者了解和看到，余师做了大量的中医药古籍的介绍、评述、点校和注释工作。

（一）校点、注释与语译中医古籍文献

传统的文献学研究方法中，目录学、版本学和校勘学是从事文献研究必备的研究技能。余师从事中医文献的研究工作，也必不可少地要用到传统的文献学研究方法，对中医古籍著作进行整理、校点、注释和语译。由于余师的工作重点在于从古籍文献中筛选出切实有用的诊疗方法，因此，他所点校或语译的著作并不是很多，主要有《伤寒论语译》《金匮要略语译》《内经类证》《妇人大全良方》和《简明医彀》等书。其中，尤为值得一提的是《内经类证》。此书是在余师的老师秦伯未先生的指导下，对秦伯未先生的《内经类证》原著进行了重编，书中的按语是余师当时以一个青年"西学中"的体会写就的，不偏不倚、公正平允，从中可以看出他已经能融会中西医学两套理论。按语中将《内经》学术精粹娓娓道来，中医理论讲得深入浅出，且包含趣味。这部书在 1962 年春由上海科学技术出版社出版后，受到了读者的广泛欢迎，在学术上有很大影响。50 年后本书仍被再版发行。

为了满足国内外学习、研究中医文献的需求，余师与李经纬共同编写了《中医文献辞典》。该书是一部中医文献工作者必备的案头工具书，所收条目约6100条，古代至1949年之前的书目约占五分之四，其中善本、珍本、孤本等书目约占十分之一。各书目之释文对所选书籍做了简明扼要的内容介绍和学术特色总结，使读者一目了然。该书既是辞典，又包含文献学、版本学、目录学、校勘学、小学等内容，对提高中医文献水平有很大帮助。通过本书，还可以了解部分中医古代佚书、佚文、残卷、丛书、类书、合刻、师承和父子关系等方面的知识，从而了解典籍的实际存佚和学术沿革。书中还涉及各少数民族医学书籍的情况和中医书籍的海外流传情况。

（二）阐释与评述中医药古籍文献

除了进行传统意义的文献校勘整理工作，余师还做了大量的中医药古籍的介绍与述评工作。当时科研工作者和临床医生能够看到的中医药古籍数量十分有限，而中医研究院图书馆则藏有很多鲜为人知的古籍。余师在如饥似渴、不加选择地阅读各类中医药古籍的同时，挑选出具有临床价值的古籍进行介绍。在余师发表的文章中有相当比例的文章都属于这一工作。相关的文章有《〈素问〉〈灵枢〉〈伤寒论〉〈金匮要略〉介绍》《〈证治准绳〉〈医脉正统〉〈医宗必读〉〈医学心悟〉介绍》《〈伤寒论〉的三大注本体系》《〈伤寒论〉研究性著作简介》《〈伤寒杂病论〉中的外治法》《〈金匮要略〉古注本选介》《评介〈重订严氏济生方〉》《明刻本〈心印绀珠经〉简介》《王肯堂主编两部医学丛书赞述》《明代临床各科名著〈证治准绳〉》《武林孙志宏及其〈简明医彀〉》《清代脉学著作简介》《〈傅青主男科〉中的临床方治》《评介〈医权初编〉》《清代名医程国彭及其〈医学心悟〉》《计楠〈客尘医话〉评介》《汪文绮及其〈杂症会心录〉》《阐扬国粹 振兴轩岐——荐读〈文魁脉学〉》《泽被医林的医案精品——荐读〈王仲奇医案〉》《江西医家方略〈尚友堂医案〉》《荐读〈喉科正宗〉》《荆州宝辉及其〈医医小草〉》《程文囿女科医案选评》《〈何氏历代医学丛书〉 一部重要的世医著述》《明刻本〈脉荟〉简介》《程玠及其〈松崖医径〉》《一部临床方论的精品 〈经方方论荟要〉》《〈辨疫琐言〉读后感——兼谈如何对待前人的学术经验》《王世雄〈四科简效方〉选介》《〈言医选评〉读后》《王世雄和〈归砚录〉》《龙之章及其〈蠢子医〉》《切合临床实用的〈存存斋医话稿〉》《石芾南〈医源〉学术经验述要》《赵濂〈医门补要〉在外科上的成就》《张朝震〈揣摩有得集〉简介》,等等。

　　这些文章除了介绍书籍的作者、成书年代、编写体例、版本、内容、价值和流传体系等项目外,亦对书中与中医临床关系最为密切的文献资料,结合自己的阅读或临床实践体会,以平实的语言加以阐述。如《评介〈重订严氏济生方〉》一文,余师说:"在宋代方书中,属于有论有方者颇多。严氏《济生方》的'论治'和《济生续方》的'评治'部分,阐述相当精要,评论亦多平正可取。试举'水肿门'为例:严氏认为水肿发病当责之脾肾。他说:'肾能摄水,脾能舍水。肾水不流,脾舍堙塞,是以上为喘呼咳嗽,下为足膝肤肿面浮、腹胀、小便不利……''论治'中提出水肿与蛊胀的鉴别诊断;阴水与阳水在证治上的不同之点。关于水肿病的治疗方法,严氏首先提出'先实脾土(健脾)''次温肾水(温肾)',这种治疗大法迄今仍为不少业医者所遵循,而他所拟制的水肿治疗方剂,如实脾散(后世多有改名'实脾饮'者)、疏凿饮子、加味肾气丸（后世易名为'济生肾气丸'）等，亦为当前治疗肾炎等病所常用。"又如《〈傅青主男科〉中的临床方治》一文，余师说："最后我们谈一谈治疗臌证的'决流汤'（此方亦见于清初陈士铎《石室秘录》），方用黑丑、甘遂各二钱，肉桂三分，车前子一两。这是一首治疗水臌的经验效方。傅氏用此方最多不超过二剂，用后消水迅捷，其后再以五苓散、六君子汤善后，治疗意在健脾利水扶持正气。回忆先父余无言先生于1935年在上海仁济医院治张姓水臌重证，患者男，年40余，症见两足俱肿，腹大如鼓，脐部突出肿胀，上至两胁，气急而喘，小便不利，口干而燥。医院诊为肝硬化腹水，曾在病房放水3次，每次抽水后数日即又腹肿如故，体况日衰。经人介绍请先父诊疗。在此之前，先父曾选古方结合个人经验诊治水臌多例，或效或不效，但从未用过《傅青主男科》中'决流汤'。根据患者症情反复，肿势颇重，遂以决流汤增量与之。药用牵牛子四钱，制甘遂三钱，上肉桂一钱（另燉冲），川桂枝三钱，车前子一两。此方与傅氏原方略有变化，傅氏原方丑、遂各二钱，肉桂三分，车前子同，无桂枝。今因证重而改其制。晋剂后小便畅利，臌肿消势迅捷，后以香砂六君子汤善其后，患者水臌消而体况日渐康复。"

中医医案又被称为病案、诊籍，是中医诊疗疾病过程的记录，后发展为中医著作的一种类别。中医医案中蕴含着中医诊疗的独特智慧，从名医医案中常可感受到中医在救死扶伤、拯焚救溺方面的独到之处，许多起死回生、治愈顽疾的病案可以给人以智慧的启迪。余师重视医案的研究，在《泽被医林的医案精品——荐读〈王仲奇医案〉》一文中说："名家记述的诸病治法，应能在临证中得到重复、验证。我于今年5月，曾治一老年女性哮喘患者（'寒饮'为其主要病机），症见哮喘，咳逆上气，胸部发紧，不能平卧，脉趋于缓滑。方用法半夏、化橘红、云苓、前胡、炙桑皮、甜葶苈、苏子、杏仁、冬花、佛耳草、鼠粘子等，意在'止咳降逆、温肺蠲饮'。服后 4 日即告缓解。此案之立法疏方，即系参照仲奇先生治柳姓患者之医案。有此收益，令人尤感敬佩！"可见，余师对古代医籍的介绍与评述，注重文献与临床诊疗相融合，在医籍中寻找真正能够为临床服务的有效方剂。

东汉张仲景被中医界尊为"医圣"，其代表作《伤寒杂病论》（后世分之为《伤寒论》与《金匮要略》二书）是奠定我国临床医学基础的重要经典。单以《伤寒论》而言，自北宋校正医书局予以重新整理刊印后，历代医家根据《伤寒论》的重要刊本，编写了书目众多的派生著作。《伤寒论》的派生著作，主要分两大类，一类是《伤寒论》的注本，另一类是《伤寒论》的研究性著作。后一类对《伤寒论》并不采用逐篇、逐句注解的形式，而是针对《伤寒论》全书或书中有关内容，采用研究、分析、归纳、阐述、论辩、发挥、解疑、释义、补订、提要等形式进行整理编写，有助于对《伤寒论》的内容实质和学术思想深入学习和理解，这一类作品被称为《伤寒论》的研究性著作。《伤寒论》注本和研究性著作约有六七百种之多。古代许多医家受儒家经学的影响，并不把自己的学术经验和体会单独著书，而是撰写在对某部古籍的注释之中，因此如果把历代医家著作仅当成是对某部古籍的注释研究就犯了根本性的错误。余师所著《〈伤寒论〉研究性著作简介》《〈伤寒论〉三大注本体系》均是对宋代以来代表性的注释研究性著作一一介绍，并依据其学术思想的传承特点将其分为成无己系，方、喻系（方有执和喻嘉言）和钱塘二张系（张志聪和张锡驹），从而使研究者和临床工作者初步掌握《伤寒论》研究的简要脉络情况，为其研读此类医书起到纲举目张的指导作用。

除了医经（包括经典）、医案、临床各科外，余师于本草、方书、脉学等也广有涉猎。余师《赵学敏在医药学上的主要成就》一文比较全面地总结和概括了赵学敏在医药学尤其是本草学上的成就，除了举例说明《本草纲目拾遗》是继《本草纲目》后进行的一次重要的药物学总结，列举其"拾遗"的六百多种文献外，还指出书中所增大量药物虽来自民间，但在临床上有较高的疗效。如冬虫夏草治疗肺肾两虚、劳嗽、膈症；藏红花活血化瘀，散瘀开结，治疗多种瘀血病证，及温病热入营血；千年健祛风湿，壮筋骨，用治风湿痹痛；鸦胆子治冷痢（余师并举现代药理加以证明，鸦胆子对肠道阿米巴痢疾有良效）；臭梧桐治头风等，均反映了赵学敏对药物临床应用的重视。余师《清代脉学著作简介》一文，首先对古今脉学源流进行综合考察，指出从公元 3 世纪王叔和的《脉经》至今，已有 220 余种脉学专著，其中清代的脉学著作尤多（占 80 余种），研究成就最大，联系的临床病证最多。他又从中选择《医灯续焰》《脉诀汇辨》等 20 余种内容比较丰富、切于实用，且有一定影响的脉学著作进行分析介绍。

可见，余师既重视对汉唐时代经典古籍的解读，有着经方派的精专，也强调从唐以后医家乃至近现代名医名著中汲取经验，具有时方派的广博。同时，余师对于中医古籍文献的研读是全方位的，举凡医经、诊法、方剂、本草、针灸、临床各科、养生、医案医话，无所不涉。

二、去粗取精，由博返约

无论余师对中医文献的研读如何广泛，万变不离其宗，其落脚点始终在于临床文献的研究。"勤求古训"是历代医家传承的重点，"博采众方"能丰富医者治病的手段，提高疗效和诊疗水平，这也是医者所广泛追求的。余师认为学好中医一定要既打好临床学术基础，也应该博涉相关的医学科学知识，否则就谈不上真正的"博涉知病"，也不符合新时代的科学发展观（见余瀛鳌著《从圣贤十二字教示看为医之道》，中国中医药报，2011年9月28日）。然而，余师认为在"博采众方"的基础上，一定还要注重去粗取精，由博返约。他非常赞同清代名医赵晴初《存存斋医话稿》中所说的"医非博不能通，非通不能精，非精不能专，必精而专，始能由博返约"，即对古今名方要有选择、有重点地学习。

几十年来，余师组织国内有关专家以及院所同仁、研究生等编选整理了多部（套）中医古籍丛书，从编撰整理古籍的思路和内容上可以看出余师所提倡的"由博返约"思想。余师所编撰的书籍，虽来源于古籍，但往往不是按照刊本原貌，而是主张选取切于实用的内涵整理成书，故而，有"精华"本、"集要"本和"精要"本等为标题的著作。如《中国科学技术典籍通汇·医学卷》《新安医籍丛刊》《中医古籍珍本提要》《现代名中医类案选》《历代中医名著精华丛书》《中医古籍新点新校新参考系列》《中医古籍临床新用丛书》《宋以前医方选》《中医通治方精选》等，都反映了他重视筛选与提炼切于实用的中医古籍思想。如《历代中医名著精华丛书》选择《外台秘要》《圣济总录》《普济方》《古今医统大全》《证治准绳》《景岳全书》《本草纲目》《赤水玄珠》《古今图书医部全录》《医宗金鉴》等10种医著，均是十分重要的中医典籍，但因学术内容丰富、篇幅较大，对于非从事临床专业的医生来说难以通篇阅读。余师等对这些书籍予以整理、压缩为精华本，力求取精用宏，突出临床医学精粹，删削类似重复处，便于读者学习、检索相关内容。又如《中医古籍新点、新校、新参考系列》丛书选取了《医学衷中参西录》《儒门事亲》《医宗金鉴心法》《景岳全书》《脾胃论》《证治准绳》《古今医统大全》《外台秘要》《千金要方》《普济方》等10部重要中医古籍，余师选取这些古籍中涉及临床和对临床有指导意义的内容，对其进行点校、评注，并对近年来的临床应用和一些创新应用进行了介绍，立足在不仅是给古医籍点校做一番"整容"，而且是在古籍的基础及临床研究与实践上做些印证、检索和说明。

三、临床文献，相互印证

（一）倡议编撰《中医临床文献学》

中医临床文献数量巨大，种类庞杂，且随着时间的不断延伸，其数量也与日俱增，中医文献研究的技术和方法也与从前有所改变。余师在几篇文章中多次表述了古籍、文献整理要与临床相融合的思想。如余师在《中医药古籍文献整理研究的历史回顾与前景展望》一文中指出："对古代的中医图书文献予以系统整理、编撰、研究，其中又以加强临床文献为主，特别是对各科常见多发病和疑难重证的古代文献的编辑整理和对数以万计的古方进行精选，以及对古代医家临床学派和医案文献的深入研究，落实到充实临床医学及其推广应用上。"在《学验并重，与时俱进：写在〈中医文献杂志〉改版之际》一文中，余师指出："希望今后能加强古籍、文献精粹内涵与临床实践的融汇结合，进一步拓展中医文献整理、研究的深度。"在《略谈学习中医古典著作》一文中，余师说："要善入善出。阅读中医古典著作，光是端正态度、刻苦钻研和适当背诵是不够的，还应该有更高的要求，就是要善入善出。所谓'善入'，就是要钻进去，穷极义理；所谓'善出'，就是要出得来，能够联系实际，为临床和研究工作服务。化间接经验为直接经验，在老师的指导下，大胆运用古方，并进一步探讨其疗病机制，为继承和发扬祖国医疗学并创立我国新医药学派打下牢固的基础。"为了更好地指导临床文献研究的实践工作，余师认为有必要对目前已有的研究工作和研究方法进行总结提高，编撰《中医临床文献学》，创建中医临床文献学科。余师在《促进古籍文献与临床医学的交融——编写〈中医临床文献学〉的几点思考》中指出："过去中医学术临床界的专家们所编写的临床著作为数较多，但文献与临床医学结合与融会程度不够理想，或文献的涉猎面不广（有些著作所反映的只是一家之言，虽有不可忽视的学术临床价值，其'局限性'亦较明显），难以反映学术临床的全貌。如能组织编写一部《中医临床文献学》，可以促使文献整理研究与临床医学的加深融会，进一步提高各科临床（包括专科、专病）的学术水平。"《中医临床文献学》的编写将进一步整合临床文献研究资源，解决目前中医临床文献研究的自发性和无序性问题，确立中医文献研究的发展方向和重点工作项目，使临床文献研究工作能有重点、有条不紊地进行下去。

关于《中医临床文献学》的内容，余师也阐述了自己的看法：首先在此书的"前言"中，应明确提出：占中医文献中绝大多数的"中医临床文献"是文献学科的主体部分，是古籍文献与临床医学密切联系、直接为诊疗服务的学术内涵，又是当前中医药继承与发展的学术核心。对此进行系统、深入地整理研究和撰述，有利于开拓、弘扬中医药学，有利于提高临床各科学术与诊疗的水平。同时，须纲领性地提示并表述全书（包括总论、各论等内容）的框架、结构，阐明全书的编写思路与方法。

《中医临床文献学》总论大致应包括以下内容：首先应阐述什么是中医临床文献学？介绍中医临床文献的范畴与类别（如各科临床及专病著作，方书、药物著作、综合性医书、医案、医话、医论著作，诊法、治法的文献著述等），还应列述各科临床医学的发展概况等，并宜提示或归纳古今中医药文献在各临床学科中的主要贡献，如《黄帝内经》中的丰富诊疗内容，《史记》中记述扁鹊、仓公诊治病证的经验，我国临床医学奠基人——东汉张仲景《伤寒杂病论》（后世将之分为《伤寒论》和《金匮要略》二书）对中医临床医学的重大贡献，华佗的医学成就，王叔和《脉经》中的脉学精华，皇甫谧高水平的针灸奠基典籍——《针灸甲乙经》，我国早期实用性很强的方书名著——葛洪《肘后方》，以及隋唐时期巢元方的《诸病源候论》，孙思邈的《备急千金要方》《千金翼方》，王焘《外台秘要》等书。还有一些早期的临床专科著作，如南齐龚庆宣整理的外科早期名著《刘涓子鬼遗方》，唐代蔺道人骨伤科专著——《仙授理伤续断秘方》，宋代众多的方书名著，妇、儿科代表性名著，如宋代陈自明《妇人大全良方》、钱乙《小儿药证直诀》，金元四大家代表性名著（包括刘完素《素问玄机原病式》《素问病机气宜保命集》《宣明论方》等，张从正《儒门事亲》，李杲《脾胃论》《内外伤辨惑论》《兰室秘藏》等，朱丹溪《格致余论》《局方发挥》，以及后人整理的《丹溪心法》等书），明清有代表性的医家名著如享誉世界的药物、博物学名著——李时珍《本草纲目》。在此期间临床各科的分类著作亦显著增多，晚明迄于清代的温病、瘟疫著作（如吴又可《瘟疫论》、叶天士《温热论》、薛生白《湿热条辨》、吴鞠通《温病条辨》、王孟英《温热经纬》等），还有晚清一些中西医汇通名著，并须针对近现代中医名家名著予以撷要阐介。再有，在"总论"撰述中，尚须从总体上联系各科古今文献，介绍我国传统医学丰富的辨证和治法，通过对上述重要医家和名著的研究，着重阐论中医临床医学的精粹内涵和发展前景。

《中医临床文献学》的"各论"，主要介绍临床各科的医学论著，但先宜泛论我国历代丰富多彩、不同学术临床流派的诊疗学术经验，提示其中的重要内涵，并须将继承与发展的脉络理清楚，专论尤宜突出重点。各论的重点是介绍各科临床名著。在临床名著的分类方面，主要根据《全国中医图书联合目录》（中医古籍出版社出版）。至于临床文献的类别，初步考虑分为以下 12 类：（1）诊法专著；（2）伤寒温病专著；（3）内科杂病专著；（4）妇产科专著；（5）儿科专著；（6）外科骨伤科专著；（7）五官科专著；（8）专病论治；（9）针灸推拿专著；（10）医案医话医论专著；（11）本草专著；（12）方书专著。

各类书的选书标准，主要选取学术及临床价值高、影响较为深广的名著。至于选书的多少，则根据各类图书具体情况而定。举例而言，我们所列的妇产科专著，可介绍 5～6 种代表性名著，再介绍其他名著约 20 种左右，其中代表性名著约写 1000 ～ 2000 字左右，其他名著写 300 ～ 600 字左右即可。撰述上述各类与临床医学关系密切的名著，须与其他辞书或著作中相同辞目的写法有所不同，这里所说的"不同"，是《中医临床文献学》更应突出所撰介医籍的诊疗内容的特色或突出原著名家独到的学术临床经验及其在诊治中一些代表性名方。有些类别的名著，可相对介绍得多一些（如各科临床医著、方书、医案医话类等）。余师的这些设想均切合实际。

（二）从临床文献中探讨疾病的诊治、用药规律

余师畅游古代文献之海，又每能从中找到规律，拾起闪亮的"贝壳"。古代医家对于药物、方剂乃至疾病的认识都是在临床实践中逐渐深化的，某一时代、某一医生的认识，都有可能是局限的或片面的。通过考证古今对于某一药物、方剂或疾病诊疗思想认识的变化，寻找不同的认识，分析其变化的规律，则有助于纵观全局，把握整体，更好地指导临床诊疗。余师的大部分分析研究类文章，都属于对古今药物、方剂、疾病诊疗规律的探讨性文章。对于疾病的诊疗，余师系统地探讨了肾炎、癌症、化脓性中耳炎、白喉、血栓闭塞性脉管炎等病证的古今治疗方法和认识规律，以及四逆散、痛泻要方、枳术丸、普济消毒饮等方剂的应用规律。如肾炎是现代西医学病名，在古代没有肾炎的病名。在《祖国医学对肾炎的认识与治疗》一文中，余师通过系统梳理古今文献，从中探索出肾炎的主要临床表现"水""肿"，可与中医所说的"水气""水肿""肿胀"等病证相联系，而水肿的发生与脾、肺、肾关系密切。肾炎的病因病机为脾阳虚惫，肾火不温，肾阴不足，肺

气不充等。因为肾阴虚则阳无以化，肾中命火衰，则不能蒸动肾关，脾阳虚则失去健运，脾肾俱虚则气化失调，肺气不充则治节有亏。而对肾炎的辨证则主要分阴水和阳水两类。在治疗上，慢性肾炎（间有表证）以清开腠理，佐以利水。一般慢性肾炎，先以补脾肾、利水为主，后当适度温阳；慢性肾炎身体虚弱者，治当扶阳、温肾、利水；肾炎兼有肠胃症状者，调中健脾，佐以渗湿；肾炎兼有感冒者先治标；肾炎水肿已消退者，以补肾气为主。余师在对肾炎病位、病因、病机、辨证、治则概括分析的基础上也总结了常用的治疗方剂及常用药物，如五皮饮、五苓散、胃苓汤、防己黄芪汤、防己茯苓汤、实脾饮、真武汤、六味肾气丸、八味肾气丸、当归芍药散、越婢加术汤等，为中医临床治疗肾炎指明了诊疗思路。又如在《中医对癌瘤病因的突出贡献》一文中，余师指出"脱营""失精"是我国对癌瘤病因证候认识的早期记载，而肝郁等情志因素是癌瘤主要的致病内因。这些规律的发现，为治疗癌瘤提供了很好的古代文献依据和治疗思路。再如《普济消毒饮考略》一文，普济消毒饮为临床常用方之一，历来一些注明方剂出处的古代临床方书或方剂学著作，都认为是李杲所制定，但不能明确指出见于何种著作。余师通过文献的梳理，指出该方首载于明代董宿所编的《奇效良方》，通常用以治疗时毒、疫疠、疔腮、发颐等病证，这些病证的病理特点，基本上属于热毒袭踞心肺，上攻头面、颐颔、咽喉、颈项等部位而发病者。

四、学而不泥，圆机活法

余师认为"博采众方"是治学的基础，"由博反约"是学习的深入，但如能达到"学而不泥"则是做学问的更高境界。《四库全书总目提要》述及孙一奎《医旨绪余》中历代重要医家学术经验时说："仲景不徒以伤寒擅名，守真不独以治火要誉，戴人不当以攻击蒙讥，东垣不专以内伤奏绩，阳有余阴不足之论不可以訾丹溪，而撄宁生之技亦可并垂不朽。"孙一奎的这一段话，突出的观点就是让后世学者学习先贤应该有辩证观点，要学而不泥，去粗存精。

余师的祖父奉仙公指出："度衡有古今之变更，用药之道，不可拘古泥古。"余师的先父无言公也经常鼓励其要勤学、多思考，曾对他说："读古人书要'善于提要钩玄，学习前人治病的圆机活法，不要死于古人句下'。"这些观点对余师的学术思想形成起到了重大的影响作用。

余师说："古今所呈现的学术流派，有各具特色的学术风貌，其中在历史上的主要学术流派，应该是我们学习的重点，但是也要认识到，有学术代表性的医学流派，也存在它的相对性和局限性。而其他众多学术流派，又有不少值得后学者们认真学习，并结合自己的专业予以选读，有助于我们提高学术品位和诊疗经验，这就需要后学者加强理解与认识，从不同层面吸取其中的精粹内涵，或在学习后提出个人的学术思想，抒发创意性的见解。"显然，余师强调要用批判性的眼光去学习古代不同医家门派的医学知识，最终还是要将这些知识吸收消化，融入到个人的诊疗体系之中。在《活法巧治》一文中余师说："清代赵濂《医门补要》谓'法贵乎活，治贵乎巧'。"这是因为通常医者治病，大多熟悉常法，但欲更好地提高疗效，尤当辨证精审，熟悉常法，掌握巧治，才能逐渐达到"操纵于规矩之中，神明于规矩之外"的境界。如果仅仅满足于习用方药，则常常不免酿致误弊。余师平素重视搜集研究古人活法巧治的医案，并加以评注，举例如下：

温疫脐下按痛案："汪石山治一人，年弱冠，房劳后，忽洒洒恶寒，自汗发热，头、背、胃皆痛；唇赤舌强，呕吐，眼胞青色。医以手按脐下痛，议欲下之。遣书来问。汪曰：此疫也。疫而兼感，内伤重，外感轻耳！脐下痛者，肾水亏也。若用利药，是杀之也。古人云：疫有补，有降，有散，兹宜合补、降二法，用清暑益气汤（《脾胃论》方）除苍术、泽泻、五味，加生地、黄芩、石膏，服十余帖而安。"（明代江瓘《名医类案》卷一"温疫"）余师认为："温疫而有脐下按痛，通常易被认为是实证而用下法。但因患者的明显诱因是在'房劳'后，脐下虽痛而无其他阳明腑实证，况有恶热、小便长等表证未除之征。故汪氏据证分析，指出患者内伤重于外感。而'脐下痛'的辨证，当分虚实以确立治法。此证结合溯因辨析，断为'肾水亏'，可谓独具慧眼。然温疫有肾水亏者，又不宜用群队滋腻、补肾之品，故以李杲清暑益气汤加减，重在清热生津、益气阴，其中生地有明显清热、滋肾效能。"

"督脉失权"所致五更泻案："吴乐伦乃室，年近四旬。素患小产，每大便必在五更。服尽归脾、四神、理中之药，屡孕屡堕，大便仍在五更。诸医连进四神丸，不仅解未能移，并且沉困更甚。商治于余。诊毕，乐兄问曰：体虚不受补，将之如何？余（谢星焕自称）曰：此乃八脉失调，尾闾不禁，病在奇经……诸医从事藏府肠胃，药与病全无相涉。尝读《内经·骨空论》曰：督脉者，起于少腹以下骨中央，女子入系廷孔。又曰：其络巡阴器，合篡间，绕篡后，别绕臀。由是观之，督脉原司前后二阴。尊阃督脉失权，不司约束，故前堕胎而后晨泻也。又：冲为血海，任主胞胎。治之之法，'惟有斑龙顶上珠（即鹿茸），能补玉堂关下穴'。但久病肠滑，恐难以尽其神化，当遵'下焦有病人难会，须用（禹）余粮、赤石脂，如斯处治，丝毫不爽。五更之泄，今已移矣；十月之胎，今已保矣'。"（《得心集医案》卷五）余师认为："五更泄泻，多属命门火式微或脾肾两虚之病理，故世医多以四神、附子理中辈加减与治。此案以上法数治不效，且有屡孕屡堕之候。谢氏（谢星焕）认为'乃八脉失调，尾闾不禁，病在奇经'，与一般所见之五更泻病理有异。立方用鹿茸以补奇经及脾肾，因患者久病肠滑，须加用赤石脂、禹余粮。经治后，泄泻获痊，胎孕得保。综观此案，其论病及施治方药，颇能增长医者之见闻；对今人之泥学古方者，也有一定的启悟。"

肠风因于内伤寒凉太过案："周慎斋治一人，患肠风。血大下不止，头晕倒地，三四年不愈，皆曰不可治。周诊左手沉细，右手豁达。此因内伤寒凉太过，致阳不鼓，故左脉沉细，血不归络；火浮于中，故尺脉豁达。用补中益气汤十帖；再用荆芥四两，川乌一两，醋面糊丸，空心服，愈。"（余震《古今医案按选》）余师认为："肠风多因外风入客或内风下乘所致。其治疗常法，外风宜槐角丸（《寿世保元》方）、脏连丸（《外科正宗》方）、柏叶汤（《寿世保元》方）；内风为主多宜用胃风汤（《和剂局方》方）加减。此案'因内伤寒凉太过，故不宜再施凉血、祛风、清肠之味。方用补中益气汤为主，这是肠风病证的一种特殊治法；后以荆芥、川乌制丸（即乌荆丸）治之而愈。乌荆丸与脏连丸为寒热霄壤对峙之方，以其恰合病机，故获神效'。"

淋证由于败精留塞所致案："杭州赵芸阁……其戚有为医误治，服利湿药以致危殆者二人，皆赵拯治获痊。其一患淋证，小便涩痛异常，服五苓、八正等益剧。赵询知小便浓浊，曰败精留塞隧道，非湿热也。用虎杖散入两头尖、韭根等与之，小便得通而愈……"（《冷庐医话》卷三）余师认为："由于淋证多属下焦湿热，用五苓散、八正散早被视为常法。但此案病理属'败精留塞隧道'，方用《证治准绳》虎杖散（即单味虎杖）加两头尖、韭根等以泄浊通闭，在治法上可谓异军突起。"

　　肝热阳痿案："陈鸣皋，体丰多劳，喜食辛酸爽口之物。医者不知味过于酸，肝气以津，脾气乃绝，以致形肉消夺。辄用参、术培土，不思土不能生，徒壅肝热，故复阳痿不起。颠沛三载，百治不效。盖未悉《内经》有'筋膜干则筋急而挛，发为筋痿'之例。余（谢星焕自称）诊脉，左数右涩，知为肝气太过，脾阴不及。直以加味逍遥散令服百剂，阳事顿起。更制六味地黄丸十余斤，居然形体复旧。"（《得心集医案》卷二）余师认为："阳痿治法，一般多从补肾壮阳入手。谢氏患者之阳痿由于肝热，故疏方以丹栀逍遥散加减获效，这在阳痿治法中不多见，后改用六味地黄丸以滋养肝肾，兼以益脾，久服而使'形体复旧'，此为治本。"

　　"上病下治"与"下病上治"也属于中医治疗的圆机活法。所谓"上病下治"与"下病上治"都是针对人体的疾病与用药治疗部位而言，"上病下治"即上焦及偏于体表上部的一些病症采用调整中焦、下焦为主作为治疗的手段和方法，"下病上治"即下焦及偏于体表下部的一些病症，采用调整中焦、上焦为主作为治疗的手段和方法。余师在《"上病下治"与"下病上治"》一文中评点了历史上的诸多生动病例，如治疗头痛我们习用川芎茶调散加减治疗。而余师则列举了两条有趣的病例，一则《名医类案》中病案，记述金元四大家之一的张子和曾经治疗一妇女，患偏头痛已数年，间有眩晕，眼睛红肿，大便燥结，脉象急数有力，张子和认为是"阳燥金胜"，用大承气汤加味法治之而愈。《医宗必读》载李士材曾治一患者"头痛如破，昏重不宁，风药血痰药久治无功，脉之尺微寸滑，诊断为肾虚水泛为痰。方用六味地黄汤加减等方遂愈"，重点乃从肾治。又如我们习惯认为小便不通是下焦肾气不利所致，余师认为还有因上焦痰闭所致的小便不利，古代有用鸡翎探吐法，功能祛痰而去上焦之闭，使小便通利。近人俞长荣教授在《试论气反》一文中提出以软纸钉刺激患者鼻孔取嚏的方法治疗尿闭患者，亦每有效验，起作用的机理，系取其能开肺气，使膀胱气化畅行而利尿。

大实有羸状，至虚有盛候；真热假寒，真寒假热，等等。临床上遇到这些表现为假象的病例时，尤其要谨慎，需要采用变法治疗，诊疗医师或称其为反治法。反治法主要有"热因热用、寒因寒用、寒因寒用、通因通用"等，其治疗的关键在于要抓住症结实质所在，进行辨证论治。余师过去在《浙江中医杂志》（1983年10期）发表过一篇文章《医者意也释例》，作为一篇专文，他说："医者意也，是指医者在精细分析证候的前提下，经过认真思辨而获得的证治概念和处治活法……求治的关键在于思考，亦即辨证与思考问题的细致全面。"也就是说，一种病在确诊后，可以考虑用通治方，又需根据证候和体质的不同，认真思辨如何加减通治方，这实际上也是辨病论治中的辨证论治，这又是余师诊治疾病中的主要思路与方法。

可以说，余师的中医临床文献研究表现为逐渐上升的四个阶段，即从"勤求古训，博采众方"到"去粗取精，由博返约"到"临床文献，相互印证"，最终达到"学而不泥，圆机活法"的境界。

第三章

余瀛鳌教授临证诊疗思想与特色

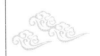

临床文献研究者一定不能脱离临床实践，要学以致用。余师对于中医药文献的整理、精选与研究与他的临床工作相得益彰，活水源头的中医药文献为他的临床工作提供了丰富的思路与方法，这些思路与方法又在他的临床实践中得到不断的印证、总结与升华，经过 60 余年的临证体悟，形成了特色鲜明的临床诊疗体系。余师在临床上主要治疗内科、妇科、男科、儿科及杂病等，尤其擅长诊治肝肾病、心脑血管病、糖尿病、情志病和癫痫病。笔者在近两年跟余师抄方的实践中，对余师的临床思维特色有所管窥，试将其内容加以总结。然学识有限，疏漏之处，在所难免。

一、勇于创新，主张一体两翼的诊疗思维

证是机体在疾病发展过程中某一阶段的病理概括，由于它包括了病变的部位、原因、性质、邪正关系，反映出疾病发展过程中某一阶段病理变化的本质，因而比症状更全面、更深刻、更正确地揭示了疾病的本质。所谓辨证论治就是将四诊（望、闻、问、切）所收集的资料、症状和体征，通过分析、综合，辨清疾病的原因、性质、部位，以及邪正之间的关系，概括、判断为某种性质的证。再根据辨证的结果，确定相应的治疗方法（见印会河主编《中医基础理论》五版教材）。过去中医过多地遵从辨证论治，而余师则提倡以辨病论治为主的一体两翼式诊疗思维。所谓一体是指以辨病论治为主体，所谓两翼是指辨证论治与溯因论治为辅助，三者相结合，完成对疾病的诊治。

远古迄今，医学和其他学科一样，是不断传承、发展和创

新的。从治疗学的历史观点分析，"辨病论治"当早于"辨证论治"。我们翻阅现存第一部经典医著《黄帝内经》（约成书于战国后期），其中的治疗方剂不多，基本上是突出辨病论治的。如《素问·病能论》治癫狂用生铁落饮，《素问·腹中》以四乌鲗骨一藘茹丸治疗妇人经闭，还有《素问·奇病论》治疗"口甘"，提出"治之以兰，除陈气也"。又如《灵枢·痈疽》治疗"猛疽"（相当于结喉痈），宜外治泻脓加豕膏冷食……凡此，都是突出辨病论治的述例。中华人民共和国成立后出土的马王堆医书《五十二病方》也基本上以辨病论治为主，书中列举了52种疾病的治疗方法，如"伤痉"病的治疗："痉者，伤，风入伤，身信（伸）而不能诎（屈）。治之，（熬）盐令黄，取一斗，裹以布，卒（淬）醇酒中，入即出，蔽以布，以熨头。热则举，适下。为□裹更熨寒，更（熬）盐以熨，熨勿绝。一熨寒汗出，汗出多，能诎（屈）信（伸），止。熨时及已熨四日内，□□衣，毋见风，过四日自适。熨先食后食次（恣）。毋禁，毋时"，等等，均为辨病论治，这是反映中国早期的临床治疗法。当然，这里需要指出，最初古人对于疾病的认识是较粗浅的，往往病和症状相混淆。如《五十二病方》中有"口烂"病，但现实中"口烂"很难作为一种疾病存在，往往是某种或多种疾病发病时表现出来的一个症状。

东汉末年张仲景撰《伤寒论》和《金匮要略》。可以说《伤寒论》创立了辨证论治，因为整本书都在探讨一种疾病——"伤寒"在其发展的不同阶段的治疗方案。书中根据伤寒（病）发生发展的特点，将其分为六个典型的阶段——六经，即：太阳—少阳—阳明—太阴—少阴—厥阴，每一个阶段又根据其不同的综合症状（证）的特点进行治疗，因此，我们通常说张仲景对于伤寒（病）采用六经辨证的治疗方法，是辨证论治中的一种以探讨疾病进退、深浅为主旨的动态临床诊疗方案。如果说《伤寒论》写的是伤寒（病）这一单一疾病的辨证论治，是在对于一个疾病发展过程中的阴阳变化及正邪相争、正邪进退动态演变时的灵活治疗方案予以明示的话，《金匮要略》则将辨证论治的思想引入到更多的疾病治疗中。陈慎吾先生说："《伤寒》是在各个阶段中有多种疾病，《金匮》是在各种疾病中分各个阶段。一纵一横，合而熟读，自有左右逢源之妙。"（见玷玺主编《金匮要略临床研究》）这一说法值得借鉴，但我们也注意到《金匮要略》对若干疾病的诊治还是以辨病论治为主。如该书提出以乌头汤治历节病、肾气丸治消渴、茵陈五苓散治黄疸、桂枝茯苓丸治妇人癥病、甘麦大枣汤治脏躁、胶艾汤治胞阻等。此外，书中还记载有"诸黄，猪膏发煎主之"。这里所说的"诸黄"，就是指各种黄疸，没有辨证分型的含义。又比如说："妇人六十二种风，腹中血气刺痛者，红蓝花酒主之。"甚至在保健方面，也有通治方介绍，如"妊娠养胎，白术散主之""妇人妊娠，宜常服当归散……"可以看出张仲景的治疗中既有辨病论治，也有辨证论治。

在此之后的医学方书中，也都能体现辨病论治的治疗经验，如晋代葛洪《肘后备急方》、唐代孙思邈《千金要方》和《千金翼方》、王焘《外台秘要》等。其中《肘后备急方》载："伤寒有数种，人不能别，令一药尽治之……""一药"指的是葱豉汤，实际上是用葱豉汤加减治疗伤寒各种病证。书中又有"天行疫病方""辟温病散方""治一切疟，乌梅丸方""治黄疸方""治时行病发黄方"，等等，均无辨证分型论治的补充阐论。此外，《千金要方》《千金翼方》《外台秘要》中辨病论治的方剂也颇多，兹不一一列述。宋、明、清时期是方剂编著最多的朝代，既有突出辨证论治的治疗方剂，也有属于辨病论治的通治方。如《周慎斋遗书》先列各种疾病，有寒热、虚损、吐血、尿血等，在每种疾病下有的突出辨证论治，如肠风的治疗，"肠风泄泻，血出于脾"，用厚朴丸。"心火乘脾，血出于心"，用归脾汤。"因酒湿热"，黄芩汤加川黄连丸。"内伤劳碌"，用补中益气汤加地榆。"阴结下血，渐渐至多，腹痛不已"，用地榆汤。"久风入中"，用秦艽丸。"久患肠风"，用十全大补汤。"真肠风，风入中而化火也"，用地榆、槐花对证之药。"肠风下血不止"，用白芷、乌梅二味煎服，为辨证论治；有的疾病只有辨病论治，如破伤风，为"跌打损伤而伤风也"，治疗上"宜养血疏风，四物汤加羌活、防风效"，为辨证论治；有的疾病治疗既有辨病论治的通治方又有辨证论治，如鹤膝风，为"风湿热结于膝也。热胜则肿，肿甚则肌肉消削而膝如鹤也"，针对病因病机有治疗的主方，为"麻黄、甘草、半夏、粟壳（去筋各二钱），桂枝（五分），白芍、防风、荆芥（各一钱），生姜四两，酒二碗煎，露一宿再煎，温服，出汗为度"。在此基础上，如果"上痛加羌活，下痛加牛膝、苡仁"，为辨病与辨证论治相结合。

因此，可以说我国古代医学既有辨病论治也有辨证论治。二者的着眼点不同：辨证论治着眼于某种疾病所处正邪抗争不同阶段的特点而采取的适合这一阶段的动态治疗方案，而辨病论治则是着眼于这一疾病病因病机的总体特点而制定的整体治疗方案。如果说辨病论治是"长期规划"的话，辨证论治则类似于"短期调整"。

只强调针对疾病发展某一阶段的病理特点进行治疗，讲求辨证论治，而不关注疾病的整体病机特点，忽略辨病论治，就如同航海中迷途的船，一直在盲目地躲避礁石、险滩、海浪等各种危险，却失去了明确的方向指引，难以抵达彼岸。因此，可以想象辨证论治短期有效，长期效果欠佳。而辨病论治则是根据疾病的总体病因病机制定的治疗方案，贯穿疾病始终，是"航行的大方向"。清代名医徐灵胎说"一病必有一主方，一方必有一主药"，强调了辨病论治的思想和方法。但同样，我们也要注意到不能只讲辨病论治，如清代王泰林《医方证治汇编歌诀》中明确提出"通治方"这一名词，是针对某一疾病通治方药，类似于一病一方，但这种一病一方也并非固定不变，他说"虽云通治，亦当细切病情，不得笼统施用也"，亦即还要根据疾病不同阶段所表现的症状（反应疾病某一阶段机体与病邪的动态关系）进行据证加减用药。《黄帝内经》说:《揆度》者，切度之也;《奇恒》者，言奇病也。"揆度"就是望闻问切、辨证论治，"奇恒"就是专方专药，按图索骥，实际上也是说要辨病论治与辨证论治相结合的意思。

余师对于疾病的治疗采用辨病论治和辨证论治相结合的治疗方案，亦是遵从古意。余师的专业特长在于对临床文献的研究上，他在大量阅读中医古籍的过程中，发现明末孙志宏《简明医彀》在论治中的重要启迪价值，书中记载的治疗方法使读者较易掌握与应用。该书近200种临床各科病证中，绝大多数均在某一病证之后，先列"主方"，其后又有类似病证分型的若干治疗方（明以前的名方）。书中的"主方"，就是通治方，反映了辨病论治的思想；并附有较详细的加减法，余师认为这种针对不同症状的加减法就能体现辨证论治。举例而言，咳嗽是临床常见病证之一，作者在书中咳嗽病证"主方"中，列述方药有前胡、葛根、茯苓、枳壳、陈皮、半夏、桑皮、杏仁、紫苏、甘草，另加姜、枣和葱头，亦即通治方，见咳嗽疾病就可施用此方药。但其后又有较详细的加减法，作者接着向读者交代咳嗽的用药加减法，认为要注意"春是上升之气，加知母、黄芩;夏是火炎于上,加黄芩、石膏、薄荷;秋是湿热伤肺,加防风、栀子、枇杷叶;冬是风寒外束,麻黄(一钱)、桂枝(三分)、金沸草。早晨嗽,黄连、枳壳;午前嗽,知母、石膏;晚嗽,加四物、黄柏、知母。黄昏,五味子"。接着又说"胸满,瓜蒌;喘,贝母、萝卜子、苏子;嗽有血,犀角地黄汤、紫菀、阿胶;虚嗽,天、麦冬,知、贝母;风寒哑,细辛(三分)、姜、葱;痰多,合痰方;嗽久,人参、五味、冬花、麦冬、阿胶、白及、百部、百合、知、贝母、乌梅。如诸邪已清,惟是嗽久,肺胀不能止,兜铃、粟壳(去穰)、五倍之类暂用",有是证(证候)则用是药,这属于辨证论治。这种相当细致的咳嗽主方和不同症候等加减法,为后人的临床诊疗提供了宝贵的经验。

在辨病论治基础上进行辨证论治体现了中医的灵活和个体化诊疗。辨证论治的方法很多,如脏腑辨证、六经辨证、八纲辨证(阴阳、表里、寒热、虚实)、气血津液辨证、卫气营血辨证等等,在诊疗疾病时余师通常是对这些辨证方法的综合应用。

此外,余师在提倡辨病论治与辨证论治相结合的基础上,也十分强调溯因论治。他认为我国传统医学的"三因"(内因、外因、不内外因)学说,是诊疗各科病证的重要理论基础,也体现于多种疾患的治疗之中。余师突出溯因论治是从两个方面来考虑:一是病因对临床治疗有重要的参考价值,二是张仲景曾提出因证脉治,这里因和证是并列的,提出溯因论治也是遵从古意。

余师经常使用溯因论治治疗疾病。如余师认为癫痫病的主要病因是痰浊和血瘀两个因素,故其在临床上一定会询问患者是否有脑外伤史,或判断痰的征象。如果是由于痰湿所致,则会在通治方中加化痰、祛痰药物；如果有脑外伤史，则会在通治方中加用活血通络、祛瘀的药物，并加大剂量。再如"七情"致病中的肝郁病证，注重疏郁调肝；外受风、寒、湿所致之骨节痹痛，治以疏风、散寒、化湿以蠲痹；温病中的风温、湿温、暑温虽同属温病，由于受邪病因不同，所表现的病机不同，治法也各有异。还有属于"不内外因"的一些病证，又当循其所因而定其治法。

总之，余师在对疾病的治疗上，首先突出的是根据疾病的整体病机（辨病）特点确定治疗大法，拟定通治方，继而在辨病论治的基础上，再根据疾病不同阶段所表现出的不同证候进行辨证论治，以及针对病因的差异进行溯因论治，在通治方的基础上予以加减用药。

余师常说："我对中医高校所编的教材，有一些看法，那就是对于疾病的分型，多数是分得比较烦琐。有的一种病分成四型、六型，而每型往往又列几个方剂，显得比较繁杂，而来诊的患者有时又不像教材中所述，往往患者主诉的症状可以跨型，这就让学者难以处方，故不少学生在高校毕业后，感到临证困难。我对不少病证，重视选用或拟定一些通治方，不只是便于学习，也容易交流，中医药学要加强国际临床医学的交流，我们应该重视这一点。"而这种一体两翼的疾病治疗思维和方法较为符合临床规律，既利于医者的学习掌握，且在临床应用中行之有效。

值得一提的是，余师在长期临证过程中也总结了一些针对疾病某些特殊症状的经验用药，这些经验用药也是以辨病论治为主体，辨证论治和溯因论治为辅翼诊疗思维的重要补充。现将余师常用的经验药及其主治病症列举如次：

症见颈动脉斑块： 加失笑散（蒲黄10g，五灵脂_{包煎}6g），或加赤芍、丹参，以活血通络。五灵脂甘温走肝，生用则行血；蒲黄辛平入肝，生用则破血。甘不伤脾，辛能散瘀，可直决厥阴之滞，而有推陈致新之功。失笑散通络化瘀力量强，余师多用于颈动脉斑块等的治疗。

症见口中异味：加川黄连 10g、佩兰 15g。《黄帝内经》说："治之以兰，除陈气也。"《黄帝内经》中所说的"兰"即是指佩兰而言。黄连苦寒，清热燥湿；佩兰辛温，芳香化浊。湿去热清，浊化陈除，则口中异味自除也。

症见面斑：加僵蚕 6g、地肤子 12g。《神农本草经》记载"僵蚕减面幹，令人面色好"，《名医别录》中记载"地肤子可以去皮肤中热气"。二药者，一去面斑，治病之标；一清肤热，治病之本，合用可达到美容祛斑的效果。亦可佐以补气养血与活血之品，如黄芪、当归、牡丹皮、赤芍等同用。

症见咽喉不利：加锦灯笼 10g、百合 10g；亦可加桔梗 10g，生甘草 10g，以滋阴清热利咽。

症见脱发：加当归 12g、侧柏叶 15g。发为血之余，当归补血以充生发之源，侧柏叶则具有"生毛发"（《证类本草》）的功效，二者共用增强生发之效。

症见胃痛反酸：加乌甘散（海螵蛸 15g，炙甘草 8g。此方为明代龚廷贤方）制酸止痛。

症见尿频：加金樱子 10g、覆盆子 12g，二药味酸能敛，以固尿缩泉。

症见肩背痛、颈椎病：加赤芍 12g、秦艽 10g，威灵仙 10g，以活血、祛风止痛。

症见各种囊肿（如卵巢囊肿、肾囊肿）：加皂角刺 10g、赤芍 12g。皂角刺性锐，走窜力强，消肿排脓；赤芍活络，溃散痈疽。

症见**面瘫、言謇**：加牵正散（全蝎 6g，僵蚕 6g，白附子 6g），以祛风化痰，通络止痉。

症见**尿蛋白升高**：加土茯苓 10g、白茅根 30g，生黄芪 30g。临床验证此三味药益气清肾，降低尿蛋白的效果显著。

症见**晨起眼睑肿**：加生黄芪 30g、防风 10g、防己 10g，以益气除湿。此症多见于仲圣所云水气病中的"风水"。

症见**前列腺炎/妇科炎症白带过多、黄带等**：加败酱草 12g，黄柏 10g，以清热燥湿止带。

症见**足跟肿痛**：常用补骨脂 12g、骨碎补 10g，以加强补肾之功。

症见**苔腻**：加薏苡仁 15g、苍术 12g，以健脾除湿。

症见**胎动不安**：加白术散（黄芩 10g，炒白术 12g）安胎。清代医学家邹润安在《本经疏证》中详细论述了白术、黄芩安胎的机理："夫妇人之病多半涉血，矧妊娠尤赖血气之调，方得母子均安。初妊之时，胎元未旺，吸血不多，则下焦血旺，致气反上逆，是为恶阻。恶阻，则中焦之气不变赤而为水，是白术在所必需矣。血盛能致气盛，气盛能生火，黄芩泄气分之火而不伤血者也。厥后胎气日充，吸血渐多，血自盘旋而下，气亦随之盘旋于下。胎之所吸，乃血之精者，而其余与气相搏，能仍化为水，阻于腰脐之间，故妊娠五六月时，多有子肿之证，是白术又为必需之剂，而无所事黄芩于其间。"

症见**月经先期有黑血**：多以芩连四物汤为底方加减。月经先期多因血热，芩连四物汤为清热补血之良剂。

症见**痞满肠鸣**：加川厚朴 6g、大腹皮 10g，以行气消痞，逐水宽中。

症见**失眠**：选用夜交藤 15g、炒酸枣仁 20g、合欢皮 10g，以养心安神。需要交通心肾者，加交泰丸（黄连 10g，肉桂

6g）加减。

症见肝硬化伴腹水：加车前草、车前子各12g，牵牛子4g，云苓20g，以泻水利尿消肿。

症见胆囊结石：加海金沙_{包煎}15g、金钱草30g，以清热排石。

抗癌药的选择：白花蛇舌草、半枝莲、龙葵（主要用治乳腺癌），石见穿、八月札（主要用治肝癌），半边莲、白英（主要用治胃癌及食管癌），猫爪草等。

生熟地的使用：熟地黄用于滋补肾阴，量小无效，量大又会滋腻碍胃。余师在大剂量使用熟地黄（30g以上）时，多加用陈皮（按5:1的比例）助其消化。生、熟二地黄虽都能滋补阴血，但又有不同。熟地黄性热，偏于滋补真阴，补阴血力强，有血热出血征象者慎用；而生地黄性凉，滋阴同时偏于凉血清热。故而，阴血虚兼血热有出血征象者宜选用。如果有尿潜血阳性，宜用生地黄，而不用熟地黄。

患者超过四十岁经常加用育阴的药物：药用玄参、麦冬、生熟地或女贞子、旱莲草等，以滋其阴气。《黄帝内经》说"年四十而阴气自半也"，余师在治疗中老年妇女疾病时多会考虑选用育阴之法。

二、善于思辨，建立三步二层次诊疗模式

余师认为理、法、方、药是临床诊疗的思维重点。在临床诊疗中余师重视**"求理—立法—处方用药"**的三步治疗思维模式。

第一步求理：包括两个层次，即第一层次的辨病论治以及在辨病基础上第二层次的辨证论治和溯因论治。

第一层次：辨主病，即确定主病，明确主病的病因病机。临床上又可见有患者以多种疾病前来就诊者，通常根据患者的主诉确定一些主病进行治疗。

第二层次：辨证论治和溯因论治。即通过四诊合参，搜集患者除主病外的刻下症状、体征、舌象、脉象，在此基础上综合运用各种辨证方法，明晰其病因病机，并追溯患者发病的原因。常用的辨证方法有六经辨证、八纲辨证（阴阳、表里、寒热、虚实）、气血津液辨证、脏腑辨证、卫气营血辨证等。

第二步立法：在求理基础上，根据主病和刻下症状的病因病机确立治疗大法。余师十分重视立法，他经常强调"方随法出"，这个法就是指治疗大法。通常余师拟定的治疗大法有4～6个，其中前2～3个治法是针对主病的基本病机，其后的治法则是针对溯因论治和辨证论治的结果所拟定。

第三步处方用药：在拟定治疗之法后，余师严格遵照治疗之法处方开药。一般来讲，开具药物的顺序与所立治法相对应。因此，前几味药物基本是针对主病的，通常是余师创立的疾病通治方的加减用药，后几味药则是针对证候的辨证论治和针对病因的溯因论治而选用。

其诊疗思维模式如下图：

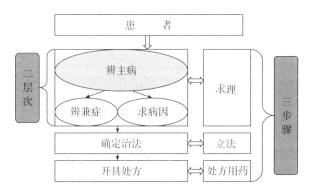

下举一例加以说明：

张某，男，33岁。主诉：腹水一年余。初诊（2014年12月10日）有乙型病毒性肝炎病史，经山东大学二附院确诊为肝硬化（伴腹水）。刻下见：身体较前消瘦，腹满微膨，纳食后腹胀，食后或嗳气，不吐酸水。偶有牙龈出血。大便色黄黑，日1～2次，偏干。小便色黄，口干，微苦。胫前微肿。脉势沉伏，弦意不著。苔腻。治宜调肝软坚，育阴血，和中，通络，消腹水。处方：柴胡10g，制香附10g，当归10g，鳖甲_{先煎}15g，赤芍、白芍各15g，丹参15g，生地黄15g，熟地黄15g，川厚朴6g，三棱10g，莪术10g，鸡血藤15g，鸡骨草30g，云苓20g，车前子、车前草各12g，牵牛子4g。14剂。

此例为肝硬化腹水患者的治疗。余师的临床诊疗模式三步骤中第一步是求理。求理的第一个层次是确定主病，患者以腹水为主诉来诊，通过对其病史的询问，确定腹水应为肝硬化的伴发症状，因此确定肝硬化为患者的主病。第二个层次是辨证和溯因论治，患者刻下症状表现为身体较前消瘦，偶有牙龈出血，大便色黄黑（黑便），口干，微苦，反映了肝的体、用两方面均已失常；患者除肝硬化腹水表现外尚有纳食后腹胀，食后或嗳气，且脉势沉伏，弦意不著，苔腻的表现，反映了患者肝胃不和，胃气滞胀；腹满微膨，胫前微肿，脉沉伏，反映了患者三焦疏泄不利，水湿内蕴。因此，辨证为肝胃不和，水湿内蕴。

在求理的基础上，进行第二部立法。余师立法为：调肝软坚，育阴血，和中，通络，消腹水。其中调肝软坚，育阴血，通络，均是针对疾病肝硬化主病的立法，和中是针对肝胃不和、胃气滞胀之立法，消腹水是针对水湿内蕴之立法。

第三步处方则是完全依照立法而为，其中柴胡、制香附、鳖甲、三棱、莪术软肝坚，当归、白芍、生地黄、熟地黄、鸡血藤育阴血，赤芍、丹参活血通络。以上是针对主病的治疗方药，实际上是肝硬化的通治加减（肝硬化通治方见下文）。柴胡、制香附、川厚朴理气和中，云苓、车前草子、牵牛子消腹水，是针对刻下症的辨证用药。此外，鸡骨草属民间草药，也是余师治疗肝病的经验用药，该药具有增加患者免疫功能之效，余师在治疗肝病时颇喜使用，可显著提高肝病治疗的长期疗效。

三、勤于临证，于实践中探求诸病通治方

余师在临证中形成的一体两翼临床思维模式，必然促使他重视疾病的整体病因病机，并以此为线索，寻求针对整体病因病机的治疗大法和通治方。所谓通治方，亦即徐灵胎所谓"一病必有一主方"，是针对某一疾病的若干证型均能通治获效的方药。余师诸病通治方最为直接的思想来源于老师秦伯未先生。秦伯未先生认为："成方是前人的处方用药，经过实践有效后遗留下来的，必须加以重视。而成方中有通治方和主治方，必须分清。通治方治疗主病，治疗范围比较广泛，如能对通治方善于加减使用，在处方用药上是良好的基本方剂。""运用成方（通治方）必须分析主治、主药，同时也必须根据具体病情加减，要善于将针对病因的疗法密切结合症状，便能将通治方转变为主治方。"秦伯未先生探讨了通治方与主治方之间的辩证关系，但他的"通治方学说"仍停留在"古病—成方"的对应上，并未深入到现代疾病的通治方研究。可以说，余师是站在先贤的基础上，以60余年的临床反复实践验证，总

结并创立了近 50 种疾病的诸病通治方。余师创立诸病通治方，一般遵循以下五方面思路与原则：

其一，通治方的基本组成来源于与疾病相关、由先贤所创的著名古典方剂。余师认为先贤的名方大多组方精妙，配伍合理，具有很好的临床效验，作为组成诸病通治方的基础化裁方最为合适。余师是中医药临床文献研究工作者，对古方研究相当广泛、深入，因此在寻找方源方面尤有独特的优势。

其二，通治方是建立在对疾病基本病因、病位和病机的深入认识基础上，针对病机变化所创立的。由于古名方主治病症很难与现代临床疾病完全对应，因此在确立古方的基础上，要根据疾病的病因病机特点加以变通化裁，以初步拟定通治方。

其三，初步拟定的通治方，还要再次"回炉"，经受临床疗效的进一步验证，并加以思辨、修改，再次反复验证，以臻完善。

其四，通治方应该具备药性平和及照顾全面两个特点。通治方中的药物，应力求醇正和缓，一些剧毒药和刺激性强、性质极偏的药物应在通治方中加以排除或慎用，这样才能避免产生某些意外反应。

其五，诸病通治方是针对疾病的整体病因病机而设，在临床应用时，还要根据病人所患疾病的特有症状和病因，在通治方的基础上进行加减用药。

以下试对余师所创部分诸病通治方加以阐释说明。

（一）心悸通治方——心悸饮

心悸是指心神失养或心神受扰，出现心中悸动不安甚则不能自主的一种疾病。临床一般多呈发作性，每因情志波动或劳累过度而诱发，且常伴胸闷、气短、失眠、健忘、眩晕等症。根据心悸的临床表现，由各种原因引起的心律失常，如心动过速、心动过缓、期前收缩、心房颤动或扑动、房室传导阻滞、病态窦房结综合征、预激综合征，以及心功能不全、心肌炎、部分神经官能症等，如表现以心悸为主症者，均可参照心悸进行治疗。

通治方与组方思路

《黄帝内经》虽无"心悸"或"惊悸""怔忡"之病名，但已认识到心悸的病因有宗气外泄、心脉不通、复感外邪等。如《素问·平人气象论》曰："乳之下，其动应衣，宗气泄也。"《素问·痹论》亦云："脉痹不已，复感于邪，内舍于心。""心痹者，脉不通，烦则心下鼓。"心悸的病名最早见于东汉张仲景的《金匮要略》和《伤寒论》，称之为"心动悸""心下悸""心中悸"及"惊悸"等，认为其主要病因有惊扰、水饮、虚劳及汗后受邪等，以炙甘草汤等治疗心悸。元代朱丹溪认为心悸的发病应责之虚与痰，《丹溪心法·惊悸怔忡》云："惊悸者血虚，惊悸有时，以朱砂安神丸。""怔忡者血虚，怔忡无时，血少者多，有思虑便动属虚，时作时止者，痰因火动。"清代王清任重视瘀血内阻导致心悸，《医林改错》中记载用血府逐瘀汤治疗心悸。

在长期临床实践中，余师发现心悸的发生主要由心气虚与心阴（血）虚所致。心藏神，心阴（血）虚，心神失其濡养，发为心悸，正如朱丹溪所谓："人之所主者心，心之所养者血，心血一虚，神气不守，此惊悸之所肇端也。"（《丹溪心法》）或为心气虚，气虚无力推动心脏血液与水液的运行，心血瘀阻脉络，或水停成痰，痰饮阻滞心脉，扰乱心神，发为心悸。因此，本病的发生，心之气、阴不足为本，血瘀、痰饮为标，故在治法上以养阴血、益心气、通心络、祛痰饮为基本的治疗法则。

基于此思路，余师以益气阴的生脉饮与通血脉的桃红四物汤为基础进行加减化裁，拟定**通治方（心悸饮）**为：太子参 12g，麦冬 10g，五味子 10g，柏子仁 10g，丹参 15g，桃仁 10g，红花 8g，瓜蒌 10g。方中太子参、麦冬、五味子为生脉饮，太子参补气，麦冬清气，五味子敛气，即吴昆所言"一补、一清、一敛，养气之道备矣"，益气兼以养阴，治疗心悸、气阴虚之根本；柏子仁养心安神；丹参、桃仁、红花养血活血、通络祛瘀；瓜蒌宽胸理气化痰。全方共奏益气养阴、活血通络、宽胸祛痰之功。由于现在市场上人参（古时用野山参）数量少且价格昂贵，在临床应用中，余师多用太子参或林下山参代替。

加减用药

兼有阳气虚弱者，脉动结代者，加炙甘草汤益气养阴、通阳复脉；兼有胸闷较重者，加木香或化入瓜蒌薤白汤宽胸、理气、化痰；兼有心悸较严重，可加入煅龙骨 10g、煅牡蛎 10g、柏子仁 10g、生杭白芍 10g，以镇惊，安神，宁心。

（二）胸痹通治方——十味蠲痹汤

胸痹是指以胸部闷痛，甚则胸痛彻背、喘息不得卧为主症的一种疾病，轻者仅感胸闷隐痛，呼吸欠畅，重者则有胸痛，严重者可见心痛彻背，背痛彻心，或有心悸、气短等症状。胸痹主要与冠状动脉粥样硬化性心脏病（心绞痛、心肌梗死）关系密切，其他如心包炎、二尖瓣脱垂综合征、胸膜炎、病毒性心肌炎、心肌病、心脏神经官能症、慢性阻塞性肺气肿、肺动脉血栓等，出现胸闷、心痛彻背、短气、喘不得卧等症状者，亦可参照本病治疗。

通治方与组方思路

余师认为胸痹的病因、病机有虚实两方面：实为寒邪内侵。寒主收引，既可抑遏胸阳，所谓暴寒折阳；又可使经脉挛急，血行瘀滞，不通则痛，发为胸痹。《素问·调经论》曰："寒气积于胸中而不泻，不泻则温气去，寒独留，则血凝泣，凝则脉不通。"《医学正传·胃脘痛》曰："有真心痛者，大寒触犯心君。"均指寒邪内侵所致胸痹。此外，素体痰湿较盛，痰瘀阻络，也可发为胸痹。虚则为素体阳衰，胸阳不足。阴寒之邪乘虚侵袭，寒凝气滞，痹阻胸阳，而成胸痹。诚如《医门法律·中寒门》所说："胸痹心痛，然总因阳虚，故阴得乘之。"心气虚无力推动血脉运行，血脉运行不畅，痹阻不通而发心痛。总之，寒凝、血瘀、痰浊、气虚、阳衰是本病的病理基础。

针对胸痹的病因病机特点，拟定其治疗大法为益气通阳、宽胸豁痰、活血通络。依法处方，主要由生脉饮、瓜蒌薤白半夏汤、丹参饮、桃红四物汤 4 组方剂加减化裁拟定**通治方（十味蠲痹汤）**为：**太子参 12g，麦冬 10g，五味子 10g，瓜蒌 10g，薤白 6g，法半夏 10g，丹参 15g，桃仁 10g，红花 6g，当归 10g。**方中太子参补心气，针对气虚，气充则血行，血行则痹通；丹参、桃仁、红花，针对血瘀，活血化瘀，通络止痹；瓜蒌、薤白、半夏，针对寒凝、痰浊，豁痰宽胸，通阳宣痹。当归、麦冬、五味子，一则养阴血、安神；二则于众多辛、燥类药物中，能反佐其辛燥之性，避免伤阴耗血之弊。

加减用药：

兼有冠状动脉斑块狭窄者，加炒蒲黄_{包煎}10g、五灵脂 6g、

赤芍 10g、丹参 15g，活血化瘀；兼有失眠者，加黄连 10g、
肉桂 6g 以交通心肾，加酸枣仁 18g、夜交藤 15g 以加强养心
安神之效；兼有心悸较严重，加煅龙骨 10g、煅牡蛎 10g 重镇
安神，加柏子仁 12g、生杭白芍 15g 安神宁心；兼有乏力者，
加生黄芪 30g、党参 15g，补气，气足则乏力解。

（三）高血压通治方——二草平肝汤

高血压病是指以体循环动脉血压（收缩压和 / 或舒张压）
增高为主要特征（收缩压 ≥ 140 mmHg，舒张压 ≥ 90 mmHg），
可伴有心、脑、肾等器官的功能或器质性损害的临床综合征。
常见症状为头痛、头晕，心烦气躁，口苦目赤，脉弦。古代中
医没有高血压病名，但根据其临床所表现的症状，可参照中医
"眩晕""头痛""肝阳上亢"等病证论治。

通治方与组方思路：

《黄帝内经》对眩晕的病因病机做了较多的论述，认为
眩晕属肝、肾病多见，与髓海不足、血虚、邪中等多种因素
有关。如《素问·至真要大论》云："诸风掉眩，皆属于肝。"
《灵枢·海论》曰："髓海不足，则脑转耳鸣，胫酸眩冒。"在
前人认识的基础上，通过长期的临床实践，余师认为高血压
病的表现多属肝阳上亢，其根本在于肝肾阴虚，阴阳失衡，
阴不敛阳。其病机为肝肾阴虚，阴不敛阳，肝阳上亢，进而
出现头痛、头晕、口苦目赤等症状。病位在肝、肾，属本虚
标实。

依据高血压病的病因病机，余师认为一方面要潜降上亢
之肝阳，另一方面也要滋补肝肾之阴，《医学正传·眩运》中
提出"人黑瘦而作眩者，治宜滋阴降火为要，而带抑肝之剂"，

余师亦持此观点。以法立方，拟定的**通治方（二草平肝汤）**为：**生石决明**打，先煎**15g，白蒺藜 10g，夏枯草 10g，车前草 10g，生地黄 15g，熟地黄 15g，玄参 15g。**方中生石决明、白蒺藜与夏枯草、车前草可以同时使用，也可以分开使用。通常来说，石决明、白蒺藜二者组为药对，其重镇平肝之力强，用于血压升高比较严重（血压＞ 150 mmHg）的患者；夏枯草和车前草为草本植物，平肝之力较弱，车前草兼有利水之功，类似于西医的利尿降压药，二者组为药对多用于血压升高并不很明显的患者。通常对于以高血压病为主要表现来就诊的患者，余师同时开具此 4 味药，以加强平肝潜阳降压之功。此外，方中生地黄、熟地黄、玄参滋补肝肾，育阴，以滋其阴虚之本。

加减用药：

患者兼有烦躁头痛者，加川芎 10g、柴胡 10g、白芷 10g、蔓荆子 10g；兼有心烦者，加黄连 10g、炒酸枣仁 18g，以清热养心安神；兼有痰多难咯，面红易怒者，加黛蛤散 10g、川贝母 10g、浙贝母 10g，以清热祛痰；兼有手足麻痹振颤者，加天麻 10g、钩藤后下 10g，以息风止痉。

（四）慢性咳嗽通治方——加味沙参麦冬汤

西医疾病如慢性支气管炎、肺炎、肺气肿等久病患者，常见咳嗽气喘，咳痰色黄或白，黏稠难咳，咽干，舌红，脉弦数或细数等证候者，均可参照中医慢性咳嗽进行论治。

通治方与组方思路：

余师认为咳嗽从其病因来看，主要分为外感咳嗽和内伤咳嗽，慢性咳嗽偏重于内伤咳嗽或外感引发的久咳。肺主宣发肃降，肺气不能肃降而上逆，发为咳嗽。肺主气，内伤咳嗽或久咳耗气，气损及阴，进而引起肺脏气阴两伤，而又以肺阴虚为主。张景岳提出"内伤之咳，必起于阴分，盖肺属燥金，为水之母"（《景岳全书》），道明了内伤咳嗽伤及阴分的道理。因此在治疗上一方面要考虑引起咳嗽的直接因素——肺气上逆，治以降气止咳；另一方面要考虑到久咳导致的气阴两虚的根本体质，治以补益肺气肺阴，即"凡治劳损咳嗽，必当以壮水滋阴为主，庶肺气得充，嗽可渐愈"。因此，在治疗上宜以益气滋阴、降气止咳为治疗大法。同时，应注意治疗内伤久咳多不宜用燥药及辛香动气等剂，以避免进一步加重气阴虚。

依法立方，以沙参麦冬汤为底方加减化裁，拟定**通治方**（**加味沙参麦冬汤**）为：**北沙参** 12g，**百合** 15g，**玄参** 10g，**麦冬** 10g，**霜桑叶** 10g，**白前** 10g，**紫菀** 10g，**款冬花** 10g，**苦杏仁** 10g。方中沙参以补益肺气为主，《神农本草经》说沙参"益肺气"，兼有滋阴、清肺热之功。百合、玄参、麦冬滋阴，保肺之津液。《黄帝内经》有"火郁发之"之说，故以桑叶之轻，轻宣肺气，又桑叶"得金气而柔润不凋"，以滋肺阴。沙参、百合养肺阴，清金，润肺；白前、杏仁、紫菀、款冬花下气，化痰，止咳，均用于治疗久咳上气。

加减用药：

兼见痰热咳嗽者，症见咳嗽痰多，色黄，属痰热较盛，加黄芩 10g，黛蛤散 10g，竹茹 12g，以清热化痰；兼见咽喉不利者，加苏子 10g、玄参 15g、锦灯笼 10g、桔梗 10g，以滋阴清咽；兼见呼吸困难者，加苏子 10g、苦杏仁 10g、葶苈子 8g，以泻肺降气；兼见阴虚咯血者，加二至丸（女贞子 12g，旱莲草 10g）、白茅根 15g、仙鹤草 10g，以滋阴清热止血。

（五）慢性哮喘通治方——金水止哮汤

哮喘包括哮病和喘证。哮病是一种发作性的痰鸣、气喘疾患，发作时喉中有哮鸣声，呼吸气促困难，甚则喘息不能平卧。喘证是以呼吸困难，甚至张口抬肩、鼻翼扇动、不能平卧为特征的病证。临床上，喘息性支气管炎、肺气肿、心源性哮喘等发生呼吸困难时，均可按哮喘治疗。

通治方与组方思路：

慢性哮喘除具有慢性咳嗽所表现出的长期咳嗽导致的肺气阴虚，或有痰的临床症状外，突出表现为呼吸困难。余师认为慢性哮喘的特异性临床表现在病因病机上可归结为两方面：一方面属肺气虚所致，所谓"肺虚则少气而喘"（《证治准绳·喘》）；另一方面为劳欲伤肾，精气内夺，肾之真元伤损，根本不固，肾不纳气所致。肾为气之根，与肺同司气之出纳，故肾元不固，摄纳失常，则气不归原，阴阳不相接续，亦可上逆于肺而为喘。正如明代赵献可《医贯·喘论》所言："真元损耗，喘出于肾气之上奔……乃气不归元也。"因此，在治疗上一定要重视肺肾同治，拟定治疗大法为补肺益肾，降气平喘。

依法立方，拟定**通治方（金水止哮汤）**为：北沙参 12g，天冬、麦冬各 10g，炙桑白皮 10g，熟地黄 24g，陈皮 6g，补骨脂 12g，肉苁蓉 12g，苏子 10g，苦杏仁 10g，葶苈子_{包煎}10g。方中沙参益肺气，兼以滋肺阴；天冬、麦冬以其甘寒之性，滋养肺卫之阴；熟地黄、补骨脂、肉苁蓉填精益肾；炙桑白皮、葶苈子泻肺平喘；陈皮、苏子、苦杏仁降气、止咳、化痰。

加减用药：

兼有肾阳虚甚者，加用鹿角胶 10g，制附片 8g，以补肾壮阳；兼有肺部感染，咳嗽痰黄者，当须清肺，考虑选黄芩 12g、炙桑白皮 15g、生石膏 10g 等药；兼有咳嗽有痰，色白，加川贝母、浙贝母各 6g，竹茹 10g，白前 10g 等，以止咳祛痰；兼有脾虚便溏者，加炒白术 12g、山药 20g，以健脾燥湿止泻。

（六）病毒性肺炎通治方——加味麻杏石甘汤

病毒性肺炎指上呼吸道病毒感染，向下蔓延所致的肺部炎症。本病一年四季均可发生，但大多见于冬春季节，可暴发或散发流行，临床主要表现为头痛、乏力、发热、咳嗽，并咳少量黏痰或血痰。西医对于该病缺乏捷效疗法。

通治方与组方思路：

20 世纪 50 年代在杂志上有临床报道，医者用麻杏石甘汤加减治疗大叶性肺炎取得较好的疗效。但用此法、此方治疗病毒性肺炎，疗效又欠理想。余师认为从病毒性肺炎的病因和临床所见，病毒性肺炎与大叶性肺炎的不同突出表现在其广泛流行性，其症候与温病学中的风温或春温比较接近，因此，借鉴麻杏石甘汤治疗大叶性肺炎的成功经验，拟定麻杏石甘汤加味方应用于病毒性肺炎的患者，获得相当满意的效验。**通治方（加味麻杏石甘汤）为：麻黄**先煎，去上沫**6g，生石膏**先煎**45g，苦杏仁**去皮尖**12g，生甘草 6g，黄芩 12g，生地黄 24g，板蓝根 15g，忍冬藤 12g**。方中麻杏石甘汤辛凉宣泄、清肺平喘，黄芩加强清肺热之效，板蓝根、忍冬藤清热解毒，生地黄滋阴清热，顾护津液。全方共奏清肺平喘、滋阴解毒之功。现代医学证实中药板蓝根、忍冬藤、黄芩在抗病毒方面效果显著。

加减用药：

兼有大便干结者，加生大黄 6g、瓜蒌仁 15g，以泻下润肠；兼口渴其者，加生石斛 15g、麦冬 15g、天花粉 10g，以滋阴生津；兼痰多，去生地黄，加川贝母 10g、黛蛤散包煎 10g；兼咽痛，加玄参 10g，桔梗 15g，以滋阴利咽；兼胸痛，加枳壳 10g、橘络 10g，以宽胸理气。如发热超过 39℃，一天宜服两剂。病毒性肺炎病情较重时，在医院适当配合西药和输液治疗。

（七）咯血通治方——加味鸡苏散

咯血是指喉部以下的呼吸器官（即气管、支气管或肺组织）出血，并经咳嗽从口腔咳咯出血的病症。临床上西医诊为肺结核、支气管扩张、支气管炎、肺脓肿等导致咯血者，可参照此疾病处理。

通治方与组方思路：

余师认为咯血的病因主要为肺脾气虚及阴虚火旺。气虚，气不摄血，血溢脉外，可致咯血；肺为娇脏，风热之邪灼伤肺络，或阴虚火旺灼伤肺络，均可导致咯血。血溢脉外，形成离经之血，又会进一步影响血液的运行，加重血瘀程度，影响新血的生成，即所谓"瘀血不去，新血不生"。因此，在治疗上一方面要补气以摄血，另一方面要清肺滋阴，同时也要注意祛瘀止血的应用。

依法立方，以陈自明《妇人良方》鸡苏散加减化裁，拟定治疗咯血的**通治方（加味鸡苏散）**为：**鸡苏 15g，北沙参 15g，阿胶**烊化**15g，人蓟 15g，生地黄 15g，生黄芪 10g，茜草 10g，生甘草 6g，麦冬 10g，黄芩 10g，当归 6g，伏龙肝 20g。**方中鸡苏为君药，其性偏温，在古方中治血证不多见。鸡苏即《神农本草经》的水苏，又有香苏、野紫苏、龙脑薄荷等别名，功用略同紫苏，然较紫苏偏温。其性主降，具有疏风理气，止血消炎的作用，《名医别录》用治吐血、衄血等证，陈氏治疗吐血也用作首选药。黄芪补气以摄血，黄芩清肺之实热，北沙参、生地黄、麦冬、生甘草滋阴清热，分别针对实热和阴虚火旺灼伤肺络所致咯血而设；阿胶、大蓟、茜草、伏龙肝活血止血，祛瘀生新。

加减用药：

咳喘重者，加苦杏仁 10g、厚朴 8g，以降气止喘；痰多者，加川贝母 10g、紫菀 10g、款冬花 10g、黛蛤散 10g，以清热化痰；咽痛，加玄参 10g、桔梗 10g、生甘草 12g，以滋阴利咽止痛；盗汗较重者，加当归六黄汤，以清热和营敛汗；自汗较重者，加牡蛎散或玉屏风散，以补气实表，固卫止汗。

（八）慢性消化系统疾病通治方——理木扶土汤

慢性消化系统疾病包括反流性食管炎、浅表性胃炎、慢性胃炎、慢性糜烂性胃炎、消化性溃疡、痞满、干呕等慢性消化系统疾病，多见脘腹不适，胃痛、胃胀、呕吐、反酸、嘈杂、少食即饱、纳差、口臭、便黏难解或便不成形等症，其病机相似，均为肝、脾、胃三脏功能失和所致，宜采用相同的通治方为基础，进行加减治疗。

通治方与组方思路：

余师认为：其一，脾宜升以运为健，胃宜降以通为补。慢性胃炎等消化系统疾病表现为胃脘部疼痛不适、纳差腹胀、嗳气脘痞等症状，其原因主要在于中焦气机升降失常，阴阳失和所致，即周慎斋所说："胃气为中土之阳，脾气为中土之阴，脾不得胃气之阳则下陷，胃不得脾气之阴则无运转。"脾为太阴湿土之脏，主运化水湿，得阳气温煦则运化健旺；胃为阳明燥土之腑，主受纳腐熟，得阴柔滋润则通降正常。故叶天士说："太阴湿土，得阳始运，阳明燥土，得阴自安，以脾喜刚燥，胃喜柔润也。"脾胃功能失和，湿燥失度，偏盛为害，出现湿困于脾，燥热灼伤胃津的病理变化。

其二，在生理状态下，肝之疏泄条达有利于脾胃消化吸收，称木能疏土，如唐容川《血证论》云："木之性主于疏泄，食气入胃全赖肝木之气以疏泄之，而水谷乃化。"病理状态下，肝病也最易影响脾胃，如张仲景《金匮要略》中指出"见肝之病，知肝传脾"；《类证治裁》中说："诸病多自肝来，以其犯中焦之脾，刚性难训。"反之，脾胃不和，累及于肝，最终导致肝胃失和。

因此，根据其病机，在治法上宜采用和中清脘，调肝理气为大法。依法立方，拟定**通治方（理木扶土汤）**为：**柴胡 10g，制香附 10g，川黄连 10g，苏梗 12g，木香 6g，佛手 10g，麦冬 12g，陈皮 10g。**方中柴胡、香附调肝行气止痛；苏梗、木香、佛手调理肝胃，理气消胀；陈皮行气燥湿；黄连性寒清脘，苦降胃气，共奏和中消胀之功。值得的注意是，热性伤阴，燥性伤津，有伐胃之害，故在治疗慢性消化系统疾病时不宜大量长期使用温热燥烈之药品。余师在通治方中加麦冬育阴柔肝，以防香燥行气之品长期使用耗气伤阴。

加减用药：

兼有大便稀溏者，去熟地黄，加山药 15g、炒白术 15g、以健脾燥湿；兼有胃酸者，加乌甘散（海螵蛸、炙甘草）、浙贝母 10g、吴茱萸 10g，以制酸止痛；兼有腹胀者，加川厚朴 6g、苍术 10g；兼有胃脘冷痛者，去黄连，加高良姜或干姜 10g；兼有胃脘隐痛，病程日久者，多有气阴不足，加炒白术

15g、炙黄芪20g、石斛15g等，以健脾益气、养阴；兼有泄泻重，伴便血者，加石榴皮10g、诃子10g、赤石脂10g，以涩肠止泻、敛疮止血。

（九）噎膈通治方——加味启膈散

噎膈是由于食道干涩或食管狭窄导致吞咽食物哽噎不顺，饮食难下，或食而复出的疾患。噎即噎塞，指吞咽之时哽噎不顺；膈为格拒，指饮食不下。噎虽可单独出现，然又每为膈的前驱表现，故临床往往以噎膈并称。西医所说的食管癌、贲门癌、贲门痉挛、食管炎、食管狭窄等，均可参照本病论治。

通治方与组方思路：

"噎膈"的病名见于宋代严用和《济生方》，但关于其证候的描述则早见于《黄帝内经》，有"饮食不下，膈塞不通""三阳结，谓之膈"等记载。隋代巢元方《诸病源候论》将噎膈分为气、忧、食、劳、思五噎和忧、恚、气、寒、热五膈，指出精神因素对本病的影响甚大。宋代严用和《济生方·五噎五膈论治》认为"阳气先结，阴气后乱，阴阳不和，藏府生病，结于胸膈，则成膈，气留于咽嗌，则成五噎"，并提出了"调顺阴阳，化痰下气"的治疗原则。元代朱丹溪《脉因证治·噎膈》提出"润养津血，降火散结"的治法，侧重以润为通。清代叶天士在《临证指南医案·噎膈反胃》中指出"脘管窄隘"为本病的主要病机。近代张锡纯《医学衷中参西录》认为噎膈"不论何因，其贲门积有瘀血者十之七八"，强调活血化瘀在治疗中的重要性，并指出预后与"瘀血之根蒂未净，是以有再发之"有关。

余师在长期的临床实践基础上，总结噎膈的发病原因除局部感受物理、化学刺激外，情志致病也是重要的因素。噎膈初期偏于气结者，治当以解郁润燥为大法；后期易造成阴血匮乏，局部气结血瘀。总地来说以肺胃津耗、气郁血虚、痰滞瘀结为主要病机，因此治疗上重在解郁，润燥，化痰，除瘀。依法立方，余师以《医学心悟》启膈散加减化裁，拟定**通治方（加味启膈散）**为：**北沙参 15g，丹参 10g，当归 12g，川贝母 6g，苦杏仁 10g，黄郁金 10g，瓜蒌皮 10g，砂仁壳 5g，桃仁 10g，红花 5g，荷叶蒂 10g，杵头糠 10g**。方中北沙参、当归、丹参润燥益血，郁金、瓜蒌皮、苦杏仁、川贝母开郁化痰，桃仁、红花、砂仁壳、荷叶蒂、杵头糠活血除瘀启膈。杵头糠首载于《名医别录》，是粳米、稻米、粟米的谷壳，味辛、甘、性热，是治疗噎膈的要药。陶弘景说"治噎用此，亦是舂捣义尔。天下事理，多相影响如此"。

加减用药：

兼津伤便秘者，加增液汤（玄参、麦冬、生地黄）、麻子仁 10g，以生津润肠通便；长期饮食不下，气血亏虚者，加八珍汤以补气益血；兼面色㿠白，精神疲倦，形寒肢冷，肾阳虚衰者，加右归丸以温肾壮阳。

（十）泄泻通治方——加味痛泻要方

泄泻是以排便次数增多，粪便稀溏，甚至泻出如水样为主症的病证，多由脾胃运化功能失职，湿邪内盛所致。西医所说的急性肠炎、慢性肠炎、胃肠功能紊乱、腹泻型肠易激综合征、肠结核等肠道疾病，以腹泻为主要表现者，均可参考本病论治。

通治方与组方思路：

余师认为，临床上泄泻的病机多因情志失调，进而引起肝气郁滞，肝木乘脾，脾失健运，肠道分清泌浊、传导功能失司而引起泄泻，亦即所谓"土虚木贼"（见《医方考》）。《景岳全书·泄泻》云："凡遇怒气便作泄泻者，必先以怒时夹食。"亦是此理。因此，在治疗上余师以调肝和胃、理气健脾为主要治法。

依法立方，以治疗肝郁脾虚的代表方——痛泻要方加减化裁，拟定**通治方（加味痛泻要方）**为：**柴胡 10g，炒白术 12g，白芍 12g，炒陈皮 6g，防风 10g，升麻 10g**。方中白术苦燥湿，甘补脾，温和中；白芍寒泻肝火，酸敛逆气，缓中止痛；防风辛能散肝，香能舒脾，为理脾引经要药；陈皮辛能利气，炒香尤能燥湿醒脾，使气行则痛止，数者皆以泻木而益土也（《医方集解》"和解之剂"）；另入柴胡疏肝理气，加强疏肝之力；升麻扶脾升举，加强健脾升阳止泻之效。

加减用药：

兼有腹胀、肠鸣甚者，加厚朴 6g、枳壳 3g（麸炒）；兼有胸腹胀满者，加山楂肉 10g、厚朴 6g；兼见发热者，加柴胡 10g、黄芩 10g；并无发热而有热象者，单加黄芩 10g；兼口渴甚者，加乌梅 10g、黄芩 10g，防风减量用 6g；兼恶风者，防风加量用 15g；兼四肢偏冷、脉沉迟者，加炮附子 10g、草豆蔻 6g；伤于饮食积滞者，兼见嗳噫，脘腹痞胀者，加焦三仙 18g；泄泻稀水者，加车前子、滑石各 12g；泄泻滑脱不禁者，加固肠丸（吴茱萸、御米壳各 6g）；泄泻而少食者，加扁豆、怀山药各 12g；兼见小便短赤不利者，加茯苓 15g、木通 6g；久泻不止者，加诃子肉 6g；久泄脾虚者，可加大炒白术用量至 30g。

（十一）急慢性肝炎（肝硬化）通治方——甲乙汤（调肝软坚汤）

病毒性肝炎是由多种肝炎病毒引起的，以肝脏炎症和坏死病变为主的一组传染病，主要通过粪—口、血液或体液而传播。临床上以疲乏，食欲减退，肝区痞痛、隐痛或肝肿大，肝功能异常为主要表现，部分病例出现黄疸，无症状感染亦属常见。按病原分类，目前已发现的病毒性肝炎共有 5 型，其中甲型和戊型主要表现为急性肝炎，乙、丙、丁型主要表现为慢性肝炎，并可发展为肝硬化和肝细胞癌。根据病毒性肝炎的症状特点，中医对该病的认识散见于"胁痛""黄疸""积聚""劳损"等病证之中。

通治方与组方思路：

余师认为本病病因为湿热疫毒侵犯肝体，影响到肝的体、用两个方面。由于肝之体、用受损，进而影响到气、血、津液的功能，以及与肝脏生理关系密切的脾、胃、肾、胆，发为诸多病证。肝主气机疏泄，湿热疫毒损害肝体，影响肝的疏泄功能，肝气不舒，常表现为胁痛、抑郁、情绪急躁、易怒、巅顶痛等症，其脉多弦。肝藏血，湿热疫毒损害肝体导致血虚，表现为面色萎黄或晦暗，或觉目如烟熏，眼干，脉细等；且肝气瘀滞，气滞血瘀，又常伴发瘀血阻络，表现为肝掌、舌下经脉增粗等症；肝气不舒，胃气痞郁化火，耗伤阴津，灼伤血络，表现为胃脘嘈杂不和、口干、大便干硬，或牙龈出血、便血、吐血等出血倾向。肝属木，脾属土，肝郁易克脾土，导致脾虚而脾失健运，表现为倦怠乏力，食欲减退，腹胀，肠鸣，大便溏泄等症状。胃主通降，肝气不舒，胃气失于和降，浊气在上，表现为口气重；进而胃气上逆，往往有恶心、呕吐、打嗝、嗳气、矢气等症状。肝藏血，肾藏精，乙癸同源，精血之间存在着相互滋生、相互转化、相互影响的关系。湿热疫毒侵袭于肝，阴血不能疏泄而藏于肾，肾精失于肝血的滋养而肾虚，临床表现为腰酸、腰痛、夜尿多、健忘、性欲减退等症。肝与胆互为表里，肝气不舒，则胆汁排泄不畅，肝胆湿热熏蒸，出现黄疸。肝气不舒，气机运行不畅，三焦水道受阻，水湿内滞；脾气虚，水湿运化不利，内聚而为水浊；肾精亏虚，气化失常，关门不利，而水湿内滞于腹腔，症见腹水、腹大如鼓，水湿外溢肌肤则表现为水肿、苔腻等。要之，本病病位在肝，累及脾、胃、肾、胆等多个脏腑，经常呈现气血津液运行代谢功能的失常。

慢性病毒性肝炎的病位主要在中、下二焦，上焦不是治疗的重点。慢性肝炎又不宜单纯使用疏肝之品，因为疏肝之药多有香燥疏泄之性，较易耗气伤阴，而慢性肝炎多有阴血虚损的病理基础，单纯使用疏泄药物，容易加重病情，这在临床上亦可得以印证：仅用疏肝利气之品治疗慢性肝炎，有时服药一二剂，症状虽可有所缓解，但嗣后复发，甚则胁痛愈甚。余师十分赞同陆定圃《冷庐医话》中所说："盖此证初起即宜用高鼓峰'滋水清肝饮'、魏玉璜'一贯煎'之类稍加疏肝之味，如鳖血炒柴胡、四制香附之类。俾肾水涵濡肝木，肝气得舒，肝火渐熄而痛自平。若专用疏泄则肝阴愈耗，病安得痊？"因此，慢性肝炎除治以调肝、疏肝外，根据其血虚肝亏的基础病机，尚需配合滋养阴血。此外，慢性肝炎患者常常表现为脾失健运及瘀血阻滞脉络的证候群，余师亦多将此二者视为基础病机，以健脾、活血通络法施治。总之，余师针对慢性肝炎的肝郁、阴血亏虚、脾失健运及瘀血阻络的基础病机，确立以调肝、育阴血、健脾、活血通络为基本治疗原则，以一贯煎或滋水清肝饮为基础方进行加减化裁。一贯煎由沙参、麦冬、当归、生地黄、枸杞、川楝子组成，疏肝滋阴，兼有养血的功效；滋水清肝饮由熟地黄、当归、白芍、酸枣仁、山萸肉、茯苓、柴胡、山栀子、牡丹皮、泽泻组成，清热疏肝，滋阴养血，兼有健脾之功。临床上，余师又多将二方进行化裁，拟定治疗慢性肝炎的**通治方（甲乙汤）为：柴胡 10g，制香附 10g，玄参 15g，枸杞 12g，麦冬 10g，生地黄 15g，熟地黄 15g，山药 20g，丹参 18g，赤芍 12g，鸡血藤 15g，鸡骨草 30g，鸡内金 15g**。方中柴胡、香附疏肝解郁，理气宽中，止痛。玄参、枸杞、麦冬、生地黄、熟地黄合用滋阴以养血。丹参、白芍、赤芍合用以活血通络为主。鸡血藤、鸡骨草和鸡内金是余师的常用药，其中鸡内金甘、平，健脾消食，助山药以健脾；鸡血藤苦、甘、温，活血补血，调经止痛，舒筋活络；鸡骨草是民间草药，古医籍中并无记载，近现代才开始应用，其味甘、微苦，利湿退黄，疏肝止痛，可增强肝病病人的免疫功能。上药合用，共奏调肝、育阴血、健脾、活血通络之效。

加减用药：

若内热盛，情绪急躁易怒，或伴有肝区疼痛者，加龙胆草 6g、川楝子 10g、青皮 6g，以疏肝清热；若阴虚血亏较甚，伴面色萎黄，或晦暗，或目如烟熏，眼干，脉细者，加当归 15g、女贞子 10g、旱莲草 10g 等，以滋阴养血；若肝胃不和，伴胃中灼热、胃胀、恶心、呕吐、打嗝、嗳气者，加苏梗 10g、木香 10g、川连 10g、佛手 10g，以行气清热和胃；伴口气重者，加黄连 10g、佩兰 12g，以清热除湿；伴便秘者，加火麻仁 15g，润肠通便；若脾虚，伴气虚、乏力、食欲减退、大便溏泄者，加生黄芪 30g、山药 15g、茯苓 12g、焦白术 15g，以补脾气；伴痞满、肠鸣者，加川厚朴 6～8g、大腹皮 10g，以行气消胀；若肾虚者，加沙苑子 15g，兼有夜尿频者，加金樱子 10g、覆盆子 10g，以固泉缩尿；伴失眠者，加夜交藤 10g、炒酸枣仁 18g，以养血安神；伴胆囊结石者，加海金沙 10g、金钱草 30g；伴肝囊肿者，加皂角刺、赤芍；伴黄疸，加茵陈蒿、黄柏、栀子等以清热利湿。此外，由于内伤杂病多涉及不同的脏腑，在补养不同脏腑的同时，用药宜注意固护脾胃之气。对长期服药的患者，嘱其服药 7～10 剂后停 1 日，以恢复鼓舞胃气。若症情稳定，汤剂改为水丸或蜜丸，嘱长期服用，以巩固疗效。

肝硬化通治方及加减应用：

肝硬化多有慢性肝炎的病理基础，慢性肝炎日久迁延不愈易引发肝硬化，因此治疗肝硬化以治疗慢性肝炎的通治方为基础，加以软坚散结的药物进行治疗。依法立方，拟定**通治方**（**调肝软坚汤**）为：**柴胡** 10g，**制香附** 10g，**云苓** 15g，**山药** 20g，**生地黄** 15g，**熟地黄** 15g，**丹参** 15g，**赤芍** 12g，**鸡血藤** 15g，**鸡骨草** 30g，**鸡内金** 15g，**鳖甲**先煎10g，**三棱** 10g，**莪术** 10g，**白术** 10g，**川楝子** 10g。川楝子、三棱、莪术行气止痛；鳖甲软坚散结，用量 10～15g，病人体质好者用 15g，体质差者用 10g。肝硬化兼见腹水者，加大戟、石见穿、牵牛子、车前草、车前子等，并用健脾利水的药物，如茯苓。但在具体临床应用时，须在祛邪与扶正治法上寻求协调，消水需要根据腹水多少和体质状况以酌定方药及其用量；祛邪以后，则应扶正调中以善其后。

（十二）痢疾通治方——止痢效方

细菌性痢疾是由志贺杆菌引起的常见急性肠道传染病，以结肠黏膜化脓性溃疡性炎症为主要病变，以发热、腹泻、腹痛、里急后重、黏液脓血便为主要临床表现，可伴发热及全身毒血症症状。中医亦早有"痢疾"之名。

通治方与组方思路：

中医认为痢疾是由于邪蕴肠腑，气血凝滞，大肠脂膜血络损伤，传导失司，以腹痛、里急后重、下痢赤白脓血为主症的病证。慢性痢疾，中医名之曰"久痢"，大多是由于急性痢疾迁延失治所致，治疗较为棘手。过去余师用得较多的方子是驻车丸（《千金要方》），原方为：黄连_{酒炒}18g，阿胶_{蛤粉炒成珠}10g，当归10g，干姜_炒10g。上药为细末，醋煮米糊为丸如梧桐子大，每服50丸，渐加至70丸，空心，米饮下。前人认为此方"无问新久赤白"均可用，表明这是通治方。余师在这个方子的基础上另加石榴皮10g，较有效。

其后余师经过陆续治疗若干痢疾患者，并广泛浏览临床医著，认为痢疾"屡发屡止，经年不愈，多因兜涩太早，积热未清所致"。因此，除了固涩止痢外，一定要注重清湿热。此外，金代刘河间说"调气则后重自除，行血则便脓自愈"，也提示治痢疾要加行气活血的治法。因此，余师以涩肠止泻、清热燥湿、行气活血为治疗大法。依法立方，拟定治疗久痢的**通治方（止痢效方）**为：**乌梅肉12g，石榴皮15g，酒炒黄柏12g，栀子炭**_{包煎}**10g，广木香6g**。方中乌梅肉、石榴皮涩肠止泻；黄柏清热燥湿重在下焦，加以酒炒，增强其活血之功；栀子清三焦之实热，炒炭存性，又增强了止血之功；木香行气，除里急后重之感。全方共奏清湿热、理气活血、固涩止痢之效，用此方治疗久痢的效果比驻车丸更为显著。余师认为，此方使用一个月为一疗程，一般须两个疗程方可基本治愈。

加减用药：

寒湿较盛者，加干姜 6g、厚朴 8g、苍术 10g、桂枝 6g、茯苓 10g，以温化寒湿；阴虚较重者，加阿胶 10g、当归 10g、白芍 15g、甘草 10g，以滋养阴血；热象较重者，加川黄连、地榆各 10g；痢疾日久，迁延难愈者，加党参 10g、白术 15g、炙甘草 15g，以健脾益气，增强扶正之力。

（十三）溃疡性结肠炎通治方——加味柏叶汤

溃疡性结肠炎的病变部位多在直肠或降结肠之黏膜和黏膜下层。其临床表现以腹泻（起病较慢，有些患者腹泻、便秘交替出现）、泻血性黏糊状便为主症，泻次通常少于痢疾（1日数次），重者每泻血水样便，量较少，1日泻20次左右，有些患者可有肛门下坠、里急后重的症状；腹痛程度不一，较少有剧痛发作，部位多在右下腹或少腹部，多数患者的发病有"腹痛—便意—便后缓解"的证候规律。此病可有纳减、厌食、呕恶、腹部痞胀、消瘦、贫血等兼症。临床诊断主要靠 X 线钡剂灌肠和乙状结肠镜检确诊。

通治方与组方思路：

余师认为根据溃疡性结肠炎的临床表现可以从中医的"肠风""脏毒""痢疾"门中寻取治法，可分发作期患者和久病患者来论治。

余师认为发作期的溃疡性结肠炎的发病多因外感风邪，日久而内传，肺与大肠相表里，"风久而传入肠胃"（《素问·宣明方论》），风邪乘而热自生，风热相合，蕴于肠中，或因饮食不节，或其人平素好食肥甘厚味，酿生湿热，湿热内蕴灼伤脉络，表现为黏液性血便、腹泻、腹痛等病状，久而生疮化脓，气血阻滞，脓血互结，因此，治法上以凉血止血、清热利湿、行气宽肠、散风敛疮为主。结合中医之病理、病机，多用《万病回春》柏叶汤（侧柏叶、当归、生干地黄、黄连、荆芥穗、枳壳、槐花、地榆、炙甘草）为底方加减。拟定**通治方（加味柏叶汤）**为：**侧柏叶** 12g，**生地黄** 15g，**黄连** 10g，**荆芥穗** 12g，**枳壳** 12g，**槐花** 10g，**地榆** 15g，**乌梅** 10g，**石榴皮** 15g，**酒炒黄柏** 12g，**赤石脂** 15g，**广木香** 6g。方中侧柏叶、生地黄、槐花、地榆凉血止血，黄连、黄柏清热祛湿，枳壳、木香行气宽肠，赤石脂、乌梅、石榴皮、荆芥穗敛疮散风。

对于久病患者，多脏腑劳损，气血不调，在溃疡性结肠炎主症外，还多呈现面色苍白、头晕、腹胀、畏寒肢冷、困倦乏力等脾虚清阳下陷的症状。如泻次不多（每日 4 次以下），治宜升阳健脾、养血利湿为主，以《兰室秘藏》调中益气汤为底方加减，拟定**通治方（加味柏叶汤）**为：**升麻** 12g，**柴胡** 15g，**人参** 12g，**炙甘草** 8g，**苍术** 15g，**陈皮** 10g，**黄柏** 12g，**生黄芪** 18g，**生地黄、熟地黄**各 15g，**牡丹皮** 15g，**肉桂** 6g，**乌梅** 15g。如泻次较多（每日 5 次以上），宜上方去生地黄、熟地黄，加**黄连** 10g、**槐花** 12g、**伏龙肝** 15g，久服始效。

（十四）慢性肾炎通治方——益肾健脾通络汤

现代医学中的多种慢性肾病，如慢性肾小球肾炎、肾病综合征、膜性肾病、系膜增殖性肾小球肾炎、狼疮性肾病等，在临床上多表现为轻度至高度水肿、蛋白尿、血尿和不同程度的肾功能不全，这些疾病都可以参考中医"水肿"来治疗。

通治方与组方思路：

余师认为水肿的病因离不开肺、脾、肾三脏，又与心、肝有关。肾为水之本，《素问·水热穴论》云："故其本在肾……肾者，胃之关，关门不利，故聚水而从其类也，上下溢于皮肤，故为胕肿。"《中藏经》说："水者，肾之制也，肾者人之本也，肾气壮则水还于肾，肾虚则水散于皮，水随气流，故为水病。"脾能运化水湿，《素问·至真要大论》指出"诸湿肿满，皆属于脾"；《丹溪心法·水肿》谓"水肿因脾虚不能制水，水渍妄行，当以参术补脾，使脾气得实，则自健运，自能升降，运动其枢机，则水自行"。慢性肾病常表现为腰部以下水肿，多与脾、肾二脏功能失调有关。脾阳虚惫，则脾失健运；肾阴不足，则阳无以化；命门火衰，则不能蒸动关门，进而引起三焦水停，经络壅塞，发为水肿。即《证治汇补》所说："肾虚不能行水，脾虚不能制水，故肾水泛滥反得浸渍脾土，是以三焦停滞，经络壅塞，水渗于皮肤，注于肌肉而为肿。"因此在治疗上重在脾肾之治。

脾肾虚衰，发为水肿，因此治疗上以健脾益肾治本为主。慢性肾病表现为水肿较著，单纯健脾益肾，水肿消散较慢，因此，又宜淡渗利水、行气通阳以治其标。此外，针对慢性肾病的特殊理化表现，余师还总结了一些独到的治疗方法。如慢性肾病之所以难治，主要在于蛋白尿的控制和消除颇为棘手，有的病人可无明显症状，但尿中蛋白长期存在，说明肾脏的实质性损害仍然存在，疾病难以痊愈。对于表现为高尿蛋白者，余师多用清肾泄浊之法；如表现为血尿，多用清肾通络之法。值得一提的是，余师认为慢性肾病多为肾功能损害所引起，因此经常应用通络之法，可以帮助改善肾功能。

故而，慢性肾病的治疗大法为健脾益肾，通络利水。依法立方，以五味异功散、金匮肾气丸或桑寄生肾气丸为底方加减化裁。拟定**通治方（益肾健脾通络汤）**为：**生地黄15g，熟地黄15g，山萸肉10g，山药20g，牡丹皮12g，云苓15g，车前草15g，芡实15g，丹参15g。**方中山药、茯苓、芡实、车前子健脾，利水消肿，生地黄、熟地黄、山萸肉滋补肝肾，牡丹皮、丹参凉血通络。

加减用药：

脾虚较甚者，化入实脾饮。偏于脾肾阳虚者加肉桂6g，炮附子8g，含桂附地黄丸之义。有头面肿较甚者，化入防己黄芪汤，适当选用防风、羌活等祛风药配合渗利之品。长期伴有蛋白尿者，在此方基础上加用生黄芪30g、白茅根20g、土茯苓10g，以清肾、益气、降蛋白；如伴有尿潜血者，加用小蓟10g、盐知柏各10g、冬葵子15g、石韦10g、灯芯草10g，以清肾通络；腹部肿，选茯苓皮10g、大腹皮10g、陈皮10g；腰部肿，选五苓散加杜仲10g、川断10g；足胫肿，选茯苓15g、车前子15g、防己10g、牛膝10g、薏苡仁15g；紫癜肾加用紫草10g、丹参10g；尿频加金樱子10g、覆盆子15g，以缩泉固尿；乏力较甚者，加黄芪30g、党参10g。有些慢性肾炎患者，水肿较重，尤以腹肿较甚者，用一般淡渗利水剂乏效时，如患者正虚不著，可考虑加用牵牛子6g、甘遂4g，以泄利水邪。但当详审其肿势，陈士铎谓"必须以手按之而如泥者，始可用此二味正治……随按而皮随起者……当作气虚、肾虚治之"。对慢性肾炎水肿，如丑、遂等逐水峻剂，理应慎用，不可轻投。在尿中蛋白基本消除后，不宜急于停药，可将汤剂改为蜜丸，这样可以巩固疗效，并方便患者服药。另外，在地黄的使用方面，如果有尿潜血阳性，因熟地黄性热，通治方中去熟地黄，并加大生地黄剂量。

（十五）急性肾炎通治方——风水三方

急性肾小球肾炎是临床较为常见的一种内科疾患，是由细菌（主要是链球菌）、病毒、原虫等感染后的免疫反应引起，临床主要表现为水肿、高血压、尿异常（少尿或无尿、血尿、尿蛋白、尿沉渣等）。儿童常有发热，有时高达 39℃，伴有畏寒。成人常感腰酸、腰痛，少数病人有尿频、尿急，患者并可有恶心、呕吐、厌食、鼻衄、头痛及疲乏等症状。这种病首先引起患者注意的往往是浮肿症，如不积极治疗，就能较快地发展为遍身水肿，但多以面部和下肢较为明显，故在中医的内科杂病书籍中，大多将其列在"水肿"门。

通治方与组方思路：

中医里水肿的类别很多，张仲景《金匮要略》水气病分为风水、皮水、正水、石水、黄汗五类，余师认为急性肾小球肾炎的症状比较符合"风水"一症，根据急性肾小球肾炎的常见证型，归纳了治疗该病的方法，并拟定三种处方。

1. 风水第一方（暂定名）　主治急性肾炎遍身水肿、头痛、小便短赤等症。

方药组成：麻黄_{先煎}6g，苏叶_{后下}10g，防风 10g，防己 10g，陈皮 6g，炙桑白皮 10g，大腹皮 10g，牡丹皮 10g，茯苓 12g，猪苓 6g，泽泻 6g，木通 5g，车前子_{包煎}12g。

方剂功效：发表祛风利水。

2. 风水第二方（暂定名）　主治急性肾炎水肿期，兼有咳嗽上气等上呼吸道感染症状者。

方药组成：麻黄_{先煎}6g，苦杏仁 10g，苏叶_{后下}10g，防风 10g，陈皮 10g，法半夏 6g，炙桑白皮 10g，茯苓 10g，牡丹皮 10g，猪苓 10g，车前子_{包煎}12g。

方剂功效：发表祛风利水，兼以宁嗽。

3. 风水第三方（暂定名）　主治急性肾炎诸症悉减，水肿消退，而尿液或血化验仍有病理变化者（如尿中有蛋白、管型、红细胞、白细胞、血、非蛋白氮等未恢复正常）。

方药组成：党参 10g，炙黄芪 12g，熟地黄 10g，茯苓 10g，泽泻 6g，牡丹皮 6g，山药 10g，山萸肉 10g，炮附片_{先煎} 5g。

方剂功效：扶脾益肾。

余师取法仲圣，即腰以上肿治以发汗为主，腰以下肿利小便。风水的临床表现为水肿，常从面部开始，渐而四肢胸腹等处亦肿，其病理机制是"本有水气，外感风邪，水为风激而上行"，故用发表祛风利水法，是符合风水病机的。根据以上治则，拟定风水第一方。又有部分患者兼有上呼吸道感染症状（如咳嗽上气），须在第一方基础上加宁嗽作用的药物，达到祛风利水兼以宁嗽的目的，拟定风水第二方。俟水肿消退后就应照顾脾肾，因为水肿病与脾、肺、肾的关系最为密切，脾肾二脏亏虚是水肿的根本，即《黄帝内经》所谓"其本在肾，其末在肺"，肿消后应扶脾益肾，拟定风水第三方。

（十六）尿频通治方——地黄缩泉丸

余师认为单纯性尿频而未见肾系其他疾病，其病因病机多为年老体弱，肾气失充，肾气虚，失其固涩，而致小便频多，因此治疗上以补肾缩泉为主。依法立方，拟定**通治方（地黄缩泉丸）**为：**熟地黄 30g，沙苑子 15g，菟丝子 12g，补骨脂 12g，山药 20g，金樱子 12g，覆盆子 12g，五味子 10g**。方中重用熟地黄，填补肾阴为主，配以沙苑子、菟丝子、枸杞子、补骨脂兼补肾阳，俾阴阳相抟，化生肾气，气可固津，肾气充足则可加强固摄尿液之力；金樱子、覆盆子、五味子皆酸敛，以缩泉固尿；配以山药健脾，运化水湿。全方共奏补肾摄泉健脾之功。

加减用药：

伴见尿灼热、易上火、口疮反复发作者，加玄参 15g、麦冬 10g、黄连 10g，以清热育阴；伴见腰酸明显，加桑寄生15g、肉苁蓉 15g，以加强补肾强腰之功。

（十七）肌衄通治方——丹地消癜汤

肌衄，又称为汗血，指血从汗孔而出。《张氏医通》说："汗孔有血为肌衄。"现代医学中的单纯性紫癜、过敏性紫癜、特发性血小板减少性紫癜等疾病均可归属中医"肌衄"范畴。

通治方与组方思路：

余师认为肌衄的病因病机，主要为感受暑热而不夹湿之邪气，热邪入内，因阳气怫郁于内，不能敷扬于外，致阴血上乘阳分，留淫腠理，日久阳气升发，则阴血不能归经，故血从毛窍出，热极伤营而致。在治法上，其一，热邪内盛，首先要清热凉血，多用味咸、性寒类药物清热凉血以消除肌衄的根本病因，即《黄帝内经》所谓"热淫于内，治以咸寒"；其二，热邪入血，破血外出，形成离经之瘀血，因此，治疗上除凉血外，还要用活血之药清散离经之血，即叶天士所谓"入血就恐耗血、动血，直须凉血、散血"；其三，由于热邪在内，本应有毒而未有"毒"的表现，说明毒邪随血而出，因此还要加清热解毒的药物，即汪昂所说"热逼而上下失血、汗血，势极危而犹不即坏者，以毒从血出，生机在是。大进凉血解毒之剂，以救阴而泄邪，邪解而血自止矣"。最后，热为阳邪，又易耗气伤阴，因此，治疗上还要注意固护气阴。总地来说，肌衄的治法以清热解毒、凉血、活血散瘀、益气养阴为主。

根据以上的治则治法，余师以王孟英《温热经纬》中所说治疗"或汗血，毒邪深入营分，走窜欲泄"的方药：犀角、生地黄、赤芍、牡丹皮、连翘、紫草、茜根、金银花等味（《温热经纬·薛生白湿热病》）为基础，加以化裁而成治疗肌衄的**通治方（丹地消癜汤）** 为：生地黄 30g，玄参 15g，麦冬 10g，牡丹皮 12g，赤芍 10g，当归 15g，紫草 10g，金银花 12g，连翘 10g，生甘草 12g。方中生地黄、麦冬、玄参滋阴清热凉血；牡丹皮、赤芍、紫草既能清热活血，散离经之瘀血，又能清热凉血，去血中伏火，张洁古云"牡丹为群花之首，其色赤而其性寒，故能去血中之伏火"，牡丹皮虽凉血，而气香走泄，能发汗，惟血热而瘀者宜之，又善动呕，胃弱者勿用；当归养血活血；金银花、连翘、生甘草去火热之毒邪，兼能调和诸药。全方共奏凉血散血、滋阴养血、清热解毒之功。或可在上方的基础上酌加僵蚕 6g、蚕蜕 3g、地肤子 12g（若为过敏性紫癜尤宜），虫类药僵蚕、蝉蜕入络搜风，抗过敏，地肤子则可以"去皮肤中热气"（《名医别录》）。

加减用药：

伴有疲乏，汗出，气虚明显者，加生黄芪 30g，党参 15g，以益气生津；伴见咳嗽、咯血，肺中有热，灼伤脉络者，宜清肺益肾，消癜健脾，加用沙参 15g、麦冬 10g、黄芩 10g，以清肺滋阴。

（十八）再生障碍性贫血通治方——生血如圣散

再生障碍性贫血是由多种病因所致的骨髓造血功能衰竭性综合征，以骨髓造血细胞增生减低和外周血全血细胞减少为特征，临床以贫血、出血和感染为主要表现。

通治方与组方思路：

此病以贫血为主要临床表现，兼或有出血，属于中医"虚劳""血证"范畴，余师以补血兼以止血为主要治疗方法。然"有形之血不能速生，无形之气应当急固，有形之血生于无形之气"，因此在补血的同时，一定要注重补气药物的使用。按照中医理论，人体之血有两个主要来源：其一，禀受于先天之精气而化生，即所谓"精血同源"。这里的先天之精气是指肾精。其二，禀受于后天之精气而化生，即通过脾胃运化的水谷之精气而生成。因此，在人体长期处于肾精不足或脾胃虚弱的情况下都会产生血虚的病理状态。兼顾以上诸多方面，余师提出以益气、补血、益脾肾，兼以止血为该病的治疗大法。

依法立方，以当归补血汤为基础方化裁，拟定治疗再生障碍性贫血的**通治方（生血如圣散）**为：生黄芪、炙黄芪各25g，当归10g，生地黄30g，鹿角胶烊化15g，肉苁蓉15g，补骨脂12g，菟丝子15g，山药20g，炒白术12g，三七末分冲4g。方中当归补血汤由黄芪和当归两味药物组成，其中黄芪用量较重，大补脾肺之气，以加强生血之源，当归益血和营，使阳生阴长，气旺血生。在此基础上，加入生地黄、鹿角胶、肉苁蓉、补骨脂、菟丝子益肾，以补"先天之精"；山药、炒白术补脾，以充"后天之精"；三七末活血化瘀，止血而不留瘀。诸药合用，使脾肾功能强健以资生血之源，气充而血随气生，诸症自可渐愈。

加减用药：

兼有出血现象较为严重者，加生蒲黄 10g，以助止血；兼有身则畏寒、肢冷，府行偏溏者，加制附片 8g、焦白术 15g，以扶阳健脾；兼有上气不足以息者，加苏子 15g、苦杏仁 10g，以宣通肺气。

（十九）痹症通治方——除湿蠲痹汤

痹症是以肢体关节及肌肉酸痛、麻木、重着、屈伸不利，甚或关节肿大灼热等为主症的一类病证，临床上有渐进性或反复发作性的特点。西医诊为风湿性关节炎、类风湿性关节炎、痛风、强直性脊椎炎等，均可参照痹症治疗。

通治方与组方思路：

余师认为引起痹症的主要病机是风、寒、湿邪气侵袭人体机表、经络骨节，进而引起气血痹阻不通，筋脉关节失于濡养所致。正如《素问·痹论》所说："风寒湿三气杂至，合而为痹也。"因此，在治疗上应针对导致痹症最为主要的三个病因风、寒、湿，分别予以祛风、除湿、温经散寒。寒湿之气侵袭人体，寒气凝涩，湿性重浊，导致血脉痹阻，气血凝滞不通，不通则痛。治疗上也要施以行气活血、通络止痛的疗法；肾主骨，肝主筋，痹症日久，累及肝肾，又宜补养肝肾，标本兼治。总地来说，在治疗上应以除风湿、温经散寒、通络止痹、滋养阴血为治疗大法。

依法立方，在《医学心悟》"蠲痹汤"（秦艽、羌活、独活、桂心、当归、川芎、炙甘草、海风藤、桑枝、乳香、木香）的基础上化裁，拟定的**通治方（除湿蠲痹汤）**为：**秦艽** 10g，**羌活** 10g，**独活** 10g，**桂枝** 8g，**制附子** 6g_{先煎}，**当归** 10g，

丹参 15g，**熟地黄** 30g，**陈皮** 6g，**川牛膝** 10g，**千年健** 10g，**海风藤** 15g。方中秦艽、独活、羌活、海风藤祛风胜湿，蠲痹止痛，制附子、桂枝温经散寒止痛，当归、丹参活血通络止痛，熟地黄、千年健、川牛膝补肝肾，强筋骨，止痹痛，佐以陈皮，使熟地黄滋而不腻。

加减用药：

感受风湿热邪，引起风湿热痹，表现为局部红肿热痛，得冷稍舒，多兼有发热、口渴、烦闷、舌黄燥、脉滑数者，于通治方中去附子，化入白虎汤（石膏、知母、甘草、粳米），以清热除烦，养胃生津；筋脉拘急者，加伸筋草 10g、络石藤 10g，以祛风除湿，舒筋活络；颈项、肩背部疼痛僵痛者，加葛根 15g、威灵仙 10g，以解肌，祛风湿，止痹痛。

（二十）缺血性脑卒中通治方——加味补阳还五汤

缺血性脑卒中是指由于脑的供血动脉（颈动脉和椎动脉）狭窄或闭塞，脑供血不足导致的脑组织坏死的总称，主要包括动脉硬化性脑梗死和脑栓塞。动脉硬化性脑梗死是因脑动脉粥样硬化，使动脉管腔狭窄、闭塞，导致急性脑供血不足或脑动脉血栓形成，造成局部脑组织坏死。脑栓塞是指来自身体各部位的栓子，阻塞了脑血管，造成血管供血区的脑梗死及脑功能障碍。临床表现为瘫痪（多为单侧肢体）、晕仆或不省人事，半身不遂、口舌㖞斜、言语不利等突然发生的局灶性神经功能缺失。患者往往中年以上，有高血压及动脉硬化病史，突然起病，在一至数日内达到最严重程度的脑局灶性损害症状（动脉硬化性脑梗死）；或有风心瓣膜病变者，以青、中年女性较多；因冠心病、动脉粥样硬化或心肌梗死引起的，以老年人为多

（脑栓塞）。根据缺血性脑卒中所表现的这些症状，可以参照中医"中风"门进行论治。

通治方与组方思路：

对于中风的病因病机的认识，历代有所不同。在唐宋以前，主要以"外风"学说为主，多从"内虚邪中"立论，如《金匮要略·中风历节病脉证并治》谓"脉络空虚，贼邪不泻"。因此，治疗主要以疏风散邪、扶助正气为法，如唐代孙思邈《备急千金要方》的小续命汤和金代刘完素《素问病机气宜保命集》的大秦艽汤，均为代表方。唐宋以后的医家，对病因的认识有了较大的突破。如明代张景岳认为本病与外风无关，而提倡"非风"之说，并提出"内伤积损"的论点。清代王清任以气虚血瘀立论，创立补阳还五汤治疗偏瘫。余师遵循医家王清任医学主张，认为气虚血瘀是导致缺血性脑卒中的主要病机，因此治疗上以益气通络为治疗大法。以补阳还五汤（黄芪、当归、赤芍、川芎、地龙、红花、桃仁）加减化裁，拟定**通治方（加味补阳还五汤）**为：**生黄芪60g，当归尾8g，赤芍12g，川芎15g，地龙12g，桃仁10g，红花8g，丹参18g**。本方重用生黄芪，取其大补脾胃之元气，意在气旺则血行，瘀去络通而不伤正；当归尾活血通络而不伤血，赤芍、川芎、桃仁、红花、丹参协同当归尾以活血祛瘀；地龙通经活络，力专善走，周行全身，以行药力。诸药合用，使气旺血行，瘀祛络通，诸症自可见愈。本方生黄芪用量独重，但开始可先用小量（一般从30～60g开始），效果不明显时，再逐渐增加至80g。原方活血祛瘀药用量较轻，使用时可根据病情适当加大。

加减用药：

若半身不遂以上肢为主者，可加桑枝10g、桂枝8g，以

引药上行，温经通络；下肢为主者，加牛膝、杜仲，以引药下
行，补益肝肾；日久效果不显著者，加水蛭、土鳖虫，以破瘀
通络；咽中有痰，不易咯出，语言不利者，加竹茹 15g、胆南
星 10g、石菖蒲 10g、远志 15g 等，以化痰开窍；口眼㖞斜者，
可合用牵正散，以化痰通络；偏阳虚者，加炮附子 8g、干姜
6g，以温阳散寒；脾胃虚弱者，加党参 10g、白术 15g，以补
气健脾。

附：出血性脑卒中通治方

出血性脑卒中是指非外伤性脑实质内血管破裂引起的出
血，包括原发性脑出血和蛛网膜下腔出血等疾病。出血性脑
卒中除表现为较明显的脑膜刺激征（主要指蛛网膜下腔出血）
外，其临床表现与缺血性脑卒中相似，因此诊疗亦可参照中医
"中风"门进行论治。

通治方与组方思路：

余师认为本病与缺血性脑卒中在治疗上的不同之处在于出
血性脑卒中有出血的倾向，因黄芪补气可推动血液运行，且黄
芪偏于温补，对于脑出血患者其用量不宜过大，一般 30g 左右
为宜；其次还要加大通络止血药物的使用，如三七末、大蓟、
茜草等同时具有化瘀、止血功效的药物，在治疗出血性脑卒中
经常被使用。

（二十一）癫痫通治方——加味白金丸

癫痫是大脑神经元突发性异常放电，导致短暂的大脑功能
障碍的一种慢性疾病。癫痫发作分为部分性 / 局灶性发作、全
面性发作、难以分类的发作，其发作症状以突然意识丧失，甚

则仆倒，不省人事，两目上视，口吐涎沫，强直抽搐，或口中怪叫，移时苏醒，醒后一如常人为主要临床表现，可以参照中医的"痫病"论治。

通治方与组方思路：

余师认为癫痫的病因或为跌仆撞击，或出生时难产，钳伤头部所致；或因情志失调，"皆由惊动，使脏气不平，郁而生涎，闭塞诸经，厥而乃成"（《三因极一病证方论·癫叙论》）；或因饮食失调，损伤脾胃，脾失健运，聚湿生痰，痰浊内蕴，或气郁化火，火邪炼津成痰，积痰内伏，一遇诱因，痰浊或随气逆，或随火炎，或随风动，蒙蔽元神清窍，发为本病。其主要病位在于脑、肝、脾，病机为脾虚酿痰，肝气郁积而化阳上亢，挟痰上冲脑窍，脑络瘀阻，神机失用，以潜镇止痫、化痰通络为治疗大法。

据此治疗大法，拟定**通治方（加味白金丸）**为：**牡蛎**_{先煎}**30g，龙齿**_{先煎}**24g，白矾**_{先煎}**2.5g，郁金 10g，苦杏仁 10g，桃仁 10g，胆南星 6g，丹参 15g，鸡血藤 15g。**此方乃是古方白金丸的大加味方。白金丸（见清代王洪绪《外科全生集》）只是白矾、郁金二味药，从癫痫病的病因、病机、证候而言，药味过于单薄，恐难见功。在之后的多年实践中，余师自拟白金丸的大加味方。其中白矾与郁金的用量比例以 1：4 较为平妥，即白矾用量相当于郁金的 1/4。方中白矾能化顽痰，郁金解郁行瘀，生牡蛎、生龙齿平肝潜阳，重镇安神。在此基础上加用杏仁、半夏、胆南星佐助白矾祛痰之力；桃仁、丹参、鸡血藤活血通络，以通脑络之瘀阻。

加减用药：

因方中金石之药较多，不宜在体内久留，故有时需加入少量大黄（3～6g），以导泻浊毒；若因脑部外伤致病者，宜选择加用赤芍 10g、白芍 10g、土鳖虫 6g、生蒲黄 10g、红花 10g、川芎 12g、当归 15g 等药物，进一步加强活络散瘀的功效；若抽搐较甚者，可加钩藤 15g、僵蚕 6g、地龙 10g，以止痉；若痰浊较甚，头目不清，困倦酸重，胸闷，呕恶者，可酌加川贝母 10g、浙贝母 15g、竹茹 12g、石菖蒲 10g、远志 10g、陈皮 10g，以增强降气化痰开窍之功；若心神受损，心悸不安，夜寐不宁，可酌加太子参 10g、麦冬 10g、五味子 10g、炒酸枣仁 18g，以益气养阴宁神；伴有发作后或平时头晕头痛者，可酌加秦艽 10g、白芷 10g、川芎 10g 等；发作前有幻听、幻视者，可加珍珠母_{先煎}10g 以潜镇安神。如在急性期，癫痫发作频繁，宜用汤剂控制，另加琥珀粉 2 ～ 3g（分冲），可增强疗效；在间歇期，则采用丸剂或散剂；并可要求患者在病情稳定后再坚持服用 3 ～ 6 个月。

（二十二）偏头痛通治方——柴芎蔓芷汤

偏头痛是一种发作性的血管神经性头痛，由于一侧头颅动脉舒缩功能失调、扩张、搏动，而致头部偏侧疼痛，可伴有自主神经功能紊乱的证候，中医多将偏头痛列于"头风"门范畴。

通治方与组方思路：

前人有"新感为头痛，深久为头风"之说，其病因多为肝风或风邪袭于少阳，或肝郁气血壅滞，或因于风痰所致，还有些患者可以因邪郁化热而致。其症状为头痛偏重于一侧，可呈搏动性、阵发性疼痛，或不呈搏动性，或头痛时间较长。多数情况是发作性头痛，疼痛程度不一，痛剧者几不可忍，或反复发作，苦不堪言。有的头痛又以某部如颅部、颞部、眉棱骨部、巅顶部、后枕部为甚。或头痛兼胀，或痛兼眩晕，甚者有泛恶、呕吐；或化热而见目赤，心烦易躁，口苦咽干，大便秘结，小便发黄。患者每因劳心、耗力、郁怒、烦急或失于将养，难寐失眠而诱发本病。

余师年轻时曾遵循前人治验，左侧偏头痛多属风虚，宜用川芎、当归、防风、薄荷等味；右侧偏头痛为痰热，宜用苍术、半夏、黄芩、石膏等药，但疗效并不确切。后来由于经验的积累，余师认为偏头痛的主要病因病机在于风邪内扰清窍，甚或脑络瘀阻所致，因此以祛风通络止痛为主要治法。并以此治法，以川芎茶调散（川芎、白芷、羌活、细辛、防风、荆芥、薄荷、甘草）加减变化拟定了治疗偏头痛的**通治方（柴芎蔓芷汤）**，组成为：**柴胡 10g，川芎 15g，蔓荆子 12g，白芷 10g，杭白芍 15g，当归 12g，升麻 6g，荆芥 10g，秦艽 10g。**方中川芎为血中气药，此药入肝经，活血止痛，王好古谓其具有"搜肝气，补肝气，润肝燥，补风虚"之功，余师认为此药不宜久用，见效后宜减量。白芷有祛风止痛之效，《朱氏集验方》以此药作为治头痛的君药，配合川芎止头痛效验益著。蔓荆子功擅搜风平肝，疏散风热，为唐代孙思邈治疗"头风"首选药物，患者有头痛脑鸣、泪出者，用之尤宜。血虚有火及胃虚者，蔓荆子宜减量、慎服。白芍入肝经血分，养血柔肝缓痛，《名医别录》称其有"顺通血脉"之功，偏头痛属于血管神经性头痛，用之较宜。此外，柴胡、荆芥、秦艽祛风止痛，当归养血，在方中使用体现了"治风先治血，血行风自灭"的思想。

加减用药：

兼有头目昏眩、耳鸣者，加甘菊花、枸杞子各 12g，以平肝滋阴；兼有头晕、胸闷有痰者，加姜半夏 8g，橘红、橘络各 5g；兼有巅顶痛者，加藁本、羌活各 10g；后部头痛明显者，可加羌活 15g；兼有口干、大便偏于燥结者，加瓜蒌 12g、生大黄 5g，以滋阴润肠通便；兼有鼻塞，不闻香臭者，加细辛 3g，辛夷、苍耳子各 6g，以通鼻窍；偏热者，加黄芩、黄连各 10g，甚则再加生石膏_{先煎}40g；兼有面瘫、言謇，加牵正散（全蝎、僵蚕与白附子）。

偏头痛还可以配合外治法或针灸。外治法可用《梦溪笔谈》中的偏头痛外治方：天南星、半夏、白芷等分为末，以姜、葱捣烂后，贴于偏头痛一侧的太阳穴，以纱布固定。临睡前用，次日早晨取去洗净。该方偏于"风痰"头痛，但对其他原因所致偏头痛，也有不同程度的缓解。头痛甚不可忍者，宜内服外治并进，以提高疗效。

（二十三）痴呆通治方——补肾醒痴方

痴呆综合征是慢性全面性的精神功能紊乱，以缓慢出现的智能减退为主要临床特征，包括记忆、思维、理解、判断、计算等功能的减退和不同程度的人格改变，而没有意识障碍。其临床表现为：大多缓慢起病，早期常表现为兴趣和工作效率减退，近事遗忘，思维迟钝，或注意力集中困难。当遇生疏或复杂的作业时，易感疲乏、沮丧、动怒和焦虑，此时常可出现消极意念。人格障碍出现较早，表现为人格改变或原先人格特征的释放，如变得不爱清洁，不修边幅，暴躁易怒，自私多疑等。随着病情进展，逻辑思维及概括综合分析能力益趋减退，思维内容贫乏，联想减少，语言单调，语词贫乏，可出现刻板或重复言语，计算能力亦明显下降，由于记忆障碍、领会困难，以及病前人格特点，可引起暂时、多变、片段的妄想观念，如被盗窃、损失、嫉妒和被迫害妄想等。推理、判断和自制力下降，以及高级情感活动如羞耻和道德感的受累，可导致愚蠢性违纪行为。记忆和判断的受损可导致定向障碍，患者常昼夜不分，外出不知归途。后期患者则呈现情感淡漠、幼稚、愚蠢性欣快、哭笑无常，完全失去言语对答能力，个人日常生活不能自理，饮食起居均需人料理，大小便失禁，肢体挛缩等，逐渐进入严重痴呆状态，终日卧床，生活完全不能自理。引起痴呆的病因复杂，最常见的是阿尔茨海默病，即"慢性进行性脑变性"所引起的痴呆和血管性痴呆，可参照中医"痴呆"或"呆证"进行治疗。

通治方与组方思路：

余师认为痴呆病因病机复杂，主要原因为先天禀赋不足，或老年体虚，或久病失养等，导致肝肾不足，髓海失充，则灵机、记忆失职，而成痴呆；或因饮食不节，脾胃受损，或久病失养导致气血亏虚，髓海失养而发痴呆；或痰浊内盛，阻闭轻窍而发为痴呆，《石室秘录》谓"呆病……虽有崇凭之，实亦胸腹之中无非痰气……痰势最盛，呆气最深"，即强调了呆病发病与痰浊壅盛关系密切；或因气郁日久，血液运行不畅，或产伤、头部外伤史，导致瘀血阻滞清窍，从而脑之功能失常，发为痴呆。

本病在发生发展过程中，其病机可相互转化、兼夹，致成虚实夹杂之候。如肝肾不足，气血亏虚日久，可致痰浊、瘀血内盛；痰滞日久，亦可致血行不畅而成痰瘀互阻之证，加大了本病的治疗难度。总之，该病的发病以肝肾亏虚、气血不足为本，痰浊、瘀血互阻，蒙蔽脑窍为标，其病位在脑，旁及心、肝、脾、肾、胆诸脏腑。因此，在治法上以补肾通络、祛痰开窍为治疗大法。

依此法所拟定的**通治方（补肾醒痴方）**为：熟地黄 15g，沙苑子 15g，补骨脂 15g，浙贝母 15g，丹参 15g，红花 10g，鸡血藤 18g，石菖蒲 15g，远志 15g，柴胡 15g，制香附 15g。
方中熟地黄、沙苑子、补骨脂益肾、浙贝母祛痰；丹参、红花
活血通络；鸡血藤补血，活血通络；石菖蒲、远志祛痰开窍，
补心益智。再者，痴呆也多起于情志失调，"大约其始也，起
于肝气之郁"（《辨证录·呆病门》），因此，余师在治疗上也十
分注重对该病的溯因论治，选用柴胡、制香附等调肝疏肝的药
物化入通治方中，全方共奏补肾通络、祛痰开窍、疏肝解郁
之效。

加减用药：

兼有恶心呕吐，反酸，烧心，口苦等肝脾不和表现者，加
柴胡 12g、制香附 15g、海螵蛸 10g、苏梗 10g、木香 8g 等，
以疏肝理气，制酸止痛；兼有气虚疲乏，汗多者，加生黄芪
30g、防风 12g、白术 15g，以补气固表敛汗；兼有失眠，睡眠
不佳者，加炒酸枣仁 20g、夜交藤 15g，以养心安神；兼有头
晕，血压高者，加生石决明_{先煎}12g、白蒺藜 15g、车前草 15g、
夏枯草 10g，以重镇安神，平肝潜阳。

（二十四）郁证治方——行郁汤

郁证是以心情抑郁、情绪不宁、胸部满闷、胁肋胀痛，或
易怒易哭，或咽中如有异物梗塞等为主症的一类病证。西医学
的焦虑症、抑郁症、癔症、神经衰弱、更年期综合征及反应性
精神病等疾病出现郁证的临床表现时，可参考本节辨证论治。

通治方与组方思路：

早在《素问·六元正纪大论》中就有关于五气之郁的论
述，如"木郁达之，火郁发之，土郁夺之，金郁泄之，水郁折
之"。东汉张仲景《金匮要略·妇人杂病脉证并治》记载了属

于郁证的脏躁及梅核气两种病证，并观察到多发于女性，所提出的治疗方药沿用至今。元代朱震亨《丹溪心法·六郁》强调郁在疾病发生中的作用，如"气血冲和，万病不生，一有怫郁，诸病生焉。故人生诸病，多生于郁"，并首倡"六郁"之说，创制了六郁汤、越鞠丸等治疗方剂。明代虞抟《医学正传·郁证》首先采用郁证这一病证名称，自明代之后，已逐渐把情志致郁作为郁证的主要内容。如明代徐春甫《古今医统大全·郁证门》云："郁为七情不舒，遂成郁结，既郁之久，变病多端。"明代张介宾《景岳全书·杂证谟》中提出，五气之郁，因病而郁，情志之郁，因郁而病，两者有所不同，并着重论述了怒郁、思郁、忧郁三种郁证的证治。清代叶天士《临证指南医案·郁》所载的病例，均属情志之郁，治则涉及疏肝理气、苦辛通降、平肝息风、清心泻火、健脾和胃、活血通络、化痰涤饮、益气养阴等法，用药清新灵活，颇多启发，并且充分注意到精神调治对郁证具有重要的意义，认为"郁证全在病者能移情易性"。王清任进一步阐发了郁证中血行郁滞的病机特点，突出了活血化瘀法在治疗郁证中的应用。

余师纵览历代医家之观点，认为本病多为情志所伤，始于肝失条达，气失疏泄，发为本病，诚如尤怡《金匮翼·积聚统论》所说"凡忧思郁怒，久不能解者，多成此疾"；由气及血，则为血郁；气郁日久化火，则为火郁；气滞湿阻，聚而成痰，则为痰郁；气滞水湿不行，湿气停留，则为湿郁；食滞不消而蕴湿、生痰、化热等，则又可成为湿郁、痰郁、热郁等证。此六郁互为因果又互相兼杂，病变部位主要在肝，但可涉及心、脾、肾。病理性质初起以六郁邪实为主，日久转虚或虚实夹杂。正如清代林佩琴《类证治裁·郁证》所云："七情内起之郁，始而伤气，继必及血，终乃成劳。"

余师对郁证的治疗思想来源于朱丹溪的《丹溪心法》。《丹溪心法·六郁》认为"郁者，结聚而不得发越也，当升者不得升，当降者不得降，当变化者不得变化，此为传化失常，六郁之病见矣"。在郁证中，六郁致病以气郁为主，因此，郁证的主要治则为调肝疏郁，兼以化痰、祛瘀、清热等对症之法。

依法立方，以越鞠丸（香附、川芎、栀子、苍术、六神曲）加减化裁。拟**通治方（行郁汤）**为：**柴胡** 10g，**制香附** 10g，**郁金** 10g，**合欢皮** 10g，**苍术** 10g，**栀子** 10g，**川芎** 12g，**丹参** 18g，**石菖蒲** 10g，**远志** 10g。全方以柴胡、香附、合欢皮调肝疏郁；苍术、川芎开提中焦之气郁以升之，"苍术、抚芎，总解诸郁，随证加入诸药"（《丹溪心法》）；郁金辛、寒，既能疏肝解气郁，又能配合栀子清热除热郁；丹参活血祛瘀，除血郁；石菖蒲、远志清热化痰，除痰郁，并能补益心肾通窍。全方共奏调肝疏郁、清热活血化痰之功。

加减用药：

湿郁重者，加苍术 10g、白芷 10g、茯苓 10g，以健脾祛湿；痰郁重者，加制南星 6g、瓜蒌 10g、半夏 10g，以燥湿化痰；热郁重者，加栀子 10g、黄芩 12g，以清热除烦；血郁重者，加桃仁 10g、红花 10g，以活血通络；有食郁者，加神曲 15g、山楂 10g，以消食导郁；伴有口干、眠差，加杭白芍 12g、夜交藤 10g、炒酸枣仁 20g，以滋阴养血，养心安神；伴咽部如有火烧之感者，加生甘草 8g、桔梗 10g，以清热利咽。

（二十五）糖尿病通治方——健脾滋肾降糖方

糖尿病是一组以高血糖为特征的代谢性疾病，空腹血糖

大于或等于 7.0mmol/L，和 / 或餐后两小时血糖大于或等于
11.1mmol/L 即可确诊。糖尿病的典型症状为"三多一少"，即
口渴、多饮、多尿、多食善饥、形体消瘦、体重减轻，属中
医"消渴""消瘅""消中""消肾"范畴。但糖尿病与古代医
籍中所记载的"消渴"并不完全相同，如《金匮要略·消渴
小便利淋病脉证并治》载有"脉浮，小便不利，微热消渴者，
宜利小便、发汗、五苓散主之"，这里的消渴仅有口渴，并
未见多食、多尿、消瘦等症状，却小便不利，显然与糖尿病
无关。

通治方与组方思路：

作为病证名的消渴病，见于《素问·奇病论》："此人必数
食甘美而多肥也。肥者，令人内热；甘者，令人中满，故其气
上溢，转为消渴"。早在《黄帝内经》时代已经有上、中、下
三消的观点。《素问·气厥论》云："心移寒于肺，肺消。肺消
者饮一溲二，死不治""心移热于肺，传为膈消"，其中"肺
消""膈消"即为上消。《灵枢·师传》云"胃中热，则消谷，
令人悬心善饥"，即为中消。《素问·刺热论》云"肾热病者，
先腰痛骺痠，苦渴数饮，身热"，即为下消。唐代孙思邈《备
急千金要方》指出"消渴之人，必于骨节间发痈疽而卒，所以
戒之在大痈也，当预备痈药以防之"，书中对痈疽的描述与今
糖尿病慢性并发症的感染相似。《太平圣惠方》进一步明确提
出消渴病上中下三消的说法，并明确其病因病机。《仁斋直指
方论》云："热蓄于中，脾虚受之，伏阳蒸胃，消谷善饥，饮
食倍常，不生肌肉，此渴亦不甚烦，但欲饮冷，小便数而甜，
病属中焦，谓之消中……甚而水气浸渍，溢于肌肤，则胀为肿
满，猛火自炎，留于肌肉，则发为痈疽，此又病之深而证之变
者也。"书中对尿甜的描述与糖尿病血糖、尿糖增高的生理表

现十分相似，肌肤肿满、痈疽的描述与糖尿病慢性并发症的浮肿、糖尿病合并感染相似，与前贤有所增益。自宋代《太平圣惠方》《仁斋直指方论》后，宋、元、明、清医家对消渴病的认识基本相似，可参阅《丹溪心法》《景岳全书》《医方集解》《张氏医通》《临证指南医案》等论著。

余师认为糖尿病患者的体质多为气阴两虚，其病因病机比较复杂，多因情志不畅，郁而化火；或酒客耽嗜，酒性酷热生火，或嗜食肥腻无节，脾中受热；或火热耗伤气阴，久之则三焦气阴亏虚。热气上腾，心肺虚受之，则烦渴引饮；热蓄于中，脾虚受之，伏阳蒸胃，则消谷善饥；热伏于下，肾虚受之，则引水自救，水饮虽不多，但随即溺下，表现为多尿。糖尿病病程较长，表现为不同程度的慢性并发症，如糖尿病肾病、糖尿病视网膜病变、糖尿病性心脏病变、糖尿病神经病变（如肢体麻木疼痛，糖尿病足）等，多是由于久病入络，脉络瘀阻所致。本病病位主要在肺、脾胃、肾，病性以本虚为主，表现为气阴两虚，阴虚有热；后期久病入络，表现为脉络瘀阻的本虚标实证。针对气阴两虚这一主要病机，同时久病入络后，导致脉络瘀阻而引发各种慢性并发症，余师通过长期的临证实践和摸索，在治法上拟定以益气阴治本为主，兼以通络之法，预防且治疗并发症。在施今墨先生常用"降糖方"的基础上，拟**通治方（健脾滋肾降糖方）**为：生黄芪 30g，山药 20g，苍术 10g，生地黄 15g，熟地黄 15g，玄参 15g，葛根 18g，丹参 15g。方中黄芪益气，山药、苍术健脾益气，生地黄、熟地黄滋补肾阴，玄参、葛根滋阴生津，丹参活血通络。

加减用药：

糖尿病伴有肾虚之象，常伴腰痛、下肢痿软无力者，加沙苑子 15g（张璐《张氏医通》中常用此药治疗消渴）、补骨脂 12g、桑寄生 10g、黄精 10g；恒有脾胃湿寒，下焦阳虚者，加肉桂 5g、制附片_{先煎}6g；肺胃有热，乍热汗出，灼铄肺阴者，加黄芩 10g、黄连 15g。在治疗糖尿病的并发症方面，合并津液亏虚伴口干甚者，加女贞子 10g、旱莲草 12g、生石斛 20g；合并视网膜病变，或眼底出血，视力下降者，加青葙子 12g、谷精草 12g、赤芍 10g；合并高血压，头目眩晕者，加夏枯草 10g、车前草 10g、生石决明_{先煎}15g、白蒺藜 12g；合并冠心病胸闷、心痛者，加桃仁 10g、红花 8g、降香_{研末分冲}3g，以通心络；合并肾病水肿、蛋白尿、血尿者，酌加肾气丸配合白茅根 30g、土茯苓 10g、小蓟 24g；中晚期患者治重在肾，注重育阴生津，考虑加麦冬 10g、五味子 10g、生石斛 24g、芡实 10g 等，并加大葛根的用量。此外，由于内伤杂病多涉及其他脏腑，在注意补养不同脏腑的同时，用药宜注意固护脾胃之气。如对长期服药的患者，嘱其服药 7～10 剂后停 1 日，以恢复鼓舞胃气。若症情稳定，汤剂改为水丸，嘱长期服用，巩固疗效。

（二十六）瘿瘤通治方——九味散瘿汤

瘿瘤是以颈前喉结两旁结块肿大为基本临床特征，《灵枢·刺节真邪》中即有"瘿瘤"的记载，现代医学的甲状腺肿、甲状腺功能亢进、甲状腺结节等病症都可参照此病治疗。

通治方与组方思路：

余师认为瘿病的主要病因是情志内伤，多与肝脏关系密切。这一观点在历代医书中也被反复提及，如《诸病源候论·瘿候》载"瘿者由忧恚气结所生"，《济生方·瘿瘤论治》云"夫瘿瘤者，多有喜怒不节，忧思过度，而成斯疾焉"。由于长期忧思恼怒，使气机郁滞，气滞则痰凝、血瘀，气滞、痰凝、血瘀壅结项前，则形成瘿瘤，即陈实功《外科正宗》所说："夫人生瘿瘤之症，非阴阳正气结肿，乃五藏瘀血、浊气、痰滞而成。"此外，肝郁化火，火热还会进一步灼伤人体津液，导致体内阴津不足。因此，治疗重点在于调肝散瘿，滋阴降虚火。依法立方，以柴胡疏肝散与消瘰丸加减化裁，拟定**通治方（九味散瘿汤）**为：**柴胡10g，制香附12g，龙胆草10g，昆布10g，黄药子6g，海藻15g，浙贝母15g，生地黄20g，玄参15g**。方中柴胡、香附疏肝解郁，条畅肝气；生地黄、玄参、龙胆草育阴清热；海藻、浙贝母、昆布、黄药子化痰、散结、消瘿肿。

加减用药：

兼有自汗、盗汗，汗出不止者，加黄芪30g、防风10g，以固卫止汗；胁肋胀痛者加川楝子10g、延胡索12g、青皮6g，以疏肝行气消胀；兼有胸闷者，加瓜蒌15g、木香10g，以宽胸理气；兼有心悸失眠者加炒酸枣仁20g、夜交藤15g、五味子10g，以养心安神。

（二十七）癌症通治方

传统医学对癌症的认识，可以追溯至我国现存的最早经典医著《黄帝内经》，书中列述的某些病症，可能涵盖若干属于恶性肿瘤的疾患。明确将此类病症定名为"癌"，则初见于宋朝东轩居士所撰的《卫济宝书》。

"癌"古时一作"岩"，指的是所见肿块坚硬如石，表面凸凹不平，状如岩石。长于人体不同部位的恶性肿瘤，与"脱营""失精"关系密切，是指人体在患病后往往易于消瘦、神气虚乏。因此，余师在临床上确定的治疗法则一是扶正，即针对易于消瘦、神气虚乏，以补充人体气血为主；二是抗癌，即对抗各种促成癌症形成坚硬如石的因素。《张氏医通》指出，"夫脱营者，营气内夺，五志之火煎破为患。所以动辄烦冤喘促，五火交煽于内，经久始发于外，发则坚硬如石"，阐明情志不舒，进而气郁化火可以导致癌症。此外，痰浊、停饮、气滞、瘀血、内热等各种病因都可导致癌症，因此抗癌实际上也就包括祛痰、化瘀、清热、理气等各种方法，具体使用哪种方法，要根据患者所表现出的症状来辨证施治。

以**扶正抗癌**为治疗大法，余师常使用的扶正药物有生黄芪、当归、生地黄、熟地黄、沙苑子、炒白术等；抗癌药的选择有白花蛇舌草、半枝莲、龙葵（乳腺癌）、石见穿、八月札（肝癌）、半边莲、白英（胃癌及食管癌）。其他抗癌药视患者所表现出的症状合理选用祛痰、化瘀、清热、理气等功效的药物。

（二十八）月经不调通治方——月经不调 2 方

月经不调表现为月经周期或提前，或错后，或先后不定期，或出血量异常，可伴月经前、经期时的腹痛及全身症状。

通治方与组方思路：

余师认为女子的月经与冲任二脉关系最为密切。生理状态下，冲脉既受先天肾气的护持，又靠后天水谷精气的滋养，先后天之精气皆汇于冲脉，对维持妇女特殊生理起着重要的作用。女子到了 14 岁左右，肾气始盛，天癸促使脏腑之血充于冲脉，为月经之源流。《景岳全书·妇女规》中说："经本阴血，何藏无之？惟藏府之血，皆归冲脉，而冲为五藏六府之血海，故经言太冲脉盛，则月事以时下，此可见冲脉为月经之本也。"任脉与足太阴脾经、足厥阴肝经及足少阴肾经关系十分密切。脾为后天之本，气血生化之源，主统血并输送精微；肝主藏血，而又主疏泄；肾为先天之本，安身立命之源，为贮藏精气之脏。此三阴脏在妇女一生当中都具有生化、调节精与气血的共同特点，通过经脉反应出活动功能，并交会于任脉，通过任脉作用于胞宫，故"任脉通"则可表现为"月事以时下"。

在病理状态下，脾气不足，气血生化乏源，或肾气虚弱，或因情志不遂，恚怒伤肝，肝气郁滞，气血运行不畅，均可导致冲脉不固，任脉失调，进而影响到女子月经，或先或后，或先后不定期而至。在治疗上因脾肾虚弱、气血不足所致者，治以健脾益肾、调补气血为主；以肝气不舒、气血运行不畅所致者，治以调肝行气、活血通经为主。以此方案，拟定调经通治方二则。

通治方1　芪地顺经汤：炙黄芪30g，熟地黄15g，当归12g，赤芍12g，川芎15g，阿胶10g_{烊化}，白术10g，山萸肉10g，续断15g，补骨脂10g。方中以炙黄芪补气，四物汤（熟地黄、当归、赤芍、川芎）、阿胶养血，白术健脾，山萸肉、续断、补骨脂益肾。全方共奏健脾益肾、调补气血之效，适用于月经不调之脾肾气血亏虚者。

通治方2　柴附调经汤：柴胡10g，制香附10g，当归10g，赤芍12g，白芍12g，川芎15g，茜草12g，路路通10g，益母草10g，泽兰10g，刘寄奴10g。方中以柴胡、制香附疏肝行气，当归、赤芍、白芍、川芎、茜草、路路通、益母草、泽兰活血通经。全方共奏调肝行气、活血通经之效，适用于月经不调之肝气郁滞、气血不行者。

加减用药：

兼有月经质稀量少，四肢发凉，怕冷者，加艾叶、阿胶；兼有月经质稠，色暗红，或挟血块，心烦易怒者，加黄芩10g、黄连10g，以清热除烦；兼有头晕耳鸣，两颧潮红，五心烦热者，加生地黄15g、玄参12g、麦冬10g、地骨皮12g，以滋阴清热；兼有带下量多色黄者，加薏苡仁15g、败酱草10g、黄柏10g，以清热燥湿；兼有月经色紫暗，血块多，小腹拒按，舌有瘀点者，加大活血之力，加赤芍12g、牡丹皮10g、桃仁10g、枳壳10g等，以行气活血。

（二十九）痛经通治方——痛经2方

经期、经行前后，周期性出现小腹疼痛或痛及腰骶者，称为痛经。西医学将痛经分为原发性痛经和继发性痛经。原发性痛经是指无明显生殖器官器质性病变者，继发性痛经多因生殖器官器质性病变所引起，如盆腔炎、子宫内膜异位症等。

通治方与组方思路：

余师认为痛经的发生主要有不通则痛和不荣则痛两端。经前，血海充盈，冲任盛实，经血应时而泻。若有气滞、湿热、阴寒之邪侵犯，冲任胞脉气血壅滞，经血瘀滞，不通则痛；或由平素气血亏虚，肾气不足，行经期间，营阴、经血虚益甚，冲任胞脉失于濡养，不荣则痛。虽然气滞、湿热、阴寒之邪侵袭人体，均可导致不通则痛，但三者中又以气滞为主。针对不通则痛的病机，治疗上应以疏肝理气、通经止痛作为治疗大法；针对不荣则痛的病因病机，治疗上以益气血、补脾肾、调经止痛为治疗大法。拟定通治方2则。

通治方1： 柴胡10g，制香附10g，白芍15g，赤芍15g，川芎 12g，丹参 15g，当归 10g，棕榈炭_{包煎}10g，刘寄奴 10g，桃仁 12g，延胡索 12g。方中以柴胡疏肝散加减（柴胡、香附、白芍、川芎）为底方疏肝理气，养血柔肝；加入赤芍、丹参、当归、棕榈炭、刘寄奴、桃仁活血通经之品，延胡索活血理气止痛。全方共奏疏肝理气、通经止痛之效，适用于痛经之肝气不疏、气滞血瘀、不通则痛者。

通治方 2：炙黄芪 30g，生地黄 15g，熟地黄 15g，当归10g，白芍 15g，川芎 12g，太子参 10g，山药 20g，阿胶_{烊化}10g，五味子 10g，延胡索 12g。方中炙黄芪、太子参益气；当归、白芍、阿胶补血，生地黄、熟地黄、五味子滋补肾阴，山药健脾益气，川芎、延胡索理气活血，使补而不腻，并有调经止痛之效。全方共奏益气血、补脾肾、调经止痛之效，适用于痛经之气血、脾肾亏虚、不荣则痛者。

加减用药：

兼有手足冷，畏寒重者，加炮附子 6g、干姜 8g、桂枝8g，以温中通阳；兼有少腹冷痛者，加小茴香、丁香，以温中散寒止痛；兼有带下色黄，淋漓不尽，咽干，舌红，苔黄腻，脉数或滑数者，加黄柏 15g、茯苓 15g、车前子 15g，以清利湿热。

（三十）闭经通治方——复经丸

闭经指女子年逾 18 岁而月经仍未来潮，或月经周期建立后有停经 6 个月以上者。

通治方与组方思路：

余师认为导致闭经的主要原因是平素心情抑郁，郁怒伤肝，肝失调达，气机不畅。血随气行，气机不畅，则气滞血瘀，冲任二脉瘀阻而经血不得下行，引发闭经；或因其阴血不足，月事无以下而致闭经。张景岳曰："经闭有血隔、血枯之不同。隔者病于暂，通之则愈，枯者其来也渐，补养乃充。"因此在治则上以疏肝、通经养血为主。

依法立方，拟定**通治方（复经丸）**为：**柴胡**10g，**香附**10g，**茜草**12g，**路路通**10g，**海螵蛸**_{先煎}15g，**泽兰**10g，**当归**10g，**赤芍**10g，**生白芍**10g，**川芎**15g，**刘寄奴**12g。方中柴胡、香附疏肝理气；白芍、当归养阴血柔肝，且防柴胡、香附辛散有过；茜草、路路通、泽兰、赤芍、川芎、刘寄奴活血利水通经。海螵蛸，又名乌贼鱼骨，是海洋动物乌贼的内骨骼。《素问·腹中论》中治疗妇人血枯经闭，用四乌贼骨—蘆茹丸。《神农本草经》载"乌贼鱼骨，味咸，微温。主女子漏下赤白经汁，血闭"，说明此药有双向调节作用，既有收涩作用，可以固经止带，治疗"漏下赤白经汁"，又可宣通血脉，治疗血闭，是治疗闭经之要药。全方共奏疏肝理气、活血通经、补养阴血之功。

加减用药：

兼有头晕耳鸣、腰膝酸软者，加鹿角胶10g、枸杞子10g、熟地黄15g、菟丝子10g，以补肾填精；兼有倦怠乏力、肌肤不润、面色萎黄者，加生黄芪30g、当归15g、阿胶10g，以补益气血；兼有下腹冷痛拒按、得热痛减、形寒肢冷者，加小茴香6g、干姜6g、肉桂6g等，以温经散寒；兼有身体肥胖、胸脘痞满、痰多者，加竹茹10g、法半夏8g、陈皮8g、茯苓10g，燥湿化痰；兼有烦躁易怒、头晕颊赤者，加牡丹皮10g、栀子6g，降火清热。

（三十一）崩漏通治方——崩漏 2 方

崩漏是指月经的周期、经期、经量发生严重失常的病证。其中妇女前阴"非时下血，淋漓不断，谓之漏下；突然爆下，如山崩然，谓之崩中"（李梴《医学入门》）。西医所说的出血性子宫病、子宫或卵巢的多种肿瘤导致的子宫出血，都可参照崩漏论治。

通治方与组方思路：

《素问·阴阳别论》指出"阴虚阳搏，谓之崩"，是对崩漏的最早记载，但书中未出治法。南宋陈自明《妇人大全良方》提出"夫妇人崩中者，有藏府伤损、冲任脉血气具虚故也。血气之行，外循经络，内荣藏府，若无伤损，则阴阳平秘而气血调适，经下依时。若劳动过多，致藏府俱伤而冲任之气虚，不能制约其经血，故忽然暴下，谓之崩中暴下"。明清医家在治疗上也较多采用了补中益气或补益气血、升提法。明代方广《丹溪心法附余》对血崩治法提出"初用止血，以塞其流；中用清热凉血，以澄其源；末用补血，以复其旧"。后世将"塞流""澄源""复旧"称为"治崩三法"，余师在治疗崩漏时亦遵循之。在"治崩三法"中，止血作为首要治疗手段，曾用万全"四物汤调十灰散"的治法，或有效，或不效，后余师请教于中医研究院（今中国中医科学院）郑守谦老中医。郑老认为：治疗功能性子宫出血初期患者的止血之法，主要着眼于"大补气血"。方用红参 6g，炙黄芪 24～45g，熟地黄 15g，白术 12g，白芍 12g，阿胶_{烊化}15g，仙鹤草 24g，生龙牡_{先煎}各 30g。而对于功能性子宫出血的久病患者，则因为患者的妇科检查多系内膜增殖或囊性内膜增生，因此主张使用祛瘀生新、引血归经法，使内膜脱落，排净瘀血（即所谓"通因通用"，待瘀去再治其本），方用益母草 12g，桃仁 12g，红花 6g，泽兰 10g，蒲黄 12g，五灵脂_{包煎}6g，山楂炭 10g，大蓟、小蓟各 15g，茜草根 10g。这对余师深有启发。

余师在广采众家之长和临床实践的基础上，认为治崩三法"塞流""澄源""复旧"在临床治疗上并没有绝对的先后顺序，而要依病因病机特点以确定治疗原则。在临床上崩漏以"血热"和"中气下陷"较为常见，总结并拟定了治疗崩漏的 2 个通治方。

崩漏通治方 1　茅地治崩汤：白茅根 30g，生地黄 30g，杭白芍_{酒炒}10g，黄芪 15g，炒蒲黄_{包煎}6g，小蓟根 12g，生石斛 18g，益母草 12g，椿根白皮 10g，阿胶_{烊化}12g。方中白茅根凉血止血，清热利尿；蒲黄止血化瘀；小蓟凉血止血，祛瘀消肿；益母草活血、祛瘀、调经；椿根白皮除热、止血，上药共同起到凉血止血、祛瘀生新之功；生地清热生津，滋阴养血；杭芍滋阴养血，阿胶补血滋阴、润燥、止血，三药同用，以资补人体因崩漏而损伤之血；黄芪补气，所谓血脱补气，以起到阳生阴长之功。全方共奏凉血止血、祛瘀生新、养血调经之效，适用于血热性崩漏。

崩漏通治方 2　芪棕敛血方：炙黄芪 45g，红参须 12g，北五味子 12g，陈棕榈炭 12g。浓煎顿服。方中炙黄芪补中益气，参须加强黄芪补气之功；五味子收敛固涩，益气生津，棕榈炭收敛止血。全方共奏补中益气、收敛止血之效，适用于气虚下陷，劳而诱发性崩漏。

加减用药：

临床上，脾气虚陷型患者较多，但宜检查患者脐以下小腹部。如少腹有瘀血，局部常有隐隐作痛，以手按之疼痛愈甚，是虚中夹瘀之象，治疗当以去瘀滞为主，适当糅入补中益气法；兼有肝气郁结者，又当疏肝解郁，加入柴胡、制香附等；血热重者，加黄连 6g，黄柏 10g，以加强清血热、凉血疗崩之效。经血黑多红少，形体畏寒，脐下冷痛，加炮姜 6g、炮附子 8g；血久不止者，于夜前冲服三七末 2～3g，以增强祛瘀止血之效。

余师治疗崩漏善用炭类药，特色在于"辨证用炭"：如气虚，加莲房炭、藕节炭、升麻炭；阴虚，加血余炭、陈棕炭、丹皮炭；阳虚，加艾叶炭、姜炭、百草霜（或另加伏龙肝等药）；血热，加地榆炭、苦参炭、侧柏炭；血瘀，加茜草炭、艾叶炭。此外，余师治疗轻证崩漏善用简效方药：其一为炭类药的变化方（莲房炭、百草霜、荆芥炭各 6g，棕榈炭 10g。上药和匀，分 2 次酒调服或米饮调服）；其二是《罗氏会约医镜》中的一个验方，药用艾叶、血余炭、阿胶烊化各 15g，水煎服。

值得注意的是，大多数的子宫肌瘤、卵巢囊肿导致的崩漏辨证论治颇有效验，但子宫颈癌（特别是菜花型）所致的崩漏，一般只能以"塞流"治法暂时取效，仍须中西医结合的方法及时治疗原发病，以免延误病情。

（三十二）乳腺增生通治方——消癖饮

乳腺增生指乳房出现性状、大小、数量不一的结块，中医称为"乳癖"。其特点是不红肿，不破溃，无浸润，生长缓慢，病程长，不转移。

通治方与组方思路：

余师认为乳腺增生多由于情志不畅、肝气不舒引起。人体血液与津液的运行均要依靠气的推动，情志不畅引起肝气郁滞，肝气郁滞则会进一步导致血瘀和痰凝等病理产物产生。瘀血和痰浊等病理产物结聚于乳房内腺体，则导致乳腺增生，即前贤所谓"忧思郁怒，积气于肝脾二经"所致。因此在治疗上以疏肝解郁、行气散结最为关键，并佐以活血祛瘀、理气化痰等消除病理产物的治疗方法。

依法立主，以柴胡疏肝散、金铃子散（川楝子、延胡索）和消瘰丸（《医学心悟》中用玄参、浙贝母、牡蛎三药，《许履和外科医案医话集》中加用夏枯草）加减化裁。拟定**通治方（消癖饮）**为：**柴胡** 10g，**香附** 10g，**青皮** 6g，**陈皮** 6g，**川楝子** 10g，**延胡索** 10g，**浙贝母** 10g，**玄参** 15g，**牡蛎**打，先煎 10g，**夏枯草** 10g，**竹茹** 10g，**丹参** 18g，**桃仁** 10g。方中柴胡、香附、青皮、陈皮疏肝解郁；川楝子味苦性寒，善入肝经，疏肝气，泻肝火；延胡索辛苦而温，行气活血，长于止痛；玄参清热滋阴，凉血散结；浙贝母清热化痰；夏枯草、竹茹化痰散结，消乳癖；丹参、桃仁活血消癖。全方共奏疏肝解郁、消痰散结、活血消癖之功。

加减用药：

兼有气郁化热，急躁易怒，口苦者，加郁金 12g、龙胆草 10g，以清热解郁；兼月经有血块者，加生地黄 15g、熟地黄 15g、川芎 10g、当归 15g，以养血活血；增生显著者，加大浙贝母的用量，加莪术 10g、郁金 10g、僵蚕 6g、橘核 10g，以行气消痞，软坚散结；兼头晕耳鸣，腰膝酸酸软者，加熟地黄 15g、山茱萸 12g、菟丝子 10g、枸杞子 10g，以补肾填精；兼见子宫肌瘤，加赤芍 12g、茯苓 15g、桂枝 10g（桂枝茯苓丸化裁），以温经散寒，活血消癥。

（三十三）子宫肌瘤通治方——加味桂枝茯苓丸

子宫肌瘤是女性生殖器官中最常见的一种良性肿瘤，也是人体中最常见的肿瘤之一，又称纤维肌瘤、子宫纤维瘤。由于子宫肌瘤主要是由子宫平滑肌细胞增生而成，故又称子宫平滑肌瘤。

通治方与组方思路：

余师认为子宫肌瘤在古代又被称为癥瘕。癥为有形之邪，瘕为无形之气。或由于气滞，或寒凝，或痰阻，阻滞血液运行，气血运行不畅，初为气滞，日久而结瘀于胞宫，发为本病，即《医碥》所谓"外感内伤，皆足以郁滞其气血痰液，以成积聚"。因此治疗上以活血行气、化痰最为关键，兼以针对性治疗其他病因。

依法立方，由《金匮要略》桂枝茯苓丸（桂枝、茯苓、牡丹皮、赤芍、桃仁）加减化裁。拟定**通治方（加味桂枝茯苓丸）**为：**桂枝 12g，茯苓 15g，牡丹皮 12g，赤芍 12g，桃仁 12g，延胡索 10g，法半夏 6g，皂角刺 15g**。方中桂枝辛甘而温，温通血脉，行气化瘀；桃仁味苦甘平，活血祛瘀，助桂枝化瘀消癥；牡丹皮、芍药味苦而微寒，既可活血以散瘀，又能凉血以清退瘀久所化之热，芍药并能缓急止痛；茯苓甘淡平，渗湿祛痰，健脾益胃，扶助正气，以助消癥之功；加以延胡索行气活血止痛，半夏去痰，皂角刺消癥瘕、排脓。全方共奏行气活血化瘀、祛痰、消癥之功。

加减用药：

兼有胸胁胀满，情志不舒者，加柴胡 10g、制香附 12g、青皮 6g、郁金 10g 等，以疏肝解郁；兼有胸脘痞闷，痰多者，加苍术 10g、茯苓 15g、陈皮 8g，以祛痰除湿；兼少腹冷痛者，加乌药 10g、小茴香 6g，以温中散寒止痛；兼神疲乏力者，加生黄芪 30g、炒白术 15g，以补中益气；兼黄带者，加黄柏 10g、败酱草 15g，以清热除湿。

（三十四）不孕通治方——暖宫促孕方

不孕症指育龄女性，夫妇同居两年以上，性生活正常，未避孕而未受孕者。女性不孕症又分为相对不孕症与绝对不孕症，绝对不孕症非药物治疗所能奏效，不在此处讨论。

通治方与组方思路：

余师认为肾气全盛，天癸成熟，冲任、气血调和，男女适时交合，两精相搏，胎孕乃成。无器质性病变而难以受孕成胎者，多是由于肾精不足，冲任失调，气血亏虚，或瘀血内阻，或胞宫寒冷所致，检查常见雌激素水平下降，或输卵管狭窄或不通。因此，对于此类患者多以补气血、调冲任、补肾通络、暖胞宫为治疗大法。

依法处方，拟定**通治方（暖宫促孕方）**为：**生地黄 15g，熟地黄 15g，沙苑子 12g，菟丝子 15g，补骨脂 12g，鹿角胶**烊化**10g，炙黄芪 30g，炒白术 12g，当归 10g，炒白芍 12g，柴胡 10g，制香附 12g，路路通 10g，赤芍 10g，丹参 15g。**此方是在毓麟珠基础上的加减方，即是在八珍汤补气养血基础上施以暖胞宫、通络之法。方中生地黄、熟地黄滋肾阴，菟丝子、沙苑子、补骨脂、鹿角胶益肾阳，暖宫固胎；黄芪、白术补气促孕，当归、白芍滋养阴血；柴胡、制香附、路路通疏肝理气通管，制香附兼有疏通输卵管狭窄之功；赤芍、丹参活血通络。全方共奏滋肾阴、补肾阳、补气血、调冲任、通络之功。

加减用药：

如宫腔粘连或有输卵管不通畅者，通常还会伴有情志不畅的表现，加皂角刺 15g、刘寄奴 12g、茜草 10g，以疏肝通络；胎动不安者，加黄芩 10g、白术 15g，以安胎；肾气不足，孕卵发育不成熟，难以成孕者，加紫河车 10g、续断 10g、菟丝子 10g、桑寄生 10g；痛经，小腹冷坠者，加小茴香 8g、延胡索 10g、白芷 10g，以暖宫止痛；月经量少、色淡者，加阿胶 10g、艾叶 10g，温经补血；情绪不宁，易焦虑者，加柴胡 12g、香附 10g、枳壳 10g，以行气解郁；肥人素有痰湿者，加茯苓 15g、陈皮 10g、苍术 10g、白术 10g，以健脾祛湿。

（三十五）腹股沟疝通治方——加味补中益气汤

疝气，即人体内某个脏器或组织离开其正常解剖位置，通过先天或后天形成的薄弱点、缺损或孔隙进入另一部位，常见的疝有脐疝，腹股沟直疝、斜疝，切口疝，手术复发疝，白线疝，股疝等，中医学将疝气分为寒疝、水疝、气疝、狐疝、癫疝等类型。在腹股沟区，可以看到或摸到肿块者称为腹股沟疝。

通治方与组方思路：

余师认为腹股沟疝多因人体内部脏器不能处于正常位置，下陷至腹股沟处所致。传统中医多认为疝气为肝经之病，因为"足厥阴肝经，环阴器，抵少腹，人之病此者，其发睾丸胀痛，连及少腹"。但余师认为疝气表现在足厥阴肝经循行部位，但其本质多为脾虚气陷。中医认为脾气主升，对维持体内脏器的正常位置起着重要的作用。当中焦脾气不足时，其升提之力下降，则体内脏器下垂，通过先天或后天形成的薄弱点、缺损或孔隙进入另一部位而引起疝气，因此治疗上应以补脾气、助升提为治疗大法。

依法立方，以补中益气汤加减化裁，拟定**通治方（加味补中益气汤）**为：**炙黄芪36g，炒白术15g，炙甘草15g，升麻15g，柴胡12g，党参10g，当归15g，陈皮8g，荔枝核10g。**方中炙黄芪、炒白术、炙甘草、党参补中益气；升麻、柴胡升举下陷清阳；当归养血和营；陈皮理气，使诸药补而不滞；荔枝核行散滞气，《本草纲目》载其可治疗"疝气痛"。诸药合用，共奏补脾气、助升提，兼止疝痛之功。

加减用药：

兼腹泻稀水者，加诃子肉12g、茯苓15g、山药15g，以加强健脾收涩之功；食欲不振者，加焦三仙（山楂、神曲、麦芽）30g、鸡内金10g、焦白术15g，健脾促消化；里急后重者，加木香8g、乌药10g、槟榔10g，以行气去滞。

（三十六）阳痿早泄通治方——强势汤

阳痿是以阴茎痿软，或举而不坚，不能插入阴道进行性交为主要表现的一类疾病。早泄是以阴茎插入阴道不到1分钟便发生射精，不能正常性交为主要表现的一类疾病。

通治方与组方思路：

余师认为引起阳痿早泄的病因有二：一是由于肾精亏虚，精不化阳，命门火衰，导致宗筋失于温养，形成阳痿早泄；二是由于肝气郁结，肝主筋，阴器为宗筋之会，肝气郁结则气不运宗筋，导致阳痿早泄。《周慎斋遗书》说"阳痿多属于寒"，此即指命门火衰，"阳痿，少年贫贱人犯之，多属于郁"，与余师观点大致相同，因此在治疗上以补肾填精、壮阳、调肝为治疗大法。

依法立方，以五子衍宗丸、二仙汤加减化裁，拟定**通治方**（**强势**[①]**汤**）为：**熟地黄30g，陈皮6g，沙苑子15g，菟丝子12g，枸杞子12g，五味子12g，肉苁蓉12g，仙茅10g，淫羊藿15g，锁阳10g，柴胡10g，制香附10g**。方中沙苑子、菟丝子、枸杞子、五味子为五子衍宗丸加减，加熟地黄、陈皮、锁阳、肉苁蓉益肾添精；仙茅、淫羊藿（淫羊藿）合为二仙汤，温补肾阳；柴胡、制香附疏肝解郁。

加减用药：

腰痛明显者，加川续断15g、桑寄生10g，以补肾强腰膝；兼见少腹冷，肢冷畏寒，面色㿠白者，加巴戟天10g、小茴香6g、炮附子6g，以补肾壮阳；兼见阴囊潮湿，口苦咽干者，加薏苡仁15g、黄柏6g、龙胆草10g，以清热祛湿；兼见心悸自汗，面色不华者，加炒白术10g、当归10g、酸枣仁10g，以健脾益气，养血安神；兼见胸闷痞满，痰多者，加竹茹10g、半夏6g、陈皮6g，以祛痰除湿。

（三十七）不育通治方——五子二仙汤

男性不育指夫妇同居未采取避孕措施两年以上，而无生育者。女方检查正常，男方检查异常。不育的患者往往有精液异常表现，或者一次排精量过少（少于2mL），或精子质量差，活动力低等，中医学称本病为"无嗣"。

通治方与组方思路：

余师认为男子不育主要与先天之本肾、后天之本脾，以及

---

① 势：一字多义。古代亦释为男子的性器官，包括性功能。

任脉、冲脉的元气精血不足有关。由于有很多不育症的患者是由于精子活动力低下，或者精子成活率低，又主要责之于肾阳的不足，因此在治疗上以补肾健脾，助阳生精为大法。依法立方，以五子衍宗丸、二仙汤加减化裁，拟定**通治方（五子二仙汤）**为：**熟地黄 30g，陈皮 6g，沙苑子 15g，菟丝子 12g，枸杞子 12g，补骨脂 12g，鹿角霜 15g，肉苁蓉 15g，仙茅 10g，淫羊藿 12g，锁阳 10g，炒山药 20g，茯苓 15g**。方中熟地黄、陈皮、沙苑子、菟丝子、枸杞子、补骨脂、肉苁蓉益肾添精，仙茅、淫羊藿、锁阳填精壮阳，山药、茯苓健脾益气。

加减用药：

兼见胸闷痞满，痰多者，加竹茹 10g、半夏 10g、陈皮 10g，以燥湿化痰；遗精早泄者，加五倍子 10g、五味子 10g、桑螵蛸 12g，以补肾壮阳；伴腰膝酸软，乏力者，加炙黄芪 30g、补骨脂 12g、骨碎补 10g；伴夜尿频多者，加覆盆子 15g、桑螵蛸 15g、金樱子 10g，以固泉缩尿。

（三十八）耳鸣耳聋通治方——柴胡聪耳汤

耳聋是不同程度的听力障碍，常伴有耳鸣。耳聋、耳鸣常同时并见，或先后发生。《太平圣惠方》卷 36 指出"耳鸣不止，则变成耳聋也"，《杂病源流犀烛》卷 23 指出"耳鸣也，聋之渐也"，说明耳聋是耳鸣进一步发展的结果。现代医学的突发性耳聋、老年性耳聋、精神性耳聋、噪音性耳聋等出现耳鸣、耳聋症状者，均可参照此病论治。

通治方与组方思路：

临床上耳鸣、耳聋的发生与肝（胆）关系最为密切。《素问·气交变大论》提出"岁金太过，燥气流行，肝木受刑，民病……耳聋浑浑焞焞"，《素问·热论》提出"伤寒三日，少阳受邪，胸胁痛而耳聋"，此为外邪致病内传肝胆经脉所引起的耳聋范畴。双耳为少阳经循行路线，除外邪入里侵袭少阳产生耳聋外，余师认为内生疾病往往更为常见。情志不畅导致肝胆之气不疏，甚至郁而化火，灼伤脉络，瘀血阻滞，也会导致耳鸣、耳聋。此外，肾气不足也常常易导致耳鸣、耳聋。《诸病源候论》指出"肾候于耳，劳伤则肾气虚，风邪入于肾经，则令人耳聋耳鸣"。肾开窍于耳，房劳过度，或风邪入侵肾经，耗伤肾精，双耳失其濡养，也会导致耳聋。因此，在治疗上以调肝、补肾阴、通络为治疗大法。

依法处方，以柴胡疏肝散、增液汤、二至丸、通窍活血汤、孔圣枕中丹等几个方剂联合加减化裁，拟定**通治方（柴胡聪耳汤）**为：**柴胡** 10g，**制香附** 10g，**川芎** 15g，**远志** 10g，**石菖蒲** 12g，**生地黄**、**熟地黄**各15g，**麦冬** 10g，**玄参** 15g，**女贞子** 12g，**旱莲草** 10g，**丹参** 15g，**赤芍** 12g。方中柴胡、制香附、川芎为柴胡疏肝散的主要药物，具有疏肝解郁、调理肝气的作用；生地黄、熟地黄、玄参、麦冬（增液汤）合女贞子、旱莲草（二至丸）滋阴益肾；石菖蒲、远志源自孔圣枕中丹，化痰通窍；丹参、赤芍源自通窍活血汤，活血通络。诸药合用，共奏疏肝、滋阴益肾、活血化痰通络之功。

加减用药：

脾虚生痰导致的耳鸣耳聋，症见疲倦乏力，面色萎黄、大便稀溏者，加黄芪30g、党参10g、焦白术15g、山药10g，以健脾益气；若肝气化火，症见面赤，口苦咽干，舌苔焦燥者，加龙胆草10g、黄芩10g、栀子6g，以清肝泻火。

（三十九）面皯通治方——增颜效方

面皯是指发于颜面等处散在的黑褐色斑点，西医学称为黄褐斑。余师认为面皯多发生于妊娠期妇女或更年期妇女，这类病人的生理特点主要是气血亏虚或肝气郁结，气血亏虚则不能润泽皮肤；肝气郁结，进而引起气滞血瘀或气郁而化热，血瘀与郁热积聚于颜面，进而引起面皯。因此在治疗上应以益气养血、疏肝活血凉血为主。

依法立方，拟定**通治方（增颜效方）**为：**生黄芪** 18g，**当归** 15g，**赤芍** 12g，**牡丹皮** 10g，**柴胡** 10g，**僵蚕** 6g，**地肤子** 15g。方中黄芪、当归补气养血；赤芍、牡丹皮清热凉血，活血祛瘀；柴胡疏肝。僵蚕、地肤子为余师治疗斑疹的经验药。僵蚕一药，《神农本草经》称"白僵蚕灭面皯，令人面色好"，《本草纲目》说"蜜和擦面，灭黑黯、好颜色"，说明僵蚕治疗面斑既可以内服，又可以外用，具有减斑润泽肌肤之功；地肤子则可以"去皮肤中热气"（《名医别录》），"外去皮肤热气，而令润泽"（《本草乘雅半偈》）。余师将僵蚕、地肤子二药合用以取美容祛斑的效果。全方共奏益气养血、疏肝活血、美容祛斑之功。

加减用药：

兼有腰膝酸软者，加生地黄 15g、熟地黄 15g、续断 10g，以补肾，强腰膝；兼有月经量少，肢寒畏冷者，加白芍 15g、阿胶烊化 10g、艾叶 15g、肉桂 8g，以温阳养血；兼有失眠、多梦者，加酸枣仁 18g、煅龙骨 10g、煅牡蛎 10g，以镇静、养心安神。

（四十）鼻炎通治方——沙参苍耳汤

鼻炎以鼻塞鼻痒、喷嚏流涕为主症，或伴有头痛、发热恶风等症状。本病四季均可发生，但以冬、春季节多发。

通治方与组方思路：

余师认为鼻炎多为风邪所致。风性善行数变，肺气通于鼻，故风邪犯肺，首先表现为鼻痒、喷嚏、流涕；风邪阻肺，肺气不宣，结聚不通，故鼻塞。风为百病长，易挟热邪或寒邪犯肺，或"暴起为寒，久郁成热"（《张氏医通》），热邪留恋，日久进而耗伤人体阴液。因此，在治疗上应以清肺养阴、通鼻窍、祛风为主要治法。

依法立方，以沙参麦冬汤与苍耳散化裁，拟定**通治方（沙参苍耳汤）**为：北沙参 12g，天冬 12g，黄芩 10g，苍耳子 6g，辛夷 后下、包煎 6g，细辛 后下 3g，白芷 15g，蝉蜕 10g，僵蚕 6g。方中北沙参、天冬为沙参麦冬汤的主药，配以黄芩清肺养阴；苍耳子、辛夷、白芷为苍耳散（苍耳子、辛夷、白芷、薄荷、葱）的主药，配以细辛散风通鼻窍；加僵蚕、蝉蜕虫类药，祛外风，尚可入络搜内风，可以起到类似西医抗过敏的作用，为余师治疗过敏性鼻炎的经验药。全方合用，共奏清肺养阴、祛风通窍之功。

加减用药：

偏于凉燥者，可加苏叶 10g、苦杏仁 10g；偏于温燥者，可加霜桑叶 10g、浙贝母 10g、淡豆豉 12g；偏于风寒者，可加羌活 10g、防风 12g；偏于风热者，可加金银花 10g、连翘 10g；气虚者，常配用玉屏风散（可酌情选加西洋参、太子参或党参，以加强益气之力）以扶正抗邪。如病人鼻流清涕不止，一天要用若干手帕、手纸者，适当加用酸涩、收敛、利水之品，如乌梅、五倍子、泽泻、车前子等。

（四十一）口腔溃疡通治方——连兰汤

余师认为临床上口腔溃疡的患者除有口疮的表现外，多数亦表现有口干、口渴、舌苔厚腻等症，其形成原因与脾胃伏热及内有湿气密不可分，多为湿、热二邪夹杂上蒸于口腔而引起。因此治疗上以清脘、祛湿为主，又因热邪留恋伤阴，并佐以滋阴之法。依法立方，拟定**通治方（连兰汤）**为：**黄连12g，佩兰15g，玄参15g，麦冬15g，生地黄24g，升麻15g**。方中黄连、升麻清脾胃伏火；佩兰祛湿、降香，即"治之以兰，除陈气也"（《黄帝内经》）；玄参、麦冬、生地黄为增液汤，滋阴清热。全方共奏清脘、祛湿、降香、滋阴之功。

（四十二）低血压通治方——益气升阳汤

一般认为成年人上肢动脉血压低于 90/60 mmHg 即为低血压，临床上常有头晕、乏力、面色苍白，工作能力下降等表现。中医古籍中不载此病。

余师认为低血压的主要病因在于气虚或经络不通，导致阳气不升，气血无法充养于脑，而产生头晕、乏力、失眠多梦、记忆力减退等表现，因此在治疗上以益气升阳、通络为基本治法。依法立方，拟定**通治方（益气升阳汤）**为：**炙黄芪30g，升麻10g，柴胡10g，炒白术12g，云苓15g，丹参18g**。方中炙黄芪、炒白术、茯苓健脾益气，升麻、柴胡升提阳气，丹参活血通络。

（四十三）盗汗通治方——盗汗 3 方

寐中汗出，醒来自止者，称为盗汗，《黄帝内经》称为"寝汗"，说明盗汗具有"睡而汗出，觉则止"的特点。盗汗是常见的汗证。

《素问·评热病论》谓"阳加于阴，谓之汗"。汉代张仲景《金匮要略·水气病脉证并治》首先记载了盗汗的名称，并认为由虚劳所致者较多。金代成无己将盗汗分为"伤寒盗汗"和"杂病盗汗"，但明清以后多不采取这种分法。明代张介宾《景岳全书·汗证》对汗证做了系统的整理，认为一般情况下自汗属阳虚，盗汗属阴虚，但"自汗盗汗亦各有阴阳之证，不得谓自汗必属阳虚，盗汗必属阴虚也"。清代叶天士《临证指南医案·汗》谓"阳虚自汗，治宜补气以卫外；阴虚盗汗，治当补阴以营内"。总之，盗汗的病因有虚实两端，以虚者为多，虚者以阴虚为主；属实证者，多由肝火或湿热郁蒸所致。

遵循先贤对于盗汗的认识基础，余师拟定了 3 个治疗盗汗的通治方。

通治方 1：适用于阴虚火旺型盗汗。药用：**当归 12g，生地黄 15g，熟地黄 15g，黄芩 10g，黄连 10g，黄柏 10g，黄芪 24g，酸枣仁 18g**。这个方子来源于李杲所创治疗盗汗的著名古方当归六黄汤（《兰室秘藏·自汗门》），药用当归、生地黄、熟地黄、黄芩、黄连、黄芪、黄柏，此方主治阴虚有火而致盗汗，症见发热，面赤口干，心烦唇燥，便难溺赤，舌红，脉数。此方倍加黄芪，一以补已虚之表，一以固未定之阴。余师的经验是在当归六黄汤的基础上加酸枣仁，养阴血、安神，可增强治疗效果。但因此方"药性寒"（《丹溪心法》），需要严格掌握应用的主治、适应证为阴虚火旺者。

　　通治方2：适用于阴虚盗汗而火不旺者。此证型是盗汗最常见的证型，与上方的使用区别在于患者的热象不明显。通治方来源于《丹溪心法》玉屏风散，为玉屏风散的加味方。药用：**生黄芪** 24g，**防风** 12g，**白术** 12g，**生地黄** 15g，**熟地黄** 15g，**生牡蛎** 24g，**浮小麦** 20g。其中黄芪、防风、白术为玉屏风散原方，"黄芪得防风而力愈大"；所加生牡蛎、浮小麦是受到明代张介宾治疗汗证的经验启发，张介宾认为不论自汗、盗汗，均可随宜择用麻黄根、浮小麦、乌梅、北五味、小黑豆、龙骨、牡蛎之属作为止汗收汗之剂；加生地黄、熟地黄取滋阴之意，以补汗源。

　　通治方3：适用于肝胆火旺之盗汗。这是临床较少见的证型，其特点主要是：其一，汗出量大，明显大于阴虚盗汗；其二，肝脉中取弦实，不同于阴虚盗汗以细数脉居多。药用：**小柴胡汤（柴胡、半夏、人参、甘草、黄芩、生姜、大枣）加当归** 10g、**生地黄** 15g、**牡丹皮** 12g、**霜桑叶** 12g。方中小柴胡汤疏肝，和解少阳；当归、生地黄滋阴养血，一则防止柴胡发散太过，二则防邪热之邪耗气伤津，固扶汗源；牡丹皮、霜桑叶清肝热。全方共奏清肝火、疏肝郁、滋阴之功。

　　此外，余师治疗盗汗也常用到外治法。其方来源于明代龚信《古今医鉴》中所介绍的简便方。以五倍子末，津调填满脐中，以绢帛缚定，一宿即止，或加枯矾末尤妙，其中五倍子用量应倍于枯矾末的用量。此方无论治疗盗汗、自汗均有效。

（四十四）阴汗通治方——阴汗 2 方

　　阴汗是指阴部多汗，症状为阴部（或阴囊）汗出。这种症状在临床并不少见，有些异性患者羞于主诉，医生须根据所见

"湿热"病证,主动询问患者。

余师认为临床上阴汗的病因主要有湿热下注与肾虚两种情况,针对两种不同的病因拟定两首治疗阴汗通治方。

通治方 1:适用于下焦湿热不行所致阴汗的患者。湿热下行是导致阴汗的主要病因。临床上以小便淋漓灼痛或癃闭,大便腥臭稀溏或秘结,小腹胀痛,身热口渴,身重疲乏,或妇女伴有带下黄白而腥臭,舌红、苔黄腻,脉濡数或滑数等为常见临床表现,治疗上宜以渗湿、利小便为大法。药用:**滑石 12g,龙胆草 6g,猪苓 10g,泽泻 10g,云苓 10g,白术 10g,肉桂 1.5g,灯心草 20 支**。此方来源于明代孙志宏《简明医彀》治盗汗中的阴汗方,方中龙胆草入肝经、清热燥湿,白术健脾燥湿;猪苓、茯苓、泽泻、滑石利水渗湿,使湿邪从小便而走;灯心草利水清心,少佐肉桂,引火归元,且可以佐制清热燥湿药过于寒凉之弊。在此基础上,或斟酌配合外治(扑粉)法,方以煅蛤粉、煅牡蛎各等分,研极细,绢袋盛扑,临床疗效颇佳。

通治方 2:适用于湿热不明显,但有肾虚见证者。这种情况虽然少见,但亦不容忽视。临床常见腰膝酸软、两腿无力、尿频、遗精盗汗、阳痿、尺脉弱等症状,药用**补骨脂 15g,胡桃肉 12g,杜仲 15g,大蒜 10g**。此方为《太平惠民和剂局方》青蛾丸(杜仲、补骨脂、胡桃仁)的加减化裁方,方中核桃肉补肾养肝,以滋血海之不足;补骨脂补火荣木,以资精海之空虚;厚杜仲补肾强腰,兼培肝络也;少佐大蒜,兴阳道,醒脾气,使补而不腻。全方以补肾养肝为主。

（四十五）脱发通治方——六物生发方

《内经》曰："甚之合骨也，其荣在发。"《诸病源候论》曰："若血盛则荣于头发，故须发美；若血气衰弱，经脉虚竭，不能荣润，则发须脱落。"因此，以往大多认为脱发与肾经亏乏，气血不足有关。金元医家张子和说："世俗止知发者血之余，以为血衰，不知血热发反不茂，火多水少，木反不荣，火至于项，炎上之甚也。"指出血热也是脱发的重要因素。余师综合古人所述，认为引起脱发主要责之肝肾不足，劳伤精血，或血虚肝热。治疗上以益气血、补肝肾、凉血、促生发为治疗大法。拟定**通治方（六物生发方）**为：**生黄芪**24g，**当归**10g，**生地黄**15g，**熟地黄**15g，**柴胡**15g，**旱莲草**15g，**侧柏叶**15g。方中生黄芪益气；熟地黄益肝肾，补血；柴胡疏肝助升散；旱莲草滋阴凉血；当归、侧柏叶为余师的经验药对，以当归补血，发为血之余，以补生发之本，侧柏叶凉血，并能促使头发再生。

四、师古不泥，倡导常法之外的活法巧治

在中医临床方面，余师重视活法巧治，并积累了若干诊疗经验。如余师曾治疗一位迁延性肝炎患者，症见右胁下痛胀，胸中痞闷，身疲肢倦，心中苦，善太息，大便燥结，小便微黄，食纳尚可，苔薄边红，脉象弦细，肝大，肋缘下2厘米，并无黄疸，肝功能有三项不正常。最初余师认为是"肝郁夹热"，以丹栀逍遥散加减，并以越鞠丸三钱入煎，服数剂后，

患者觉胁痛减轻，其他证候也有好转。于是守住原法继续治疗，久而久之，逐渐失效，原有症状复现，少腹有拘急疼痛。于是余师改用魏玉璜先生的"一贯煎"方，药用沙参、麦冬、地黄、枸杞子、川楝子、当归身。患者口中苦燥，在原方中加入酒炒黄连，服后数日，胁痛顿减。以此方增损连服，诸症悉缓，两个月后肝功能恢复正常，肝在肋下缘已不能触及，最后以柔肝健脾法收功。这个案例提示我们，丹栀逍遥散、越鞠丸是治疗"肝郁夹热"的常法，但方中有一些香燥劫耗肝阴的药，对经治的这位具有肝燥胁痛的患者是不相宜的。而一贯煎则以养阴之药稍加疏肝之品，俾肾水涵濡肝木，肝气得舒，肝火渐熄而痛自平，这是变法、活法。余师十分赞赏陆定圃有关肝病用药的见解："盖此证初起即宜用高鼓峰'滋水清肝饮'、魏玉璜'一贯煎'之类稍加疏肝之味，如鳖血炒柴胡、四制香附之类。俾肾水涵濡肝木，肝气得舒，肝火渐熄而痛自平。若专用疏泄则肝阴愈耗，病安得痊？"故肝病而肝区疼痛者，不宜浪用香附、青皮、枳壳、豆蔻，亦不宜施大剂龙胆草苦寒泄肝之品。

活法巧治思想是余师对其辨病—辨证论治思想的重要补充，辨病—辨证论治属于"常法"，而活法巧治则属于"变法"，余师提倡既要总结研究疾病的一般发展变化规律，熟悉掌握一般治法；又要知常达变，从容灵活。余师曾治疗一口腔溃疡患者。以往治疗口腔溃疡余师多按心脾有火，湿热上蒸论治，以连兰汤加减治疗。但该患者表现为口腔溃疡反复发作，面白肢冷，手足不温，经常大便不成形，食凉后即腹痛腹泻，有腰酸、小便频、色青、舌淡胖、苔薄白、脉沉微等一派脾肾虚寒之征象。余师认为这个患者的口腔溃疡是因为脾虚谷少，其所胜肾水之气，逆而乘之，脾胃虚衰之火被迫上炎，发为口疮。因此余师舍其常法，以附子理中汤加减进行治疗，温补脾肾虚寒之气，引火归元，3剂而愈。在临床上真正能做到圆机活法实非不易，是在广泛阅读体会临床文献和实践的基础上，具有扎实的医理，在临床与病人相遇时，通过详细地诊查，在整体辨证的基础上得出的点睛之笔，如非学验俱丰，是很难达到的一种极致状态。

除此之外，临床上余师还比较重视药物剂型的选择，以及"对药"等的应用。一般对初诊病情较急、较重者或初诊的患者用汤剂，"汤者，荡也"，取其吸收快、作用强的特点；待病情稳定需缓图者选用丸剂，"丸者，缓也，舒缓而治之也"，取其作用缓慢而持久的特点。一般余师开具的汤剂和丸剂的药物剂量比例为1：3～5；制法及服用方法：将上药研细，水泛为丸，如梧桐子大，每服6g，一日二次，温开水送服。夏天喜用水丸，冬天喜用蜜丸。受到业师秦伯未先生的影响，余师在临床上也常用膏方，这里的膏方主要是指内服的膏滋方。他认为膏滋方应对患者进行辨病、辨证后使用，其制法为：将所开具的方药加水浸泡后浓煎两次，去滓，为浓汁，其后再加阿胶、冰糖、蜂蜜、其他药用胶剂等，熬成黏稠的膏状制剂，可以长期服用，对于某些慢性病和疑难病症，有积极的治疗作用。如金匮肾气丸、右归丸和玉屏风散加减制成膏方治疗阳痿、遗泄等。膏方在治疗八法中多属于补法，而膏方不只是防病、治病，对于"治未病"和人体保健、增强体质的作用也应加以重视。

余师临床上经常使用对药和角药，二者可统称为"药对"。"对药"又称"对子"，是指两种药物协同使用。"角药"则是指三种药物协同使用，如呈掎角之势者。早在南北朝时期就有关于药对的论著——《雷公药对》。药对的配伍应用，可以相互协同促进，增加疗效，或相互制约其副作用。

余师常用的对药有：

白术与枳实：二药伍用，出自《脾胃论》枳术丸。白术味苦甘，性温，其苦味除胃中之湿热，其甘温补脾家之元气。白术用量多于枳实一倍。枳实味苦，性温，泄心下痞闷，消胃中所伤。二药合用，补脾祛湿消痞胀，余师多用于治疗胃虚湿热、饮食壅滞、心下痞闷等症。

防风与黄芪：寇宗奭《本草衍义》云："黄芪、防风世多相须为用。"黄芪味甘，性微温，补气固表；防风味辛、甘，性微温，祛风解表，胜湿止痛。夫风者，百病之长也。邪风之至，急如风雨，善治者治皮毛，故用防风以驱逐表邪。邪之所凑，其气必虚，故用黄芪以鼓舞正气。黄芪得防风，其功愈大者，一攻一补，相须相得之义。余师常用于治疗风水水肿之症。

青皮与陈皮：青皮味苦、辛，性温，疏肝和胃，行气止痛，偏于疏肝胆气分，兼能消积化滞；陈皮味辛、苦，性温，行气健脾，燥湿化痰，偏于理脾肺气分。二药伍用，青皮行气在左，陈皮理气在右，左右兼顾，升降调和，疏肝和胃，理气燥湿，余师常用于治疗肝郁气滞，肝胃不和所致两胁胀痛、胃脘胀痛等症。

羌胡与独活：羌活味辛、苦，性温，发汗解表，祛风湿；独活味辛、苦，性微温，祛风胜湿，宣痹止痛。羌活行上焦而理于上，长于祛风寒；独活行下焦而理于下，长于祛风湿。二药伍用，一上一下，疏风散寒，祛湿止痹，余师常用于治疗风寒湿痹引起的周身疼痛、关节肿痛等病症。

黄连与吴茱萸：源自《丹溪心法》的左金丸。二者按6∶1组成。黄连味苦，性寒，入心、肝、胃、大肠经，大苦大寒而泄心肝之火；吴茱萸味辛苦，性大热，有小毒，入肝、脾胃、肾经，辛散温通，开郁下气，散结止痛，降逆止呕。二者合用，辛开苦降，黄连从"实则泻子"之法，以直折其上炎之势；吴茱萸从类相求，引热下行，并以辛燥开其肝郁，惩其扞格，故以为佐，余师临床多用于治疗肝经火郁横逆脾胃而见反酸烧心者。

黄连与肉桂：二药伍用，出自《韩氏医通》，后世名之交泰丸。黄连苦寒，善于清心热，泻心火；肉桂温热，善于补命门之火。二药寒热并用，泻南补北，交通心肾，使得阴阳相济，余师多用于治疗上焦火、下焦寒所引起的失眠、多梦、心烦、遗精、小便频数等症。

苍耳子与辛夷：二者伍用，出自《证治准绳》苍耳子散。苍耳子辛苦温润，上行脑巅，散风除湿，宣肺通窍；辛夷辛温香散，轻清上行，散风解表，宣通鼻窍。二者伍用，并走于上，散风宣肺而增强通鼻窍之力，余师临床常用于治疗急慢性鼻炎。

车前草与车前子：车前子味甘，性微寒，甘寒滑利，性专降泄，利水通淋，渗湿止泻，清泄湿热；车前草味甘，性寒，利尿通淋，渗湿止泻。车前子偏于行有形之水液，车前草长于利无形之湿热，兼能凉血止血，可治疗血尿诸症。二药伍用，可增强清热利湿、通淋利尿、去水肿之功，余师常用于治疗急慢性肾炎症见小便不利或浮肿。

苍术与白术：苍术味辛、苦，性温，辛香发散，苦温燥湿，既能发汗以解风寒之表邪，又能燥湿健脾；白术味甘、苦，性温，补脾益气，燥湿利水。苍术苦温辛烈，燥湿力胜，散多于补，偏于平胃燥湿；白术甘温性缓，健脾力强，补多于散，善于补脾燥湿。二药伍用，一补一散，一脾一胃，使中焦得健，水湿得以运化而除，余师常于治疗脾胃虚弱导致运化无力，食欲不振，或湿阻中焦，胸脘满闷时使用。

桔梗与甘草：二者为伍，出自《伤寒论》桔梗甘草汤。桔梗味辛、苦，性平，开宣肺气，泻火散寒，通利胸膈，能载药上行，以利咽喉；甘草味甘，性平，泻火解毒，润肺祛痰止咳，余师常以二药伍用，治疗慢性咽炎、喉炎引起的音哑、咽痛等症。

石菖蒲与蝉蜕：石菖蒲味辛，性温，芳香化湿，通九窍，明耳目，醒脾健胃；蝉蜕味甘，性寒，疏散风热，清热透疹。蝉蜕质轻升散，二药合用，并走于上，通窍启闭之功显著。余师常相伍为用，治疗耳聋耳鸣。

香附与乌药：源自《韩氏医通》青囊丸。该方由香附、乌药组成，能治一切气痛。香附味辛、微苦甘，性平，入肝、脾、三焦经，不寒不热，药性和缓温和，辛散苦降，可上行胸膈，下走肝肾，善行血分，通行三焦十二经脉，行血中之气，为理气开郁之要药，是"血中之气药"，能疏肝解郁，理气和血止痛。乌药味辛，性温，入脾、肺、肾、膀胱经，辛开温通，上走肺脾，顺气降逆，散寒消胀，向下达于肾、膀胱，能温调下元。香附走血分，乌药走气分，二药配伍，气血双调，行气解郁，使理气消胀的作用增强。

香橼与佛手：佛手味辛苦，性温，能疏肝和胃，行气止痛。香橼味苦，性辛温，能疏肝解郁，理气宽中，化痰止咳。二者气味醇厚，香而不烈，药性平和，药力和缓，疏肝而不伤正气，健脾胃行其津液而不碍阴，有开上之功。二药合用，佛手芳香辛散，苦温通降，疏肝醒脾，理气和胃，行气止痛，香橼清香之力稍逊，行气之力亦稍差，然以和胃化痰之功见长。二者相须为用，理气宽胸止痛，疏肝和胃，健脾化痰之力益彰，性柔而无伤中之弊，为治疗肝胃不和之妙药。

桑叶与菊花：桑叶味苦甘，性寒，入肺、肝经，质轻气寒，轻清发散，能清肝经风热，明目，凉血滋燥。菊花味辛甘苦，性微寒，入肝、肺经，质轻气凉，能清肝泻火，平降肝阳。二药合用，清肝明目之效增，余师多用于治疗肝风肝阳上扰所致眩晕、头痛。

钩藤与天麻：源自《杂病证治新义》天麻钩藤饮。钩藤味甘，微寒，入肝、心包经，能清肝热，平肝风，舒筋脉，清心热。天麻味甘，性微温，入肝经，平肝息风，镇痉止痛。二药合用，平肝息风，舒筋止痉，余师多用于治疗肝风上扰所致眩晕、头痛。

远志与石菖蒲：源自《圣济总录》远志汤。远志味苦辛，性温，入肺、心经，芳香清冽，辛温行散，散瘀化痰，宁心安神。石菖蒲辛散温通，通窍利气，化湿辟浊，化痰理气，活血止痛。二药合用，远志交通心肾，石菖蒲开窍启闭，共奏开窍启闭、化痰宁神之功，余师多用于治疗中风后遗症舌强语涩、眩晕病风痰上扰而见头昏、多种情志病。

金银花与连翘：源自清代吴鞠通《温病条辨》银翘散。金银花味甘，性寒，入肺、胃、心、脾经，质轻性扬，能清气分之热，解血分之毒。连翘味苦，性微寒，入心、胆经，轻清上浮，善走上焦，泻心火，破血结，散气聚，消肿毒，利小便。二药合用，轻清宣散，能清气凉血，清热解毒，宣导十二经脉气滞血凝，余师多用于治疗外感风热之咳嗽。

前胡与白前：前胡味苦、辛，性微寒，入肺经，辛散苦降，能宣散风热，下气化痰。白前味辛、甘，性微温，入肺经，能泻肺降气，祛痰止咳。二药合用，一降一宣，以复肺之升降，余师多用于治疗咳嗽而外邪不重者。

　　桑白皮与葶苈子：桑白皮味甘辛，性寒，入肺经，辛散苦降，清泄肺热，散瘀血，下气平喘，利水消肿。葶苈子味辛苦，性寒，入肺、膀胱、大肠经，辛散开壅，苦寒沉降，泻肺气滞壅滞，利水消肿，祛痰定喘。二药合用，协同作用在肺，以泻肺平喘，利水消肿，余师多用于治疗喘证。

　　茯苓与白术：源自《景岳全书》茯苓汤。茯苓味甘，性平，入心、肺、脾、胃、肾经，健脾补中，甘淡渗利，利水渗湿，宁心安神。白术健脾燥湿，甘温补中，和中消滞。二药合用，一渗一健，共奏健脾除湿之功。

　　杜仲与续断：源自《赤水玄珠》杜仲丸。杜仲味甘，性温，入肝、肾经，补肝肾，益精气，强筋骨，善走经络关节之中。续断味苦，性温，入肝、肾经，补肝肾，强筋骨，通利血脉，善行筋节气血之中。二药合用，补肝肾，强筋骨，通血脉之功增，余师多用于治疗肝肾阴虚为著而临床兼见腰痛者。

　　苍术与黄柏：源自《丹溪心法》二妙散。苍术味辛苦，性温，入脾、胃经，苦温燥湿，辛温发散，健脾除湿。黄柏味苦，性寒，入肾、膀胱、大肠经，苦寒坚阴，清热燥湿，泻火解毒。二药合用，寒温并用，燥湿清热健脾，标本兼顾。

　　桃仁与红花：桃仁味苦甘，性平，破血行瘀，润燥滑肠；红花味辛，性温，活血通经，祛瘀止痛。桃仁破瘀力强，红花行血力胜。二药相伍，相须相使，相互促进，活血通经，祛瘀生新，消肿止痛，余师常用于治疗心血瘀阻所致胸痹心痛，或妇女瘀血阻滞经络所引起的痛经、经闭等症。

　　侧柏叶与当归："发为血之余"，血虚、血热、血瘀均可导致脱发。当归补血活血，侧柏叶凉血止血，且能促进生发。二药伍用，既能补血治脱发之本，又能凉血、活血、促生发，治脱发之标，为余师常用治疗脱发的药对。

常用的角药有：

鸡血藤、鸡内金、鸡骨草：鸡内金味甘，性平，健脾消食，助山药以健脾；鸡血藤味苦甘，性温，活血补血，调经止痛，舒筋活络；鸡骨草是民间草药，中医古医籍中并无记载，近现代才开始应用，其味甘、微苦，利湿退黄，疏肝止痛，亦增加肝病病人的免疫功能。三药伍用，健脾养血疏肝，既体现肝脾同治，又体现肝之体用同调，为余师治疗病毒性肝炎、肝硬化的常用角药。

白茅根、土茯苓、生黄芪：白茅根味甘，性寒，凉血止血，清热利尿；土茯苓味甘淡，性平，解毒、除湿、通利关节；黄芪味甘，性微温，补气健脾，益气固表，利尿消肿。三药合用，清肾，利尿消肿，余师多用于治疗慢性肾炎引起的水肿，兼有尿蛋白升高者。

干姜、细辛、五味子：此三药同用最早见于张仲景《伤寒论》，主要用于治咳症。如治疗外寒内饮证的小青龙汤；治疗少阴腹痛，小便不利，四肢沉重疼痛，自利或咳的真武汤加五味子、细辛、干姜等。干姜味辛，性热，辛开温通，温散里寒，温肺散寒；细辛味辛，性温，上行入肺，以发散在表之风寒，下行入肾，以散肾经之风寒，温肺化饮，镇咳祛痰。五味子五味俱备，以酸味为最，苦次之，敛肺止咳。三药均入肺经，味或辛或酸，辛能发散，酸能收敛，散中有收，收中有散，相互制约。同时，三药均性温，也体现了"病痰饮者，当以温药和之"之义，余师亦多用此角药治疗寒性咳嗽，或咳嗽痰涎较为壅盛者。

玄参、生地黄、麦冬：源自清代吴鞠通《温病条辨》之增液汤。玄参味甘苦咸，性寒，入肺、胃、肾经，养阴生津润燥，清热泻火凉血，除烦止渴。生地黄味甘苦，性凉，入心、肝、肾经，养阴清热，养血润燥，凉血止血。麦冬甘寒，润肺清心，生津养胃，除烦止渴。三药合用，共滋心、肺、胃、肾之阴，而清其虚热，金水相生，余师多用于治疗消渴病及阴虚便秘者，以滋阴润燥。

苏梗、陈皮、半夏：苏梗味辛甘，性温，入脾、胃、肺经，辛香温通，能疏肝解郁，行气宽中，理气消胀。陈皮味辛苦，性温，入脾、肺经，辛散苦降，健脾理气，化痰燥湿。半夏味辛，性温，有小毒，入脾、胃、肺经，能燥湿化痰，降逆和胃，消痞散结。三药皆入脾经，健脾燥湿，理气宽中，余师多用于治疗慢性消化系统疾病兼有痞证者。

白芥子、紫苏子、莱菔子：源自《韩氏医通》三子养亲汤，主治老人中虚，痰壅气滞之证。虽与苓甘五味姜辛汤同属温化寒痰之剂，但总体药性平和，临床适用范围广泛。白芥子温肺利气，快膈消痰；紫苏子降气行痰；莱菔子理气除滞，使气行则痰行，三药合用畅利气机，以消为补，寓补于通，且正和"病痰饮者，当以温药和之"之意。

鸡内金、炒麦芽、炒谷芽：鸡内金味甘，性平，生发胃气，健脾消食；炒麦芽味甘，性平，开胃消食，和中消胀；炒谷芽味甘，性平，健脾开胃，消食和中。炒谷芽、炒麦芽兼有疏肝解郁之功。三药均入脾胃经，相伍使用能使启脾之力倍增，生发胃气，疏肝解郁，和中消胀，余师多用于治疗脾胃虚弱，消化不良，食欲不振或兼有腹胀者。

生黄芪、生熟地、山药：生黄芪、生熟地是调补气血的常用药，山药和中健脾，诸药伍用，作用平缓而持久。余师治疗恶性肿瘤、脑萎缩等病，在扶正药剂中经常使用，患者亦多愿服，在扶正和抗病方面都能起到积极作用。

药对与角药在性能功效方面有某种共性，用之得当，确能提高临床疗效。

五、博古通今，诊疗处彰显孟河学派遗风

　　余师自幼便在祖父、父亲的影响下对中医耳濡目染。青年时就读于上海第二医学院（今上海交通大学医学院），1955年毕业后在中央直属机关第二医院工作。1955年12月参加卫生部中医研究院主办的全国第一届西医学习中医研究班学习，1958年5月毕业后，进入中医研究院（今中国中医科学院）从事中医临床文献研究工作至今。余师参加工作后又正式拜秦伯未先生（原卫生部中医顾问）为师学习中医，秦伯未先生宗法丁甘仁先生，丁甘仁先生又受业于孟河医派奠基人费伯雄、马培之、巢渭芳等人，因此，在学术传承上余师又属于孟河学派，在临床思维中也处处彰显了孟河医派的遗风。

　　余师医学传承体系：

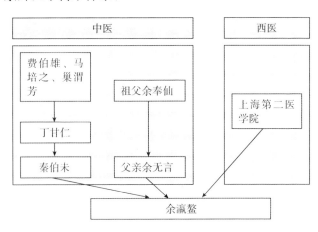

（一）博采众长，精专博通

余师自幼生活在中医世家，近代中医学史上赫赫有名之医家如丁福保、谢观、陈无咎、叶橘泉、陆渊雷、陈邦贤、秦伯未、章次公、程门雪、严苍山、石筱山、时逸人、张赞臣、刘民叔、陈慎吾、姜春华等多是余师家中常客，经常与余师的父亲进行学术交流或诗词唱和，在这种家庭环境中熏陶所成长起来的余师对中医的认识和情怀自是一般学习中医者所不具备的。余师曾回忆："1956 年的夏季，医药学家叶橘泉先生（当时是中国科学院学部委员，又是江苏省卫生厅副厅长）来京开会，先父余无言公和我，卫生部中医顾问章次公先生，还有医史专家耿鉴庭，邀请叶先生在北京北海公园小聚，洽谈甚欢。过去次公先生、家父和叶先生是多年好友，因工作关系，不常见面。次公先生谈到自己生平也重视'博采众方'，甚至还注意笔记、小说中所述的方剂。他说清代李汝珍《镜花缘》中记载了一首治水泻、赤白痢的方剂，内有川乌、生熟大黄、苍术、杏仁、羌活、炙甘草。次公先生转用于临床，在上海施治多例痢疾初起，疗效较好，遂将此方命名为'通痢散'，也就是说章先生也很注意医学论著以外的书籍。这就提示所有的医者，'勤求古训，博采众方'应该是所有学医者都应该重视的学术思路和方法。"

余师在学术成长的道路上，更多的则是受到其父余无言先生和老师秦伯未先生的启发和具体指导。20 世纪 60 年代初，肝炎患者相当多，秦伯未先生就指导他重视化入《续名医类案》的"一贯煎"方。其父、师的医疗活动，主要是民国和中华人民共和国成立前期，在上海，他们都施教于中国医学院、新中国医学院等院校，并都在中央国医馆任职，中华人民共和国成立后又受聘于北京，秦伯未先生任中央卫生部中医顾问，余无言先生前后供职于中医研究院（今中国中医科学院）与北京中医学院（1963年病故）。二老治学均重视博取诸家之长，教导余师不只是向父、师学习。余师的先父无言公虽然善于运用经方，尤为推崇张仲景的论著，是上海经方派名家，指出《伤寒论》《金匮要略》中的主方"均有颠扑不破之价值，药味少而配合奇，分量重而效力专。认症用药，大法具在，为后世模范"，但也教诲余师说："你祖父教习岐黄，主张精读经典医著，在追随他老学习的过程中，他启发学生要兼取诸家之长以充实自己的学术经验，不要囿于一家之言。"余师先父生平编著较多，其中的《翼经经验录》（医案著作）载述："他在1935年为上海仁济医院会诊一位该院职工张某某，患肝硬化腹水，病情较重，须经常抽腹水以缓解病情。先父过去治臌胀病证（多属肝硬化腹水），采用过张子和、危亦林、张介宾、孙一奎等治法，觉得疗效不够理想。有一次，夜读《傅青主男科》，见书中有'决流汤'（黑丑、制甘遂、上肉桂和车前子）治水臌（此方亦见于陈士铎《石室秘录》），仔细琢磨该方，认为它有经方之遗意。遂以此方为主治疗张姓患者，消水颇见捷效，亦未见明显不良反应。他认为该方'以丑、遂行水治其标，以肉桂温阳培其本，药品少而效力专……'后以此方经治多例，每于消水后，再用香砂六君子汤调其中，又保障脾胃制水后的功能。"这体现了无言公对后世医方的博采与重视。

孟河医派兴起于清代，当时温病学派与伤寒学派之间存在很深的鸿沟，有如水火不能相容，孟河丁甘仁、绍兴何廉臣为代表的寒温融合学派的兴起，能择善而从，由温热派兼学伤寒学派，从时派入，而由经方派出。余师回忆他的老师秦伯未先生对他说："你父亲（指余无言先生）以经方家驰名，时方用得少。我临床诊病，时方用得相对较多，我希望你能'经方时方，择善而从'，并应遵循张仲景'勤求古训，博采众方'的遗训，向更多学有专长的医家学习。"

无论是家庭熏陶，还是孟河医派师承教育，都在为余师灌输不受限于经方、时方之争，不囿于一家之言，而博采众方，择善而从的思想，这种思想在其临床诊疗中有鲜明的体现。余师是从事临床文献研究工作的，对古籍广泛的阅读与精研，也成就了其通博的学术基础。在余师的临证验案中既能看到仲景经方的遗意，如治疗病毒性肺炎的大小患者表现为发热、头痛、大汗出、口渴、全身酸痛、干咳、舌红、苔黄、脉洪大等阳明经证，用麻杏石甘汤加味方（麻黄、生石膏、苦杏仁、生甘草、黄芩、生地黄、板蓝根、忍冬藤）治疗；治疗各种病证表现为形寒肢冷、舌淡、脉微细的少阴寒化证，用四逆汤（炮姜、炮附子、炙甘草）施治，等等，都体现了他对仲景六经辨证方治的理解和应用。也有大量的后世时方的加减应用，如余师治疗盗汗患者阴虚而火不盛者常用玉屏风散方加减，药用黄芪、防风、白术，加生地黄、熟地黄、生牡蛎、浮小麦，这种治法是从朱丹溪学术见解中得到的启发；治疗溃疡性结肠炎久病患者，除表现溃疡性结肠炎主症外，尚有面色㿠白、头晕、腹胀、畏寒肢冷、困倦乏力等症状时，用李东垣《兰室秘藏》中的调中益气汤加减，药用升麻、柴胡、人参、炙甘草、苍术、陈皮、黄柏、黄芪，加生地黄、熟地黄、牡丹皮、肉桂、乌梅；考虑到明代医家薛己治水气、浮肿多选肾气丸，疗效卓著，赵献可《医贯》中赞此方"补而不滞，通而不泄，诚治肿之神方也"，拟定风水第三方（党参、炙黄芪、熟地黄、茯苓、山药、山萸肉、牡丹皮、炮附片）治疗急性肾炎诸症悉缓，水肿消减，而尿液、血生化检查仍未完全恢复正常者；又如诊治痫病，余师除曾用清代王洪绪《外科全生集》中的白金丸，但余师认为该病病因、病机复杂，在此基础上研究、草拟白金丸大加味方治疗癫痫等，都体现了他对仲景后代医家时方的理解和应用。

同时，余师不仅博采古代医家医方之长，对近现代医家验方也兼容并蓄，择善而从。如余师治疗糖尿病宗法施今墨先生和祝谌予先生。施今墨先生认为糖尿病患者基本上多有"气阴两虚"的病理、病机特点，故其常用生黄芪、生地黄、熟地黄、玄参、苍术、葛根、山药、丹参、黄精等，再根据患者不同的兼证予以处方治疗。祝谌予先生在施老的基础上进一步提出：应较多用一些活血通络的药物，可以减免一些糖尿病的合并症。余师后来根据这两位医家的经验拟定治疗糖尿病的通治法则为益气阴、通络，选用药物有生黄芪、山药、苍术、生地黄、熟地黄、玄参、葛根、丹参。

余师除了兼容并蓄、博采众长，也十分重视"全科"医学的意识和技能，这与孟河医派的医家所倡导的观点是一致的。孟河学派著名医家章次公先生就不仅专于内科，对妇儿外科更是精益求精；孟河医派余听鸿先生在《外症医案汇编》中也说："今时内外各专其科。外科专仗膏丹刀针，谙内症者少；内科专司脉息方药，谙外症者不多。病家每遇大症，或兼感冒寒热，疑外科不谙内病，延内科用药立方，每至内外两歧，彼此相左，当表反补，宜托反清，内症未平，外症变端蜂起，攻补错投，温良误进，贻害非轻。"指出了医家应该通晓内科、外科的重要性。余师临证虽然偏重治疗内科疾病，但于妇科、男科、儿科、外科亦多涉猎。在内科病的治疗中，较为擅长治疗的疾病有循环系统疾病（心悸、胸痹心痛、高血压病），呼吸系统疾病（慢性咳嗽、哮喘、病毒性肺炎、咯血），消化系统疾病（反流性食管炎、痞满、急慢性胃炎、噎膈、泄泻、急慢性肝炎、肝硬化、慢性痢疾、溃疡性结肠炎），泌尿系统疾病（慢性肾炎、急性肾小球肾炎、尿频），血液系统疾病（肌衄、再生障碍性贫血），风湿系统疾病（关节炎、痛风、强直性脊柱炎），神经系统疾病（动脉硬化性脑梗死、蛛网膜下腔出血、癫痫、偏头痛），精神疾病（痴呆、郁证），新陈代谢、内分泌疾病（糖尿病、甲状腺功能亢进、甲状腺功能减退），各种癌症等。在妇科疾病中，余师较为擅长治疗妇女月经不调、痛经、闭经、崩漏、乳腺增生、子宫肌瘤、不孕症；在男科疾病中，较为擅长治疗阳痿早泄、不育症；在儿科疾病中，较为擅长治疗小儿咳喘、小儿遗尿、小儿痿证、小儿消化不良；在头面五官科疾病中，较为擅长治疗耳鸣耳聋、面斑、鼻炎、口腔溃疡；在外科疾病中，较为擅长治疗大面积灼伤、疝气、颈淋巴结结核，并对低血压、盗汗、阴汗、脱发等病证，均有广泛地研究和较好的疗效。他采用的治疗方法除内服汤剂、丸剂、膏方外，往往多种疗法综合应用。无可置疑，余师可谓博通精专之才，秉承了孟河医派之思想。

（二）医理娴熟，醇正和缓

孟河医派开山祖费伯雄的醇正和缓是孟河费氏学术思想的结晶，他认为医者理论必归醇正，所谓醇正的标志是"在义理之得当，而不在药味之新奇"，认为"仲景三承气汤颇为峻猛，而能救人于存亡危急之时，其峻也，正其醇也"，并主张医者立法务求和缓，所谓和缓之法，就是"不足者补之以复其有正，余者去之以归于平""眩异标新，用违其度，欲求近效，反速危亡"。他从而得出一个结论："天下无神奇之法，只有平淡之法，平淡之极，方为神奇"。

费氏醇正和缓的医学思想对余师有较大的影响。余师认为医学临床一方面要有深度，多读古书，多思考，有比较广泛的知识积淀；勤临床，善总结，有长期的临床实践与观察，方可称之为"醇"。"正"，即是不走一端。李东垣补土派所认为的"脾胃内伤，百病由生"；张从正攻邪派所认为的疾病是由病邪加于人体而成，病邪乃身外之物，留于体内而不去，是一切病证之所由；朱丹溪滋阴派所认为的"阳常有余，阴常不足"，因而在治疗中常用滋阴降火的药物；乃至火神派注重阳气，善用附子，等等，这都是偏执于一端。医学临床应该具有兼容并蓄之心，不偏执于一门一派，择其善者而从之。临床诊疗要娴熟医理，并能在通晓医理的基础上，针对具体疾病及其变证的病因病机，切中病机之根本，拟定治疗之大法，从而处方用药，方为医学之"正"途。"醇正"还体现在处方用药上，余师所开具的处方多为古典名方之加减，配伍精当，不求新奇，平允不偏，平正绵密。药物使用剂量考究，总以协调阴阳、扶正祛邪为宗旨。

余师认为"和缓"主要体现在疗效的和缓绵长上。丁甘仁说："闻古之善医者，曰和曰缓，和则无猛峻之剂，缓则无急切之功。凡所以免人疑难而坚人心者，于是乎在此，和缓之所以名，即和缓之所以为术乎。"余师临证中体现了"和缓"的特点。余师为慢性病患者所开具的药物数量通常约10多味，超过15味者较少，且药物剂量不大。对于疑难重症，一疗程多为20剂，通常会有几个疗程，很多患者在服用药物后通常会主动告知"整体感觉非常好"。患者身体整体状况和精神状态的良性调整，往往是许多患者服用余师所开具的药物后最初的反映，随后患者所患的病证也会慢慢得到改善直至治愈。因此，余师的患者复诊率高，老患者很多。这种和缓疗效的获得，与余师所开具的药物关系密切。临床上，余师常常使用的药物多为药性和缓之品，如生黄芪、炙黄芪、炒白术、柴胡、制香附、当归、生地黄、熟地黄、炒白芍、鸡血藤、北沙参、麦冬、百合、苏梗、陈皮、玄参、枸杞子、山药等。但这不是说余师不用攻逐峻猛之品，余师对于作用峻猛药物的使用，往往是切中病机，辨证施治。如阳虚者，炮附子温经回阳，经常被加以使用；肝硬化腹水者，大戟、石见穿、牵牛子等能攻逐水饮，常常被使用；癫痫病者，白矾能化顽痰，收神奇之功，亦为常用，等等。余师在使用作用峻猛之药时，往往比较重视药物的炮制和剂量，依古法炮制药物，针对病情的轻重加减使用，药物的剂量是严格控制的。

余师医术的醇正和缓还体现在他所主张的王道医学上。余师认为处方治病，须照顾人体的正气，正气充实才是王道。中医所谓"正气存内，邪不可干"，即治疗任何病证都要重视改善患者体质，提高人体的正气。余师在选方用药时很多时候都会用扶正的药物，常根据患者体质选用补气药如黄芪、太子参、山药、茯苓、白术，补血药如当归，滋养肾阴药如熟地黄、沙苑子、蒺藜等。余师的王道医学还体现在他重视顾护胃气。中医认为脾胃为后天之本，顾护胃气，勿使后天生化乏源，在余师的临床治疗上也有体现，他对于慢性病需要长期服药的患者，一次开具20天的方药，但同时也会嘱咐患者吃药时吃7天或10天停药1天，以让胃气恢复。使用熟地黄治疗肾阴虚患者时，当熟地用量为30g，余师多会佐用6g陈皮，以陈皮促消化，防止熟地黄滋腻碍胃。问诊时，余师多会问及患者的饮食消化情况，对于胃胀、消化不好的患者，即使不是主证，也多会使用炒谷芽、鸡内金等药物开胃，促消化。

这是医者娴熟掌握医理，悉心化裁的醇正归一法则，只有学通古今，医验具丰，才能融会贯通，在繁杂的病情前做到执简驭繁，于平淡中起如鼓应桴之效，力挽沉疴。

（三）中西汇通，择善而从

余师的先父余无言先生年轻时受到当时欧西医学东渐以及中医界衷中参西派的影响，一贯以改造中医为素志，主张"中医科学化，西医中国化"，认为"医分中西，系以国界限之。其实医为仁术，不应有所谓中西之分，宜取长补短，熔冶一炉"。余师在父亲的指导下，在中华人民共和国成立后先学西医，1955 年上海第二医学院（今上海交通大学医学院）本科毕业，系统地学习了西医学知识。

当时的孟河医派中也有中西汇通的学术思想。余师业师秦伯未先生的老师孟河医派著名医家丁甘仁先生曾创办上海中医专门学校，教学内容是以中医传统学术为主体，辅以西医学。他认为"医为仁术，择善而从，不分畛域也""中医以气化擅胜，西医以迹像见长。论其理论则中医至精，论其效则西医亦著"，主张"凡遇病之可用西法者，以西法治之，学生可以兼通解剖"，等等。无论是家庭教育还是业师的影响，都为余师在临床上以中西医汇通思想治疗疾病种下了种子。

余师从上海第二医学院毕业后，参加卫生部中医研究院主办的全国第一届西医学习中医研究班，在系统学习西医学知识后，又系统学习了中医学知识，在其后的临床实践中，他将中西医学相结合，形成了以中医传统学术为主体，辅以西医学知识的临床治疗体系。

在临证时，余师以中医传统学术为主体，上文已予表述，此处不做详谈。值得注意的是，余师十分重视学习吸收西医的研究成果和经验。在余师致力研究的主病通治方中包含了很多西医疾病的通治方，如高血压、急慢性肝炎、肝硬化、糖尿病、肾炎、脑梗死、癫痫、病毒性肺炎、颈淋巴结结核、血栓闭塞性脉管炎等。这些疾病都是现代医学定义的疾病，在传统医学中较难以中医的病名与之完全匹配。余师认为现代医学定名疾病所表现的主要症状，与传统医籍中所记载的一些疾病相似，因此，中医对现代疾病的治疗也并非无本之木，无源之水，可以从古典医籍中寻找线索。余师正是从古籍文献入手，对传统古籍中所记载的这些症状相似疾病的传统认识（包括病名、所表现的症状、病因、病机、证型、治疗、方药）进行系统整理和研究（具体文章见《急性肾炎运用中医疗法立方探讨》《祖国医学对肾炎的认识和治疗》《中医对癥瘤病因的突出贡献》《颈淋巴腺结核的各种中医疗法》《血栓闭塞性血管炎中医的疗效》《从古籍医案文献探索化脓性中耳炎的治法》等）。在对文献研究的基础上，余师结合临床实践经验，归纳总结这些西医疾病符合中医思维的病因、病机、通治法和通治方。

余师也十分重视西医的检查和诊断结果，如对于脑梗死的治疗，他指出要区分是缺血导致的脑梗死还是出血导致的脑出血。余师认为虽然缺血性脑梗死（如动脉硬化性脑梗死）与出血性中风（如蛛网膜下腔出血等）的主要病机都是气虚血瘀，治疗上以益气通络为治疗大法，但亦要看到二者的不同，脑出血在治疗上不宜使用大剂量的黄芪，因为黄芪补气可推动血液运行，而且黄芪偏于阳性，会加重出血的程度。其次还要增加通络止血药物的使用，如三七末、土鳖虫等。在治疗慢性肾炎、肾病综合征时，余师会密切关注患者尿蛋白和血尿的检测结果，如患者长期伴有蛋白尿，则加用生黄芪、白茅根、土茯苓以清肾，益气，降蛋白；如伴有尿潜血阳性，则加用小蓟、盐知柏、石韦、灯心草、冬葵子等清肾通络。再如对于过敏性鼻炎、过敏性紫癜等西医所谓的过敏性疾病的治疗，余师多使用僵蚕、蝉蜕等虫类药物，他认为西医所谓的过敏类似中医的"内风"，由于内风深入到人体的细小络脉而导致，因此使用虫类药物入络搜风，抗过敏。若患者血压升高比较严重（> 150 mmHg），则用石决明、白蒺藜；若血压升高并不明显（130 ～ 150 mmHg 之间），则选用夏枯草、车前草，两组药对的降压力度不同，前者强于后者。西医检查提示颈动脉斑块时，则加用失笑散（蒲黄、五灵脂）和丹参、赤芍以活血通络。西医检查提示囊肿时，多用皂角刺等。这些都是余师在长期临床实践中，针对西医检查结果所总结出的独特中医药治疗方法。

第四章

余瀛鳌教授医案

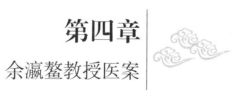

一、内科疾病

（一）循环系统疾病

1. 心悸

【心悸通治方】心悸饮

药物组成：太子参 12g，麦冬 10g，五味子 10g，柏子仁 10g，丹参 15g，桃仁 10g，红花 8g，瓜蒌 10g。

方剂功效：益气养阴，活血通络，宽胸祛痰。

（1）风湿性心脏病（1 例）

例 1. 余某，男，71 岁。2015 年 12 月 2 日初诊。

主诉：心悸半年余，加重 7 日。

现病史：近半年来常自觉心慌，近一周来加重。伴胸闷、乏力，面色萎黄，咳嗽，有痰，不易咯出，痰色灰白，大便或不成形。既往有风湿性心脏病（三尖瓣狭窄）3 年，房颤。苔中度腻，脉沉小，左脉微涩。

治法：益心气，宽胸，化痰。

处方：生黄芪 30g，太子参 10g，麦冬 10g，五味子 10g，柏子仁 10g，丹参 18g，桃仁 10g，红花 8g，瓜蒌 10g，阿胶珠烊化 10g，炙甘草 8g，木香 6g，竹茹 10g，枇杷叶 10g。14 剂，水煎服。

2015 年 12 月 30 日二诊：尽剂后，心慌、胸闷减轻，四肢发凉好转。下午 5～6 点胃脘部不适，咽部如有黏痰，吐不出，咽不下，口干。苔薄白微腻，脉沉小，左寸虚。

治法：益心气，宁心，通络，和中，利咽痰。

处方：太子参 10g，麦冬 10g，五味子 10g，柏子仁 10g，丹参 18g，苏梗 10g，木香 6g，玄参 15g，桔梗 10g，炙甘草 6g，竹茹 10g，薏苡仁 20g，苍术 10g。14 剂，水煎服。

2016 年 3 月 30 日三诊：尽剂后，心慌胸闷减轻，双手发凉好转，咽部晨起痰阻，咯出困难，食多则腹胀亦减轻，双眼每天上午不自主流泪，轻微干涩。

治法：益心气，通络，化痰，宽胸，宁心。

处方：太子参 12g，麦冬 10g，柏子仁 10g，五味子 10g，炙甘草 8g，丹参 15g，赤芍 12g，竹茹 10g，苦杏仁 10g，瓜蒌 10g，木香 6g，桔梗 10g，玄参 15g，川厚朴 5g。14 剂，水煎服。

2016 年 5 月 18 日四诊：晨起鼻咽干，咽痛，夜梦多，食欲差，餐前腹胀，大便不成形，日 2～3 次。心慌胸闷减轻，但下午较明显，强光时目流泪，目干涩（白内障，结膜炎）。晨起咳痰减少，易咯出，色白。苔微腻，脉沉小，节律欠整。

治法：益心气，养肺阴，通络，健脾，养血，宁神。

处方：太子参 12g，丹参 18g，麦冬 10g，五味子 10g，北沙参 12g，玄参 15g，桔梗 10g，生甘草 6g，山药 20g，炒白术 12g，炙黄芪 36g，当归 12g，炒酸枣仁 20g，柏子仁 10g。14 剂，水煎服。

2016 年 11 月 2 日五诊：尽剂后，心悸、胸闷、乏力均好转，咽痛，咽痒，四肢发凉，下肢轻度脉管炎，有瘙痒感。大便日 1 行，偏溏。眠差，口干。头晕，血压正常。苔中度腻，脉沉小。

治法：益心气，宁心通络，健脾，宁神。

处方：生黄芪 30g，太子参 10g，麦冬 10g，五味子 10g，肉桂 6g，炙甘草 8g，柏子仁 10g，丹参 15g，赤芍 12g，玄参 15g，桔梗 10g，山药 20g，炒白术 12g，炒酸枣仁 20g。14 剂，水煎服。

五诊后，患者心悸症状明显减轻，嘱续服方药两周后，心悸症状消失。嗣后随访两月，并未复发。

按语： 患者既往有风湿性心脏病 3 年余，因心悸来诊，故处以心悸的通治方化裁（药用太子参、麦冬、五味子、柏子仁、丹参、桃仁、红花、瓜蒌）进行治疗，以益心气，养阴血，通心络，祛痰。初诊时，患者除心悸症状外，胸闷明显，故加入木香增强宽胸之功；乏力，为气虚之征，加黄芪、炙甘草补中益气；痰症明显，且不易咯出，宜润肺化痰，加竹茹、枇杷叶；面色微黄，脉小，为血虚之征，加阿胶养血。全方共奏益心气、宽胸、化痰之功。二诊、三诊时脾胃不适症状如腹胀、大便不成形等有所显现，故在通治方基础上加苏梗、木香、炒白术、山药健脾和中；出现晨起鼻干、咽痛加沙参、玄参、桔梗养肺育阴；眠不宁，加炒酸枣仁养心安神。

（2）房颤（1 例）

陈某，男，70 岁。2015 年 6 月 10 日初诊。

主诉：心悸，加重 2 月。

现病史：患者近 2 月每于平躺、深吸气、饱食、笑后，出现心中悸动难控，体检显示频发期前收缩，阵发房颤，伴有腹胀不适。既往史见期前收缩 10 年余，房颤 8 年余。颈动脉硬化斑块形成（左心前降支斑块，50% 堵塞），胆结石，血压 120～130/70 mmHg（原有高血压，服西药控制）。苔薄腻，脉结代而沉小弦。

治法：益心气，通络，化瘀，平肝，化石。

处方：太子参10g，五味子10g，丹参15g，麦冬10g，川芎15g，阿胶_{烊化}10g，炙甘草8g，炒蒲黄_{包煎}10g，五灵脂_{包煎}6g，夏枯草10g，车前草10g，金钱草30g，山药20g。20剂，水煎服。

服药后，患者心悸症状明显减轻，后继续服用该方2月余，疗效显著。

按语：该患者频发期前收缩及阵发房颤日久，迁延耗气伤阴，气虚导致血行不畅，继而出现心悸。治宜益心气、通络为大法。处方以心悸通治方化裁（药用太子参、五味子、麦冬、丹参、川芎）为基础治疗。由于患者痰症不著，于通治方中去瓜蒌不用；脉结代、心动悸明显，加炙甘草、阿胶、麦冬（炙甘草汤化裁），加强益气温阳，养阴血之效，以通阳复脉；兼有颈动脉斑块，加失笑散（蒲黄、五灵脂），加强活血通络化瘀（余师失笑散多用于治疗颈动脉斑块狭窄，近有研究表明失笑散联合辛伐他汀能降低颈动脉斑块危险因子浓度，达到改善颈动脉狭窄率、预防脑卒中的目的）；伴有高血压，加夏枯草、车前草平肝利尿降血压；兼有胆结石，加金钱草祛湿热，化石，兼治胆石症。

（3）房性心动过速（2例）

例1.陈某，男，49岁。2015年1月23日初诊。

主诉：易惊吓，心悸1年。

现病史：患者自述病已1年，平日容易冒虚汗，易受惊吓，心动过速。伴见眠欠宁，眩晕，口干渴。大便尚可，或便溏稀。血压基本正常，ECG（－）。苔薄白腻，脉沉微数，右弦急。

治法：益心气，固卫，健脾，调肝，安神。

处方：太子参 12g，麦冬 10g，炙甘草 8g，五味子 10g，阿胶〔烊化〕10g，桂枝 5g，生黄芪 30g，防风 10g，炒白术 12g，山药 20g，苏梗 10g，木香 6g，炒酸枣仁 20g。7 剂，水煎服。

2015 年 1 月 28 日二诊：服上方后出现遗精，入睡困难，睡眠不宁，多梦。盗汗较重，易惊醒，后背汗出多，头眩晕，血压稍偏高，口干不苦，胃纳尚可，大便日 5～6 行，尤其每日 5 点醒后大便一次，便溏。腰酸。血压 130/80 mmHg 左右。苔薄腻，脉沉，右滑，尺弱。

治法：补肾健脾，敛精，安神，兼治盗汗。

处方：熟地黄 30g，陈皮 6g，补骨脂 12g，沙苑子 12g，菟丝子 12g，五味子 12g，云苓 15g，芡实 15g，山药 20g，炒白术 12g，炒酸枣仁 20g，生黄芪 30g，川黄连 8g，浮小麦 20g。14 剂，水煎服。

2015 年 2 月 25 日三诊：心搏数、心烦改善，入睡困难。或感左肩后酸痛发麻，腿乏力较甚。纳食可，大便日 3 行。苔薄白腻，左脉沉小，右弦。

治法：疏风，益气，健脾，安神，通络。

处方：秦艽 10g，防风 10g，生黄芪 30g，炒白术 12g，云苓 15g，山药 20g，枳壳 6g，木香 6g，炙甘草 8g，合欢皮 10g，炒酸枣仁 20g，太子参 10g，麦冬 10g，五味子 10g。7 服，水煎服。

2015 年 3 月 11 日四诊：尽剂后，仍有心怯易惊，偶觉心慌，精神易紧张。纳可，大便日 2～3 行，成形，小便正常。左胸膺不适，眠欠宁，夜有畏惧感。苔薄腻，脉沉小，右微弦。

治法：调肝，宁心，补心气，宽胸，健脾，宁神。

处方：柴胡 10g，当归 10g，柏子仁 10g，远志 10g，太子参 10g，五味子 10g，麦冬 10g，炙甘草 8g，瓜蒌 8g，木香 6g，山药 20g，炒白术 15g，合欢皮 10g，炒酸枣仁 20g。7 剂，水煎服。

2015 年 4 月 1 日五诊：尽剂后，仍心怯易惊，眠差易醒，晨起腰酸，心区不适。嘴角流涎。偶心慌，醒后出汗。多汗改善，眠或欠宁。晨起大便 2 行，精神紧张。舌满布白腻苔，脉左沉伏、右弦。

治法：调肝，益心气，健脾，宁神。

处方：上方去远志、木香、合欢皮，加赤芍 12g、僵蚕 6g、夜交藤 15g。14 剂，水煎服。

2015 年 4 月 29 日六诊：尽剂后，自觉诸症好转。偶有心怯易惊，眠差易醒，胃中反噫气，眼痒，矢气较多，纳食可，小便正常，稍食生冷则大便溏。自觉心烦，或觉胆小。苔薄黄微腻，左脉沉、微数，右脉弦意。

治法：调肝，疏郁，和中，暖胃，健脾，理气，宁心。

处方：柴胡 10g，制香附 10g，郁金 10g，苏梗 10g，木香 6g，高良姜 6g，川厚朴 6g，山药 20g，炒白术 12g，川黄连 10g，炒枣仁 20g。14 剂，水煎服。

患者续服上方 1 月余，诸症均消。

按语：患者疾病迁延一年，以心气阴两虚为基础病变，处方以通治方化裁治疗。初诊时，患者易出虚汗，在通治方化裁基础上加黄芪、防风以固卫止汗；便溏甚，加白术、山药以健脾止泻；头眩晕、口干渴、右脉弦急，提示患者有肝胆气郁不舒，加苏梗、木香理气调肝；眠欠安，加炒酸枣仁养心安神。二诊时，患者以遗精、晨起腰酸、尺脉弱等症为主，治法易为补肾健脾，敛精。以六味地黄丸合五子衍宗丸为底方加减用药。方中重用熟地黄滋补肾阴，但恐熟地黄量大（30g以上）滋腻碍胃，佐以陈皮（按5∶1的比例）以助其消化。三诊后腰肾症状见消，余师续以补益心气、通络为主，以通治方加减治疗，佐以调肝、健脾等法。后期心悸症状基本消除，以脾胃见证为主，施以疏肝理气培中之法，缓效收功。

例2.赵某，女，35岁。2015年5月20日初诊。

主诉：心悸1周。

现病史：近1周来感心悸，心率130次/分，双肋胀痛。性急易怒，焦虑，叹息，手心多汗，无盗汗，夜间自觉手心热，口干，胸闷气短，生气后尤著。腹易胀，纳差，大便1～2天1次。平素月经规律，量、色、质正常，无痛经。上次月经至今已50天未至。脉沉小，左尺弱。

治法：调肝，益心气，宽胸，理气，促消化，兼治痛经。

处方：柴胡10g，当归10g，龙胆草6g，太子参10g，麦冬10g，五味子10g，丹参15g，瓜蒌10g，木香6g，川厚朴6g，桃仁10g，刘寄奴12g，路路通10g。14剂，水煎服。

（4）室上性心动过速（1例）

刘某，女，47岁。2014年12月31日初诊。

主诉：心悸，加重6天。

现病史：患者12月25日因"心悸"往杨泵集团总医院急诊，诊治为"室上性心动过速"。现症见：心慌，胸部闷痛，夜难入睡，周身乏力，气短，左侧胁肋部不适。痛经，经行色黑、夹块，量较多。汗出如常，偶口干、口苦，纳食一般，二便调。登楼则易咳逆上气。苔薄微腻，脉沉濡。

治法：补气血，益心气，降气，疏肝，止痛经，安神。

处方：生黄芪 36g，当归 10g，太子参 10g，麦冬 12g，炙甘草 8g，阿胶_{烊化}10g，五味子 10g，苏子 10g，苦杏仁 10g，柴胡 10g，赤芍、白芍各 12g，川楝子 10g，延胡索 10g，生地黄、熟地黄各 15g，炒酸枣仁 20g。7 剂，水煎服。

2015 年 3 月 11 日二诊：尽剂后，发作一次，发作时心慌，失眠。胁肋部不适减轻，痛经好转，色黑较减，仍夹血块。停药后肩痛、乏力诸症又有复发之势。无汗。苔腻减，脉沉虚，并无数象。

治法：宜前法出入。

处方：上方去阿胶、苏子、苦杏仁，加柏子仁 12g、夜交藤 15g、葶苈子 10g。20 剂，水煎服。

2. 胸痹

【胸痹通治方】十味蠲痹汤

药物组成：太子参 12g，麦冬 10g，五味子 10g，瓜蒌 10g，薤白 6g，法半夏 10g，丹参 15g，桃仁 10g，红花 6g，当归 10g。

方剂功效：益气通阳，宽胸豁痰，活血通络。

（1）冠心病（3 例）

例 1. 高某，男，60 岁。2015 年 3 月 11 日初诊。

主诉：心前区隐痛 7 天。

现病史：自 40 岁起渐有高血压，血压 140/90 mmHg。去岁四月突发心肌梗死，于心脏中安置三个支架，术后情况尚可。现症见：胸闷，略有心前区隐痛，心悸 7 日。昔多饮酒，嗜烟，现均控制。腰际酸胀，体乏明显，偶有腿肿，胫前轻度压痕。食眠可，术后肾指标欠正常，并有盗汗。脉沉，左寸虚，右有弦急，苔白腻。既往有肝囊肿，多囊肾，双肾结石伴管壁钙化；段性室壁运动异常，二尖瓣返流（轻度）。

治法：益心气，宽胸通络，健脾肾，利水消癥。

处方：生黄芪30g，太子参12g，麦冬10g，五味子10g，瓜蒌10g，薤白6g，法半夏10g，丹参15g，红花8g，山药20g，云苓20g，车前草12g，皂角刺10g，阿胶烊化10g，炙甘草6g。14剂，水煎服。

以上方加减治疗3个月后，患者胸闷、心前区隐痛、心悸明显减轻。

按语：该患者为心肌梗死术后，仍以胸闷、心前区隐痛、心悸为主要症状，诊为心痹，病机为气阴虚兼有瘀血阻络。施以胸痹通治方化裁治疗，药用太子参、麦冬、五味子、瓜蒌、薤白、法半夏、丹参、红花益气养阴，宽胸通络。此外患者表现出体乏、水肿之症，为脾气虚，气不摄津，水湿之邪犯溢肌肤所致，施以大剂量黄芪、炙甘草、山药、茯苓、车前草健脾益气，利水祛湿；兼有肝囊肿，加皂角刺消癥，并辅助消肿排脓。

例2. 王某，女，75岁。2016年2月4日初诊。

主诉：心前区疼痛，向左前臂放射3天

现病史：3天前突发心前区疼痛，向左前臂放射。入睡困难。便秘，2日一次。既往有糖尿病史，否认心脏病史。苔腻，舌边有齿痕。脉沉缓，左尺虚。

治法：补气阴，通络，通便，宁神。

处方：生黄芪30g，生地黄15g，熟地黄15g，玄参15g，苍术10g，葛根18g，山药20g，丹参18g，太子参10g，麦冬

10g，熟大黄_{后下}5g，火麻仁 20g，夜交藤 15g，炒酸枣仁 20g，黄连 10g。14 剂，水煎服。

例 3. 郭某，女，67 岁。2016 年 5 月 6 日初诊。

主诉：胸闷、气短 3 年余。

现病史：平素胸闷、气短，已 3 年余。时有心悸，头晕，汗多，恶寒，倦怠乏力，大便日 1 行，成形，入睡困难，眠浅易醒。苔薄微腻，脉沉，左脉较虚。

治法：益心气，通络，平肝，宽胸降气，缩泉，宁神。

处方：太子参 10g，炙黄芪 30g，丹参 18g，赤芍 12g，当归 10g，红花 8g，生石决明_{打，先煎}15g，白蒺藜 10g，瓜蒌 10g，木香 6g，苏子 10g，苦杏仁 10g，覆盆子 12g，炒酸枣仁 20g。14 剂，水煎服。

（2）心绞痛（4 例）

例 1. 李某，女，61 岁。2015 年 8 月 16 日初诊。

主诉：胸前区间断性刺痛 6 月余。

现病史：患者 6 月前行走困难，运动后出现胸前区间断性刺痛。至西医院检查，诊断为"冠心病心绞痛"。现症见：汗多，湿透衣被。眠可，纳可。二便调，嗝气。昔有偏头痛、关节炎。苔薄腻，脉沉小微涩。

治法：益心气，通心络，和中，敛汗。

处方：太子参 10g，麦冬 10g，丹参 18g，赤芍 12g，川芎 15g，五味子 10g，降香_{后下}4g，苏梗 10g，木香 6g，佛手 8g，生黄芪 24g，浮小麦 20g。20 剂，水煎服。

按语：该患者西医诊断为心绞痛，以胸前区疼痛为主要症状，可按照中医胸痹施治，以通治方为基础进行加减化裁。由于患者胸闷不明显，故在通治方中去半夏、瓜蒌、薤白等宽胸理气化痰之品，药用太子参、麦冬、丹参、赤芍、川芎、五味子、降香。全方共奏益心气、通心络之效。其中降香一药，宋代《证类本草》始载，李时珍认为它具有很好的"止血定痛"的功效，多用于治疗心痹痛症。此外，患者汗多，加生黄芪、浮小麦以益气敛汗；嗳气重，属肝胃不和，加苏梗、木香、佛手理气和中。

例2. 陈某，男，23岁。2016年1月20日初诊。

主诉：心前区闷痛1周。

现病史：患者近一周出现心前区闷痛，心悸。腰部两侧酸痛，无外伤病史，牙有松动感，目视反应迟钝。偶有耳鸣，多梦易醒，恶油腻食物，纳食一般，大便一般，小便一日7～8次，量一般。心电图正常，肾功能正常，腹部B超正常。既往有冠心病心绞痛病史。苔微腻，脉左滑弦，右细弦。

治法：益心气，育阴，通络，宁神。

处方：太子参10g，麦冬10g，丹参15g，五味子10g，玄参15g，生地黄、熟地黄各15g，当归10g，阿胶_{烊化}15g，合欢皮10g，炒酸枣仁20g，柏子仁10g，瓜蒌10g，木香6g，川续断15g。30剂，水煎服。

例3. 刘某，男，68岁。2016年5月18日初诊。

主诉：心前区刺痛5天余。

现病史：患者近5天夜卧时憋气，喜长出气，或左胸刺痛，劳则心悸，气短。近日腿肿，纳可，大便日4～5行，成形，小便频数。血压不稳，160/100 mmHg，主动脉瓣返流（少量），左室舒张功能减低。脉沉弦。舌满布白腻苔，有齿痕。

治法：益心气，健脾，通络，平肝。化入冠心 2 号加减方。

处方：太子参 10g，麦冬 10g，五味子 10g，丹参 18g，川芎 15g，赤芍 12g，降香后下4g，云苓 15g，山药 20g，炒白术 12g，杜仲 10g，夏枯草 10g，苏梗 10g，木香 6g。20 剂，水煎服。

例 4. 赵某，女，30 岁。2016 年 1 月 13 日初诊。

主诉：胸口疼痛 10 年，加重 2 个月。

现病史：劳累或心情不佳时出现胸口疼痛，已 2 个月。患者自述有上述症状约 10 年，近 2 个月来加重。患者 2016 年 1 月 11 日在安贞医院查超声心动图示：三尖瓣轻度返流；心脏肥大。结婚 5 月，近 5 月月经提前，色量正常，小腹坠胀，无痛经。眠可，纳可，大便时不成形，小便可。苔薄腻，脉沉小微伏。

治法：调肝，益心气，健脾，止胸痛。

处方：柴胡 10g，制香附 10g，太子参 12g，柏子仁 10g，五味子 10g，麦冬 10g，云苓 15g，山药 20g，炒白术 10g，生杭白芍 15g，瓜蒌 10g，枳壳 5g，薤白 6g。20 剂，水煎服。

以上方加减治疗半年，患者胸口疼痛逐渐消失。

按语：此例患者为三尖瓣轻度反流，出现胸口疼痛，属中医胸痹范畴。用通治方加减治疗，药用太子参、柏子仁、五味子、麦冬、生杭白芍、瓜蒌、枳壳、薤白，全方共奏益心气、止胸痛之功。因患者胸痹有明显的情志诱因，月经提前，说明有肝气不舒之征，故在通治方基础上加用柴胡、制香附调肝理气；兼有大便不成形，加云苓、山药、炒白术健脾止泻。

（3）高血压病（4 例）

【高血压病通治方】二草平肝汤

药物组成：生石决明_{打，先煎}15g，白蒺藜 15g，夏枯草 10g，车前草 10g，生地黄 15g，熟地黄 15g，玄参 15g

方剂功效：平肝，滋阴。

例 1. 李某，女，61 岁。2016 年 4 月 6 日初诊。

主诉：头晕 2 ～ 3 年。

现病史：头晕 2 ～ 3 年，发作时天旋地转、恶心，卧则减轻，血压基本维持在 160 ～ 170/90 ～ 100 mmHg。下午时腿冒凉风，劳动则头晕，心前区不适，腿乏力。纳可，大便干燥，日 1 行，小便黄。或食凉后腹泻。或眠差，梦多。宿疾：高血压 3 级，药物控制（7 ～ 8 年）；冠心病不稳定性心绞痛；2 型糖尿病。苔薄白腻，脉沉、微弦，左尺弱。

治法：益气阴，平肝，通心络，调府宁神。

处方：生黄芪 30g，生地黄 15g，熟地黄 15g，葛根 18g，山药 20g，玄参 15g，苍术 10g，生石决明_{打，先煎}15g，白蒺藜 12g，绞股蓝 20g，丹参 18g，川芎 15g，桃仁 10g，麻仁 20g，炒酸枣仁 20g。20 剂，水煎服。

后余师以该方为基础加减用药，继续为患者治疗 3 月余，疗效佳。

例 2. 武某，女，47 岁。2016 年 1 月 13 日初诊。

主诉：头晕加重 1 月余。

现病史：患者自述有高血压病史 8 ～ 9 年，最高时 160/110 mmHg。一月前出现头晕、心慌、冷汗等症状，自测血压 165/120 mmHg。纳可，夜寐安，二便调。家族史：其母亲有高血压病史。苔薄白腻，脉沉小弦。

治法：平肝，降压，育阴。

处方：天麻 10g，钩藤后下15g，生石决明打，先煎15g，白蒺藜 10g，生地黄 15g，熟地黄 15g，夏枯草 10g，车前草 10g，玄参 15g，麦冬 10g，鸡血藤 15g，夜交藤 15g，山药 20g，太子参 10g。20 剂，水煎服。

此方持续服用 2 个月，疗效较佳。

例 3. 张某，男，49 岁。2015 年 12 月 23 日初诊。

主诉：头晕 2 月余，加重 7 日。

现病史：面瘫 3 月余。3 个月前因睡后当风，起床后出现右侧面部浮肿、麻木，口向左侧歪斜，经治疗后，面部浮肿减轻，仍有浮肿、麻木。2 月前出现头晕，近 7 日加重。右侧耳鸣，大便稀溏，血压 160 ～ 170/90 ～ 100 mmHg。

治法：平肝，育阴，健脾，通络，疗面瘫。

处方：生石决明打，先煎15g，白蒺藜 12g，夏枯草 10g，车前草 10g，玄参 15g，生地黄 15g，熟地黄 15g，山药 20g，炒白术 12g，云苓 15g，生黄芪 36g，丹参 18g，僵蚕 6g，全蝎 6g，白附子 6g，秦艽 10g。20 剂，水煎服。

2016 年 1 月 20 日二诊：服药后症状好转，大便 4 ～ 5 日 1 行，质稀，无腹痛。小便 4 ～ 5 次 / 日，色黄。血压 157/95 mmHg。服药后血压控制可，耳鸣消失，眩晕好转。眠可。口干口苦，晨起有黄痰，瘫侧面部无力，能咀嚼，下肢水肿好转。

治法：平肝，治面瘫，健脾，缩泉，育阴，化痰。

处方：生石决明打，先煎15g，白蒺藜 15g，生地黄 15g，熟地黄 15g，夏枯草 10g，山药 20g，云苓 15g，炒白术 12g，僵蚕 6g，白附子 6g，覆盆子 12g，玄参 15g，竹茹 10g，黄芩 10g，陈皮 6g。20 剂，水煎服。

此方后续加减服用 3 个月，疗效较佳。

例 4. 王某，男，55 岁。2016 年 4 月 6 日初诊。

主诉：头晕，劳累后明显。

现病史：头晕，劳累时明显，血压 160/100 mmHg。胃镜检查示：胃窦黏膜炎伴有肠化。或反酸，烧心。纳可，或有胃胀。左侧肩胛骨疼痛，颈无不适，受凉后明显。大便 2～3 日 1 行，不干。或眠欠宁。口黏，苔薄黄微腻，脉微弦。

治法：平肝降压，清脘，和中，制酸，宁神。

处方：生石决明_{打，先煎}15g，白蒺藜 15g，车前草 10g，夏枯草 10g，川黄连 10g，木香 6g，麦冬 10g，苏梗 10g，煅瓦楞子_{先煎}15g，合欢皮 10g，炒酸枣仁 20g，生黄芪 24g，丹参 15g。14 剂，水煎服。

按语：此 4 例均为高血压病患者，都以通治方为基础治疗。例 2 患者除高血压的表现外尚有头晕，病情单纯，施以通治方原方加天麻、钩藤治疗。例 3 中患者兼有外感风邪，渐次出现面瘫的表现，在通治方基础上加牵正散（白附子、僵蚕、全蝎）以祛风化痰，通络止痉；又有面目浮肿的风水表现，加生黄芪、茯苓利水消肿；便溏加白术、山药以健脾止泻；耳鸣加玄参、丹参，育阴通络。例 1 患者兼有糖尿病和冠心病，因此，针对糖尿病和冠心病，治法上突出益气阴和通心络之法，在通治方基础上用生黄芪、生地黄、熟地黄、葛根、山药、玄参、苍术益气阴，为余师治疗糖尿病的通治方化裁；在益心气的基础上加丹参、川芎、桃仁通心络，治疗冠心病；此外，麻仁润肠通便，治疗便秘；酸枣仁养心安神，治疗失眠，均为针对兼症用药。

（二）呼吸系统疾病

1. 慢性咳嗽

【慢性咳嗽通治方】加味沙参麦冬汤

药物组成：北沙参 12g，百合 15g，玄参 10g，麦冬 10g，霜桑叶 10g，白前 10g，紫菀 10g，款冬花 10g，苦杏仁 10g。

方剂功效：益气滋阴，降气止咳。

（1）肺炎（2 例）

例 1. 刘某，女，35 岁。2016 年 12 月 14 日初诊。

主诉：咳嗽、咳痰 2 个月，加重半月。

现病史：慢性咳嗽已 2 个月，近半月咽喉痛，吞咽困难。咳嗽，有痰，色黄，量多，乏力。大便溏，2～3 日 1 行。月经后期 10 天左右，色、量正常。舌有染苔，脉偏沉，左寸虚。

治法：益肺清金，止痰嗽，利咽，健脾，润肠。

处方：北沙参 12g，百合 15g，白前 10g，紫菀 10g，款冬花 10g，苦杏仁 10g，黛蛤散_{包煎}10g，竹茹 12g，黄芩 10g，山药 20g，炒白术 10g，火麻仁 20g，锦灯笼 10g，玄参 15g。14 剂，水煎服。

按语：本例患者咳嗽、咯痰 2 月余，属于慢性咳嗽，久病迁延，戕伐肺气，以通治方加减治疗。方中沙参、百合益肺养阴，白前、紫菀、款冬花、苦杏仁、竹茹止咳化痰。因患者近半月来咳嗽加重，痰色黄量多，证属痰热咳嗽，阴虚证不明显，故在通治方中去玄参、麦冬等滋阴之品，加黛蛤散清肝利肺，黄芩清金，治疗痰热之证。此外，患者有咽喉不利的症

状、加锦灯笼、玄参等以清热滋阴利咽；伴有腹泻便溏，加山
药、炒白术以健脾止泻。

例 2.刘某，男，3 岁。2016 年 2 月 4 日初诊。

主诉：咳嗽 3 个月

现病史：慢性咳嗽已 3 个月，不易咯痰，全身皮肤瘙痒，
大便日 1 行，不成形，夜眠可。脉沉小，水滑薄白腻苔。

治法：益脾肺，止嗽，清金。

处方：北沙参 5g，百合 6g，炙百部 5g，山药 10g，茯苓
6g，炙紫菀 4g，炙款冬花 4g，炙白前 4g，炒白术 4g，黄芩
4g，苦杏仁 4g，竹茹 4g。14 剂，水煎服。

（2）吸入性肺损伤（1 例）

李某，女，39 岁。2016 年 6 月 15 日初诊。

主诉：晨起咳粉红色泡沫痰半年。

现病史：患者 4 年前由于工作原因吸入过量甲醛中毒，后
经治疗未获痊愈，近半年来晨起咯粉红色泡沫状痰。现症见：
左半唇麻，手足发热，劳乏后气喘，吸气困难，声低气弱，遇
刺激性气味则诸症加重。双手发胀、麻、疼痛，握拳无力。双
手、双脚皮肤痒，足外侧尤甚。后背有痤疮。多梦，纳可，二
便调。或手足心灼热。本次月经提前 7 天，色棕红。苔薄黄微
腻，脉细数，右有弦意。

治法：益肺降气，育阴，通络，疗痤。

处方：北沙参 12g，天冬 12g，百合 15g，百部 10g，苏子
10g，苦杏仁 10g，熟地黄 30g，陈皮 6g，鸡血藤 15g，女贞子
12g，旱莲草 10g，川黄连 10g，僵蚕 6g，地肤子 12g。30 剂，
水煎服。

2016年11月2日二诊：尽剂后，偶尔晨起咯粉红色泡沫状痰。后背痒，有细小丘疹，分布稠密。登楼后咽喉部有痰声，视力下降，右耳听力下降，双手指湿疹。苔薄白微腻，脉细弦，右寸虚。

治法：养肺，清金，降气，利咽，化痰，兼治湿疹。

处方：北沙参12g，百合15g，黄芩10g，苏子10g，苦杏仁10g，玄参15g，桔梗10g，莱菔子10g，竹茹10g，苍术10g，薏苡仁20g，地肤子12g，僵蚕6g，炙桑白皮10g。20剂，水煎服。

2016年12月7日三诊：尽剂后，遇刺激性气味或劳累后仍有胸闷、憋气。右胸疼痛。本次月经提前3天，色偏黑，伴有血块。晨起吐血症状消失。现感眠欠宁，头晕，左侧头痛。二便调，纳呆。面部色斑，面色晦暗。苔薄腻白，脉濡滑。

治法：调补气阴，宽胸降气，宁神，促消化，兼治头痛。

处方：生黄芪30g，生地黄15g，熟地黄15g，玄参15g，苏梗10g，木香6g，苏子10g，苦杏仁10g，炒酸枣仁20g，鸡内金15g，柴胡10g，川芎15g，白芷10g，秦艽10g，丹参15g。20剂，水煎服。

按语：此例患者慢性咳嗽，伴咯血，劳累后气喘，吸气困难，声低气弱，治疗宜以降气止咳、益肺气为主，选用治疗慢性咳嗽通治方化裁治疗，药用北沙参、天冬、百合、百部、苏子、苦杏仁；手脚心灼热，咳粉红色泡沫痰，脉细数，苔微黄腻，诸多症状提示为阴虚生热，热邪灼伤络脉，产生咯血，因此宜在通治方基础上加用熟地黄、陈皮、鸡血藤、女贞子、旱莲草、川黄连以育阴、清热、通络，俾虚热退、络脉和而咯血止。此外，用地肤子、僵蚕治疗痤疮。方证相应，经6个月的治疗，吐血已止。

2. 慢性哮喘

【慢性咳嗽通治方】金水止哮汤

药物组成：北沙参 12g，天冬、麦冬各 10g，炙桑白皮 10g，熟地黄 24g，陈皮 6g，补骨脂 12g，肉苁蓉 12g，苏子 10g，苦杏仁 10g，葶苈子_{包煎}10g。

方剂功效：补肺益肾，降气平喘。

（1）支气管哮喘（2例）

例1.王某，男，74岁。1993年3月初诊。

主诉：咳痰、咳喘20年余。

现病史：患者于20年前即在湖南医学院附属医院确诊为"喘息性支气管炎"，其后发展为支气管哮喘（并有支气管扩张）。现症见：咳痰、哮喘均较明显，痰黏、色白微黄，听诊两肺有明显的哮鸣、痰音，入夜不能平卧，影响睡眠。腰楚，体力衰惫，大便或干或稀，汗证亦著，并有轻度肺气肿。血压略高于正常（146/82 mmHg）。苔中度浮腻，脉偏于滑弦，右尺沉虚。

治法：补益肺肾，降气化痰，止嗽，兼以健脾、宁神。

处方：北沙参 12g，天冬、麦冬各 10g，熟地黄 24g，陈皮 6g，补骨脂 12g，肉苁蓉 12g，苏子 10g，苦杏仁 10g，葶苈子_{包煎}10g，云苓 15g，山药 20g，制半夏 6g，炙桑白皮 10g，百合 15g，炒酸枣仁 20g。

上方基本固定，根据证候变化稍做加减。施治两个多月，咳嗽著减，已能平卧。再做检查，支气管扩张稍有改善，肺纹理亦较前清晰。

例2.尹某，男，51岁。2015年11月18日初诊。

主诉：哮喘 6～7 年。

现病史：口干口苦，咳喘，咯黄痰、量多，喉中有哮鸣音，口腔溃疡，纳佳。大小便正常，眠欠宁。发作时痰多，咳逆，上气不足以息。舌尖红，苔白腻，脉沉微滑，尺弱。

治法：补肾肺，止嗽化痰，清脘宁神。

处方：北沙参 12g，熟地黄 24g，陈皮 6g，补骨脂 12g，莱菔子 10g，葶苈子_{包煎}10g，苏子 10g，苦杏仁 10g，川贝母、浙贝母各 6g，竹茹 10g，生地黄 30g，川黄连 10g，炒酸枣仁 20g。30 剂，水煎服。

按语：上述 2 例均为长期哮喘患者，哮喘日久，肺病及肾，"肺金之虚，多由肾水之涸"，故在治疗上肺肾两脏同补，佐以润肺止咳平喘。选用通治方化裁进行治疗，药用北沙参、天冬、麦冬、炙桑白皮、苦杏仁、熟地黄、陈皮、补骨脂、肉苁蓉、苏子、葶苈子，再根据症状加减用药。例 1 患者伴有痰黏、哮鸣音明显，说明痰症明显，故加半夏祛痰；失眠加酸枣仁养心安神。例 2 患者痰黄，热证明显，故加黄连、川贝母、竹茹清上焦之热，化痰止咳。

（2）肺气肿（2 例）

例 1.曹某，男，57 岁。2015 年 5 月 20 日初诊。

主诉：咳嗽、胸闷、憋气 2 年。

现病史：2 年前出现胸闷、憋气，于当地医院做胸部 CT 提示：肺大泡，肺气肿。具体治疗不详。现症见：胸闷、憋气，心慌，余无明显不适。纳可，眠差，入睡困难，二便正常。慢性咳嗽，有痰。苔薄腻，脉微沉，右寸虚。

治法：益肺气，补肾，降气，宽胸，止嗽。

处方：北沙参 12g，天冬 12g，熟地黄 30g，陈皮 6g，苏子 10g，苦杏仁 10g，葶苈子_{包煎}8g，补骨脂 10g，瓜蒌 10g，木香 6g，炙桑白皮 10g，白前 10g，炙黄芪 24g。20 剂，水煎服。

按语：本例患者西医诊断为肺气肿，虽有长期咳嗽基础病史，但以呼吸困难为主，故以哮喘病论治。治宜慢性哮喘通治方化裁，药用天冬、熟地黄、陈皮、补骨脂、炙桑白皮、白前、苏子、苦杏仁、葶苈子。患者兼有胸闷，加瓜蒌、木香宽胸理气；脉右寸虚，说明为肺气虚之征，加北沙参、炙黄芪补益肺气。

例 2. 朱某，男，40 岁。2016 年 11 月 9 日初诊。

主诉：呼吸困难加重 2 周。

现病史：2 周前出现呼吸困难，体力劳作后症状加重。当地检查示：双肺肺气肿，右肺叶间小结节，双肺陈旧性炎性病变。空腹胃部胀满，大便不成形，日 1 行。睡眠差，每日睡 3～4 个小时。脱发。血压偏低，90/60 mmHg。面部皮肤发红，瘙痒，紧张时手抖，未接受过治疗。宿疾：浅表性胃炎。苔薄腻，脉濡弦。

治法：益气养肺，健脾，清脘理气，补血，宁神。

处方：炙黄芪 30g，北沙参 12g，百合 15g，炙桑白皮 10g，太子参 10g，苏子 10g，苦杏仁 10g，炒白术 12g，山药 20g，川连 10g，木香 6g，当归 12g，侧柏叶 15g，炒酸枣仁 20g。20 剂，水煎服。

按语：根据本例患者所表现的症状，仍按慢性哮喘治疗，药用通治方化裁，此不赘述。值得注意的是，本例中当归与侧柏叶治疗脱发为余师的经验用药。脱发者，宜生发，用侧柏叶以生发。《证类本草》中记载侧柏叶"生毛发"，然单用侧柏叶生发，似为无本之木，宜补充生发之本。发为血之余，因此配伍当归补血，以充生发之源。

3. 病毒性肺炎（1例）

【慢性咳嗽通治方】加味麻杏石甘汤

药物组成：麻黄_{先煎，去上沫}6g，生石膏_{先煎}45g，苦杏仁_{去皮尖}12g，生甘草 6g，黄芩 12g，生地黄 24g，板蓝根 15g，忍冬藤 12g。

方剂功效：清肺平喘，滋阴解毒。

王某，女，21岁。2016年5月14日初诊。

主诉：发热、咳喘10余日。

现病史：10日前因受凉突发高热，咳喘，于某西医院诊治。该医院诊断为"病毒性肺炎"，用大量抗生素，并输液治疗，效果不佳，体温一直在38.5℃～40℃之间。现症见：高热，面色苍白，口唇发绀，咳喘急促，痰多，呼吸困难，咽喉肿痛，身微汗。二便调，纳差。舌质淡，苔薄，脉沉细。

治法：清热解毒，滋阴平喘。

处方：麻黄_{先煎，去上沫}6g，生石膏_{先煎}45g，苦杏仁_{去皮尖}12g，生甘草 6g，黄芩 12g，生地黄 24g，板蓝根 15g，忍冬藤 12g，黛蛤散_{包煎}12g，玄参 12g。14剂，水煎服。

患者自述服用5剂后热退身凉，10剂后咳喘消退，余证皆减。

按语：患者感受外邪，无恶寒，高热，咳喘急促，微汗，为邪热壅肺之征，以《伤寒论》麻杏石甘汤辛凉宣泄，清肺平喘，再加黄芩加强清肺热之效，板蓝根、忍冬藤清热解毒，生地黄滋阴清热，顾护津液。上方即为余师治疗病毒性肺炎的通治方。患者伴有痰多，加黛蛤散清肺除痰；加玄参，进一步补充人体阴液，体现了温病顾护阴液的重要性。

4. 咯血

【咯血通治方】加味鸡苏散

药物组成：鸡苏 15g，北沙参 15g，阿胶烊化 15g，大蓟 15g，生地黄 15g，生黄芪 10g，茜草 10g，生甘草 6g，麦冬 10g，黄芩 10g，当归 6g，伏龙肝 20g

方剂功效：补气摄血，清肺滋阴，祛瘀止血。

（1）支气管扩张（1 例）

胡某，女，54 岁。1957 年 9 月 17 日初诊。

主诉：吐血、咯血 3 天。

现病史：患者 20 余年前曾患支气管炎，20 年前加重，咳嗽胸闷，间有小量咯血。3 天前有少量吐血、咯血，今晨吐血、咯血约有半小碗（近 100mL），胸痞，微咳，心烦，面色青黄不泽。苔薄白、根微黄，舌绛尖红，脉偏虚数，右寸尤虚。经某医院内科检查诊断为"支气管扩张"，X 线平片示：两肺下侧肺纹理增粗、紊乱，左肺下部可见小透明区；又经支气管检查获得确诊。

治法：益肺养阴，清络祛瘀。

处方：鸡苏 15g，北沙参 15g，阿胶烊化 15g，大蓟 15g，生地黄 15g，生黄芪 10g，茜草 10g，生甘草 6g，麦冬 10g，黄芩 10g，当归 6g，伏龙肝 12g。4 剂，水煎服。

进上方后，诸症渐缓。服药第 3 日，曾又有少量咯血，咯出紫褐色血块数块，嗣后未见咯血再作。次诊按上方去茜草，加天冬 10g，黄芩改为 6g。又服 10 剂，症状获得缓解。

按语：此例患者为支气管扩张，中医称为"肺胀"，以咯血来诊，证属上焦风热灼伤肺络，娇脏气阴不足。故治以益肺养阴，清络祛瘀，以通治方原方加减治疗。服药后，吐血症状缓解，遂选清微热、止血等药物并调节剂量，增加滋养肺阴之品，以俟痊愈。

（2）肺结核（1例）

徐某，女，30岁。1971年9月3日初诊。

主诉：咯血10日。

现病史：1971年8月因右肺结核，少量多次咯血，经医院注射止血针剂，咯血未能控制。来诊前夜，亦曾咯血数口，兼见轻度气逆。舌质红，舌体瘦薄无苔，脉微数偏细。

治法：养阴清肺，和络止血。

处方：鸡苏10g，黄芩10g，赤芍10g，当归10g，阿胶^{烊化}15g，冬虫夏草6g，北沙参12g，天冬12g，麦冬12g。

服上药加减近20剂，病情获得控制。次年函询，未再发生咯血、吐血。

按语：此例患者为肺结核，以咯血为主诉来诊，证属虚劳咯血，治以养阴清肺，和络止血。处方以通治方为主加减，因患者原发病为肺结核，其基础病机为气阴两虚，余师加强了益气养阴之品的使用，在通治方的基础上加冬虫夏草、北沙参、天冬、麦冬等治疗原发病，并因咯血量不多，酌减祛瘀止血、清热药物的使用。

（三）消化系统疾病

1. 慢性消化系统疾病

【慢性消化系统疾病通治方】理木扶土汤

药物组成：柴胡 10g，制香附 10g，川黄连 10g，苏梗 12g，木香 6g，佛手 10g，麦冬 12g，陈皮 10g。

方剂功效：和中清脘，调肝理气。

（1）反流性食管炎（1例）

李某，男，44岁。2014年1月8日初诊。

主诉：恶心、呕吐半年余。

现病史：半年前出现纳差，厌食，腹胀，口有异味，去医院检查，示：反流性食管炎，慢性浅表性胃炎，胆囊炎性改变。谷氨酰转氨酶 250 IU/L ↑，甲状腺右侧叶囊状物形成，红细胞计数 $3.92×10^{12}/L$ ↓。严重失眠，多梦，健忘，怕冷，易感冒，小便黄。舌体胖，苔薄微腻，脉沉，尺弱。

治法：清脘和中，消瘿结，潜镇化痰，安神，补气。

处方：苏梗 12g，麦冬 10g，川黄连 10g，木香 6g，玄参 15g，昆布 10g，皂角刺 10g，生牡蛎_{先煎}30g，竹茹 10g，陈皮 6g，炒酸枣仁 24g，生地黄 15g，熟地黄 15g，生黄芪 30g，苍术 10g。20剂，水煎服。

2014年2月26日二诊：恶心，呕吐，厌食，腹微胀痛，偶打嗝，吐酸水，微烧心，口中异物，严重失眠，健忘。脱发严重，多生白发。小便滞涩不爽，大便稀，日2行。后背痛，腰骶疼痛。全身乏力，酸胀。宿疾：返流型食管炎，慢性浅表性胃炎，胆囊炎性改变，甲状腺右侧叶囊状物。口腔周围小痤疮。苔微腻，边齿痕，脉势微沉滑数。

治法：和中清脘，健脾，消瘕，通络。

处方：苏梗 12g，木香 6g，麦冬 12g，佛手 10g，川黄连 10g，陈皮 6g，制半夏 6g，云苓 15g，炙甘草 6g，山药 20g，炒白术 12g，玄参 15g，丹参 15g，赤芍、白芍各 10g，皂角刺 10g，炒酸枣仁 20g。20 剂，水煎服。

2014 年 5 月 21 日三诊：刷牙时容易干呕，腹胀，口中异味感减轻。艰寐。出汗，畏冷，易感冒。尿频，色黄，大便可。腰痛，左侧肩胛区痛。记忆力减退。咳嗽咯白痰，咽痒，气短。发早白。舌边齿痕，苔白腻，脉濡弦。

治法：和中清脘，消瘿结，止嗽痰，理气，宁神。

处方：苏梗 10g，制半夏 6g，陈皮 6g，木香 6g，川黄连 10g，昆布 12g，柴胡 10g，川贝母、浙贝母各 8g，玄参 15g，前胡 10g，百合 15g，竹茹 10g，川厚朴 6g，炒酸枣仁 20g。20 剂，水煎服。

2014 年 9 月 10 日四诊：大便日 1～2 行，先干后稀，较黏，刷牙时容易干呕，牙龈出血，口臭，腹胀，平卧时加重。咽痛痰多，痰色时黑时白，眠差，入睡困难，易醒、梦多。夜尿不频，平日尿不尽；易感冒，疲乏无力，记忆力差，纳差。易怒。舌边齿痕减，脉如前。

治法：宜前法出入。

处方：上方去苏梗、木香、前胡，加佩兰 10g，苍术、白术各 10g。20 剂，水煎服。

2014 年 11 月 5 日五诊：纳差，上腹部发胀，刷牙牙龈出血，易感冒。干呕，口臭，口干、不苦，咽痛，痰多，眠差。腰酸痛，手心脱皮。小便色黄，味大，不起夜，尿频，大便日 1 行，偏干。发白，脱发。甲状腺囊肿较前缩小一些。苔较厚腻，脉沉缓。

治法：调肝，消瘿，育阴，和中，宁神，利咽，促消化。

处方：柴胡 10g，青皮 6g，昆布 10g，黄药子炒6g，皂角刺 10g，生地黄 12g，熟地黄 12g，麦冬 10g，苏梗 10g，川黄连 10g，木香 6g，玄参 15g，桔梗 10g，生甘草 6g，炒酸枣仁 20g。20 剂，水煎服。

2015 年 3 月 11 日六诊：尽剂后，大便如常，失眠改善，仍腰痛，小便频，浑身乏力，夜间盗汗，易感冒。纳呆，腹胀缓解。咽痛，时咳嗽，头晕，动脉硬化，肢颤。

治法：宜前法出入。

处方：柴胡 10g，青皮 6g，昆布 10g，黄药子炒6g，皂角刺 10g，生黄芪 30g，玄参 18g，桔梗 10g，生甘草 6g，百部 10g，川贝母、浙贝母各 6g，白前 12g，生牡蛎先煎24g，炒酸枣仁 20g。20 剂，水煎服。

按语：反流性食管炎表现为烧心、胸痛、吞咽困难、反胃、胃胀等症状，其主要病因是脾胃功能失调，湿热内生，阻滞中焦，进而影响肝气疏泄，导致肝胃不和。因此，治疗上以和中清脘、健脾调肝为主。以治疗慢性消化系统通治方为基础进行治疗，药用柴胡、苏梗、陈皮、木香、麦冬、佛手、川黄连。此患者除有恶心、呕吐等反流性食管炎的表现外，尚有甲状腺囊肿，宜采用消瘿结、潜镇化痰的治法，在通治方的基础上加用昆布、皂角刺、生牡蛎、竹茹、黄药子。其中，黄药子为薯蓣科植物，具有化痰散结、凉血止血的功效，常用于甲状腺肿大，但由于该药有毒性，易导致肝功能损伤，用量宜小，且不宜长久服用。此外，患者兼有失眠多梦、健忘，加炒酸枣仁养心安神；平日易感冒，加生黄芪、苍术补气固表，预防感冒。

（2）痞满（1例）

李某，女，24岁。2015年5月13日初诊。

主诉：时腹胀满2月余。

现病史：患者近2个月内纳差，易饱，腹胀，偶有肠鸣，大便偏黏，欠畅，日1行。易疲劳，记忆力差，偶有急躁。月经5日净，量少，色淡，有经间期出血，持续1周，色暗红。眠差，易醒，于每日4～5点间，多梦。面有暗斑，痤疮。脉沉濡，稍有弦意。薄苔，舌边齿痕。

治法：调肝和胃，理气，宁神，消痤，兼治月经病。

处方：柴胡10g，制香附10g，苏梗10g，麦冬10g，木香6g，佛手10g，川厚朴6g，炙黄芪30g，鸡内金15g，炒酸枣仁20g，阿胶烊化10g，艾叶10g，僵蚕6g，地肤子15g，龙胆草8g。14剂，水煎服。

（3）慢性糜烂性胃炎（2例）

例1.王某，男，52岁。2015年6月17日初诊。

主诉：胃胀2年余。

现病史：胃胀，纳差，偶有泛酸，打嗝2年余，在301医院诊断为"慢性糜烂性胃炎"。左侧偏头痛，眠时脑鸣，眠差，多梦易醒20年。口干口苦，全身怕冷，胃部尤甚，食肉后易上火，咽干。苔薄微腻，脉沉，微弦。

治法：调肝，宁神，清脘，促消化，兼以扶阳宁神。

处方：柴胡10g，制香附10g，苏梗10g，木香6g，麦冬10g，佛手8g，高良姜6g，川黄连10g，神曲10g，鸡内金15g，肉桂5g，炒酸枣仁20g。20剂，水煎服。

按语：此例患者属慢性消化系统疾病，以胃胀、纳差为主要临床表现，用通治方加减治疗，药用柴胡、制香附、苏梗、木香、麦冬、佛手、高良姜、川黄连。其中黄连、高良姜为辛开苦降、寒温并用、阴阳并调之法，从而达到恢复中焦升降、消除痞满的目的。在此基础上，患者表现为全身怕冷，加肉桂以温阳祛寒；食肉后易上火，加神曲、鸡内金健脾消食。该患者临床表现为头痛脑鸣、口干口苦，食肉后易上火属于上焦火，而又有全身怕凉，属于少阴虚寒，下焦寒，因此方中也有交泰丸（黄连、肉桂）之意，以清上温下，交通心肾。

例 2. 李某，男，40 岁。2015 年 6 月 10 日初诊。

主诉：腹胀、反酸 1 年余。

现病史：患者 1 年多前左侧小腹部胀，反酸，大便不畅，不成形，日 3～5 行。医院诊断为"慢性糜烂性胃炎"。全身怕冷，小便尿不净。艰寐多年余，眠浅易醒，半夜醒后难眠。颈、腰椎多发增生，$L_{5\sim6}$ 膨出。薄白腻苔，脉沉、重取弦意。

治法：健脾，理气，宁神，兼治椎体病。

处方：太子参 10g，炒白术 12g，云苓 15g，炙甘草 6g，木香 6g，砂仁后下 6g，山药 20g，川厚朴 6g，枳实 6g，莲肉 12g，炒酸枣仁 20g，秦艽 10g，赤芍 12g，威灵仙 10g。20 剂，水煎服。

按语：此例患者腹胀、便溏、畏寒，属太阴脾虚证为主，兼有胃气不舒，因此以健脾、理气为主。治疗上以四君子汤配伍山药、莲肉健脾益气；木香、砂仁、厚朴、枳实理气消痞，除腹胀；炒酸枣仁养血宁神；秦艽、赤芍、威灵仙活血，祛风湿，通经络，止痹痛。

（4）干呕（1 例）

田某，女，27 岁。2015 年 11 月 25 日初诊。

主诉：干呕 1 月余。

现病史：干呕，不反酸，口干，大小便正常，食纳佳。劳累或着凉后胃脘部隐隐作痛，平时手脚凉，曾有 3 次因胃部不适致昏迷，眠差。大小便调，痛经 1～2 年，经量少，有血块，行经 2～3 天。末次月经 11 月 17 日。苔薄腻。

治法：调肝、和中、扶阳、兼治痛经。

处方：柴胡 10g，制香附 10g，苏梗 10g，木香 6g，麦冬 10g，生杭芍 12g，肉桂 6g，陈皮 6g，制半夏 6g，延胡索 12g，炙甘草 8g，云苓 10g，佛手 6g。14 剂，水煎服。

2015 年 12 月 9 日二诊：尽剂后，干呕发作频率减少，不反酸，四肢发凉，手脚心汗出，食纳佳，眠差。

治法：调肝和中、宁神、兼治痛经。

处方：柴胡 10g，制香附 10g，苏梗 10g，木香 6g，佛手 6g，麦冬 10g，夜交藤 15g，炒酸枣仁 20g，延胡索 10g，生杭芍 15g，肉桂 5g，炙甘草 6g，生地黄 15g，熟地黄 15g。14 剂，水煎服。

（5）慢性胃炎（2 例）

例 1. 高某，女，55 岁。2016 年 1 月 20 日初诊。

主诉：胃脘嘈杂 2 年余。

现病史：患者进食后胃脘部嘈杂，时有腹胀。既往有心肌缺血，心率快，时有心慌、心悸。平素工作压力大，情绪波动大。大便可，小便色黄，眠差。空腹血糖 6.4mmol/L，腹部有黑色点状疹。苔薄、微腻，脉沉濡。

治法：调肝和中、理气、补心气、通心络、消疹。

处方：柴胡 10g，制香附 12g，佛手 10g，木香 6g，苏梗 10g，太子参 10g，麦冬 10g，五味子 10g，丹参 15g，赤芍

12g，僵蚕 6g，地肤子 12g，川厚朴 6g。20 剂，水煎服。

按语：该患者胃脘嘈杂，腹胀，情绪波动大，属于肝木乘脾，故治宜调肝和中，理气为主。以通治方加减治疗，药用柴胡、香附、佛手、木香、苏梗、厚朴。此外患者兼有心悸，属气阴虚，加太子参、麦冬、五味子（生脉饮）补心气；加丹参、赤芍活血，通心络，以治疗气虚而致瘀血内阻；腹部有黑色点状疹，加僵蚕、地肤子祛斑消疹。

例 2.姜某，女，59 岁。2015 年 10 月 21 日初诊。

主诉：胃胀、反酸 7 年。

现病史：胃胀 7 年。胃部胀满畏寒、反酸。低血压，头晕。晨起乏力，口中黏腻，晚间尤甚。大便不畅，小便调。眠可，纳可。易怒。胃镜示：十二指肠球部溃疡。苔薄，脉沉小，重取有弦意。

治法：调肝胃，制酸，和中。

处方：柴胡 10g，制香附 10g，苏梗 10g，木香 6g，佛手 10g，海螵蛸〈打〉15g，浙贝母 10g，炙黄芪 36g，升麻 10g，川黄连 8g，龙胆草 8g，枳实 5g，炒白术 10g。14 剂，水煎服。

（6）浅表性胃炎（2 例）

例 1.余某，女，63 岁。2016 年 4 月 6 日初诊。

主诉：打嗝、腹胀加重 1 年。

现病史：患者患浅表性胃炎 20 余年，反复发作。近 1 年来食后打嗝，腹胀加重。反酸，烧心不明显，食欲可。全身不适、疼痛，肌肉紧。晨起咽干，咳痰色白，质清。无口苦。大便干燥，服泻药方能下，2～3 日 1 行，小便黄。眠差，心烦，入睡难，夜醒梦多。心慌、憋气。脚凉出汗，冬日畏冷，以胃脘处、腰部明显。苔黄腻，有口气，口黏。西医检查示：CHO（总胆固醇）5.41mmol/L↑，TG（三酰甘油）4.43mmol/L↑，Hcy（同型半胱氨酸）10.2μmol/L↑。右脉微弦。

治法：调理肝胃，利咽化痰，清脘制酸，调便，宁神。

处方：柴胡10g，制香附10g，佛手10g，玄参18g，生甘草6g，桔梗10g，竹茹10g，川黄连10g，苏梗10g，木香6g，煅瓦楞_打15g，乌贼骨10g，火麻仁20g，夜交藤15g，炒酸枣仁20g。20剂，水煎服。

2016年5月18日二诊：反酸、烧心、打嗝均减而未止，口干，夜眠时咽干有黏痰，食后胃觉痞堵，大便好转，日1行。失眠好转，心慌、憋气显著改善。胫前压痕。腿肿，乘坐飞机后明显，腰凉，腰酸，脚凉，小便黄未改善。苔中度腻，脉沉，右脉重取微滑。

治法：调肝，和中，清脘，宽胸，化痰，宁神。

处方：柴胡6g，制香附8g，麦冬10g，苏梗10g，川黄连10g，木香6g，陈皮6g，竹茹10g，瓜蒌10g，车前子、车前草各12g，云苓20g，炒酸枣仁20g，川续断15g。14剂，水煎服。

按量服用上药后随访2周，病情基本得到控制，未再有反酸、烧心之感。

按语：此例患者为慢性浅表性胃炎，以打嗝、腹胀、脉弦为主症，辨为肝脾不调证，治以通治方加减，药用柴胡、制香附、佛手、川黄连、苏梗、木香调肝理脾；兼有咽干、咳嗽痰多，加玄参、生甘草、桔梗、竹茹利咽祛痰；兼有反酸，加煅瓦楞、乌贼骨、生甘草（乌甘散）制酸；兼有大便干燥，加麻仁润肠调府；兼有眠差，加夜交藤、炒酸枣仁宁神。二诊时症情好转，大便调，故去火麻仁；兼心慌憋气，加瓜蒌宽胸理气。

例 2. 余某，女，53 岁。2016 年 4 月 6 日初诊。

主诉：食后打嗝、胃胀 20 余年。

现病史：浅表性胃炎 20 余年，反复发作。现症见：全身不适、疼痛，肌肉紧。食欲可，但食后打嗝，或有胃胀，反酸烧心不明显。晨起咽干，咳痰白色、质清。无口苦，有口气，大便干燥，2～3 日 1 行，小便黄。眠差，心烦，夜醒梦多，心慌、憋气。脚凉出汗，冬日畏冷。苔黄腻，右脉微弦。

治法：调理肝胃，利咽化痰，清脘制酸，调府，宁神。

处方：柴胡 10g，制香附 10g，佛手 10g，玄参 18g，生甘草 6g，桔梗 10g，竹茹 10g，川黄连 10g，苏梗 10g，木香 6g，煅瓦楞_打15g，火麻仁 20g，夜交藤 15g，炒酸枣仁 20g。14 剂，水煎服。

（7）消化性溃疡（3 例）

例 1. 刘某，女，62 岁。2016 年 3 月 2 日初诊。

主诉：胃脘部不适，反酸烧心 2 年余。

现病史：胃脘部不适 2 年余，常在食后有石硬感，恶食油腻，或有胃脘痛，偶尔有从胃脘至下腹部的游走性痞痛，烧心，口干口苦，纳食差，大便成形，日 2～3 行，或 2～3 日 1 行。胃幽门螺旋杆菌阳性。苔微腻，脉沉虚。

治法：调理肝脾，清脘止痛，促消化。

处方：柴胡 10g，青皮 6g，制香附 10g，佛手 10g，生杭芍 15g，川黄连 10g，木香 5g，山药 20g，莲子肉 12g，炒白术 10g，鸡内金 15g，炒谷芽 15g，延胡索 10g。20 剂，水煎服。

按语：该患者以胃脘部不适为主要症状，且口干、口苦，属肝脾不和证，治宜调肝理脾为主，以通治方为基础加减治疗，药用柴胡、青皮、制香附、佛手、木香。患者反酸烧心明显，胃脘痛，属胃脘有热，灼伤胃络，因此宜清脘止痛，在通治方基础上加川黄连清热，白芍养阴血，缓急止痛，延胡索行气止痛。此外，现代药理学研究发现黄连对幽门螺旋杆菌也有一定的抑制作用。患者恶食油腻、食纳差，加山药、白术、莲子肉、鸡内金、炒谷芽健脾，促消化。

例 2. 王某，女，62 岁。2016 年 11 月 2 日初诊。

主诉：胃痛、反酸 3 个月。

现病史：胃镜（2016 年 10 月 13 日某医院）示：胃窦溃疡（H2 期）；非萎缩性胃炎伴糜烂（胃角为主）。现症见：胃痛，胃胀 2～3 个月，食后胀，空腹时胃有烧灼感，自觉下腹部时有发热。性偏躁急，入睡困难。大便溏，不喜冷食和干硬实物。头晕，血压 140/120 mmHg。舌满布白腻苔（水滑），脉沉弦，左尺虚。

治法：平肝，健脾，清脘，宁神。

处方：生石决明_{打、先煎}15g，白蒺藜 12g，龙胆草 10g，柴胡 10g，制香附 10g，炒白术 12g，山药 20g，川黄连 10g，木香 6g，麦冬 10g，苏梗 10g，高良姜 5g，炒酸枣仁 20g。20 剂，水煎服。

例 3. 阚某，女，37 岁。2015 年 5 月 6 日初诊。

主诉：胃胀、反酸 2 月余。

现病史：胃肠胀气，反酸，打嗝，反复发作 2 月余。头晕，易气急，眠多梦，偶有心悸。二便调。月经后期 4～5 天，色可，量少。宿疾：乳腺小叶增生，血脂高。薄白腻苔，脉沉，左有弦意。

治法：调肝和胃，降逆，制酸。

处方：柴胡 10g，制香附 10g，龙胆草 8g，苏梗 10g，木香 6g，佛手 10g，海螵蛸 15g，炙甘草 8g，川厚朴 6g，天麻 10g，钩藤后下15g。14 剂，水煎服。

2015 年 5 月 20 日二诊：尽剂后，胃肠胀气明显好转，仍有轻度腹部不适，反酸无，打嗝，完谷不化，恶寒，纳可，小便频，头晕，咽炎，干咳。血压正常，血脂偏高。月经后期 7 天左右。苔如前，脉沉虚，右关弱。

治法：宜前法出入。

处方：上方去龙胆草、佛手、炙甘草，加浙贝母 10g，山药 20g，鸡内金 12g，生黄芪 24g。14 剂，水煎服。

按语：该患者以胃肠胀气、反酸、打嗝，性偏躁急为主要见症，仍属肝脾同病，因此治疗上以调肝理脾为主要治法，以通治方为基础加减治疗，药用柴胡、制香附、龙胆草、苏梗、木香、佛手、厚朴；因有反酸，加海螵蛸、炙甘草制酸止痛；头晕，加天麻、钩藤平肝降压，止眩晕。二诊时患者腹胀减轻，在原方基础上减龙胆草、佛手、炙甘草等理气之品；完谷不化，纳可，加山药、鸡内金健脾，促消化。

2. 噎膈（1 例）

【噎膈通治方】加味启膈散

药物组成：北沙参 15g，丹参 10g，当归 12g，川贝母 6g，苦杏仁 10g，黄郁金 10g，瓜蒌皮 10g，砂仁壳 5g，桃仁 10g，红花 5g，荷叶蒂 10g，杵头糠 10g。

方剂功效：解郁润燥，化痰除瘀。

张某，女，67岁。1961年9月初诊。

主诉：进食困难，加重2个月。

现病史：患者因饮食梗阻，难以进食，食后噎塞、呕恶，近2个月并不断加重，前往某职工医院就诊。除上述症状外，兼见胸闷，胸骨后隐痛，口苦，时吐痰涎，大便干结，常多日不行，肢体羸瘦，精神疲惫、抑郁。面色㿠白无华，眼圈略显青灰色，舌体瘦缩，舌质暗红，舌面无津，脉象细弦、微涩。经该院外科诊断为"食管癌"。放射科钡餐造影示：食管下端近贲门处约有拇指头大肿块，病理切片示：鳞状细胞癌。后去北京某医院复查，诊断同前，并已有锁骨上、腹股沟等处淋巴结转移，外科认为已非手术适应证。

治法：开郁祛瘀，润燥化痰为主。

处方：北沙参15g，丹参10g，当归12g，川贝母6g，苦杏仁10g，黄郁金10g，瓜蒌皮10g，砂仁壳5g，桃仁10g，红花5g，荷叶蒂10g，杵头糠10g。20剂，水煎服。

二诊：尽剂后，食后梗阻明显减轻，能吃半流质饮食。近半月来未有呕吐，口已不苦，胸闷、胸骨后隐痛亦见轻缓。面色好转，眼圈青灰色渐淡，唯痰涎仍多。

处方：北沙参15g，丹参10g，当归10g，川贝母10g，苦杏仁10g，瓜蒌皮10g，枳壳5g，姜半夏6g，砂仁壳5g，川芎10g，桃仁10g，红花5g。20剂，水煎服。

三诊：尽剂后，诸症悉缓，痰涎明显减少，能进软食，体重增加，患者心情舒畅。后经放射科检查示：局部肿块缩小过半，原淋巴结肿大处亦相应消减。患者但觉咽干，胸微闷，大便偏于干燥。遂以琼玉膏加味方以竟全功。

治法：宜前法出入。

处方：吉林参 60g，生地黄 150g，茯苓 60g，瓜蒌皮 75g，半夏曲 60g。上方浓煎取汁，兑入白蜜 1 斤，炼蜜收膏，每服 1 匙，一日 2 次，温开水冲服。

之后 4 年，曾 2 次接到其家属来信，告称患者食眠如常，噎膈诸症未见复发。

按语：根据此患者脉症，病属噎膈晚期，气郁瘀滞，肺胃津耗。初诊时余师以通治方原方治疗，开郁化瘀，润燥化痰。二诊时患者诸症悉减，唯痰涎仍多，因而在原方基础上加姜半夏，以增强祛痰之药力。三诊时患者诸症悉缓，痰涎明显减少，能进软食，但仍存在燥象，气阴不足，因此用琼玉膏加味方养阴益气化燥，兼能化痰宽中调胃。由于用药中病即止，故能使重病转危为安。

3. 泄泻（2 例）

【泄泻通治方】加味痛泻要方

药物组成：柴胡 10g，炒白术 12g，白芍 12g，炒陈皮 6g，防风 10g，升麻 10g。

方剂功效：调肝和胃，理气健脾。

例 1. 王某，男，40 岁。2013 年 12 月 5 日初诊。

主诉：腹痛、泄泻 2 日。

现病史：初因感受风寒，服药渐愈。2 日前伤于冷饮，腹痛，泄泻清稀，脘痞纳减，嗳气，胸胁苦满。恶风，四肢不温。大便日 10 余行，每泻时腹痛较甚，肠鸣，少腹拘急，泻后减缓，口中淡。体温 37.8℃。苔薄白，中心稍腻黄，脉弦、微浮。

治法：疏风清热，调肝健脾。

处方：柴胡 10g，黄芩 10g，防风 12g，白芍 15g，炒白术 18g，陈皮 6g，焦三仙 18g。

一剂热退，痛泻减半，三剂而平。

按语：该患者属外感转饮食所伤，以通治方加减治疗，药用柴胡、白术、白芍、防风、陈皮。症见痛泻为主，兼见恶风、微热，脘痞纳减、嗳气，因此加重防风用量，合柴胡、黄芩以疏风解热，加焦三仙合白术以消食健脾。

例 2.周某，男，59 岁。2016 年 1 月 6 日初诊。

主诉：慢性泄泻近 5 年。

现病史：患慢性肠炎近 5 年，时发时愈。经中西医多方治疗，未见明显效果，检阅前医处方，多属理中汤、胃苓汤、四神丸等。发作时腹痛泄泻，日 3～5 行，大便经常带黏液，或有少量不消化饮食残渣，微有腹胀，肢体消瘦，倦懒无力，面色少华，脉濡弦，右关濡细。

治法：补脾升举为主，兼以调肝。

处方：炒白术 18g，升麻 10g，白芍 12g，陈皮 10g，防风 10g，诃子肉 6g。

以上方加减治疗，前后共服 40 剂左右，病告痊愈。

按语：此例为慢性肠炎，发作时腹痛、泄泻，临床表现与急性肠炎不同，腹痛的程度较轻，腹泻的次数不太多，但经常发作，缠绵难愈，病机属于肝旺脾弱。由于久泻不愈，脾虚转甚。清代刘一仁提出"泄泻之病，四时感受不同，或因风寒暑湿所干，或因饮食所伤，动伤脾胃之气，故作泄泻。治当分其新久，审其原因。新则以伐邪之药为主，而健脾之药为佐；久则以补脾之药为君，而升发之药为使"（《医学传心录》）。此例治法，可参酌此法则，以炒白术为主药，并加大用量，升麻以举脾气，诃子肉以涩肠止泻。伏其所主，先其所因，经过一段时间的治疗，近五年宿疾应手而愈。

4. 急慢性肝炎

【急慢性肝炎通治方】甲乙汤

药物组成：柴胡 10g，制香附 10g，玄参 15g，枸杞子 12g，麦冬 10g，生地黄 15g，熟地黄 15g，山药 20g，丹参 18g，赤芍 12g，鸡血藤 15g，鸡骨草 30g，鸡内金 15g。

方剂功效：调肝，育阴血，健脾，活血通络。

（1）乙肝（4例）

例 1. 贺某，男，43 岁。2016 年 4 月 6 日初诊。

主诉：肝区疼痛 2 年余，继发阴囊潮湿 2 月余。

现病史：阴囊重度黏湿 2 月余。肝区疼痛偶作，纳可，大便不成形，或黑或黄，眠欠佳，醒早，复难入睡，口干，起夜 2 次。四肢畏冷，足尤甚，足发麻，右腿曾受伤。静脉曲张。既往有乙肝病史 2 年，胆囊息肉，肝实质回声不均匀。西医检查（2016 年 3 月 18 日）：丙氨酸氨基转移酶 81 IU/L ↑，天冬氨酸氨基转移酶 66 IU/L ↑，空腹葡萄糖 6.30 mmol/L，乙肝病毒 3.54×10^4 IU/mL。苔薄腻，脉沉小、微弦。

治法：调肝，育气阴，健脾，化湿，兼以扶阳。

处方：柴胡 10g，制香附 10g，生地黄 15g，熟地黄 15g，鸡血藤 15g，鸡骨草 30g，生黄芪 30g，山药 20g，葛根 15g，丹参 18g，苍术 10g，玄参 15g，薏苡仁 20g，川黄连 10g，肉桂 6g。20 剂，水煎服。

按语：患者为乙型肝炎，以肝区疼痛、大便不成形为主要临床表现，故治宜调肝，育气阴，健脾，活血通络，以通治方加减治疗。药用柴胡、制香附、生地黄、熟地黄、鸡血藤、鸡骨草、山药、丹参。患者兼有阴囊湿疹，治宜化湿，去湿疹，加苍术、薏苡仁；眠差，四肢冷，加黄连、肉桂，清上温下，黄芪、肉桂益气扶阳。

例 2. 王某，男，46 岁。2015 年 6 月 3 日初诊。

主诉：肝区疼痛 20 余年，加重 14 天。

现病史：患者既往感染乙肝病毒 20 余年，导致慢性肝损伤。近 14 天来肝区疼痛加重，生气劳累后症状加重。性格较急，火气大。双手掌偏红，口气重，纳可，眠可。大便日 1～2 行。302 医院肝功能检查（2015 年 6 月 1 日）示：血常规正常，HBsAg（乙肝表面抗原）6470（＋），HBcAb（乙肝核心抗体）0.006（＋）。苔薄腻，脉沉小弦。

治法：调肝育阴，健脾。

处方：柴胡 10g，制香附 10g，山药 20g，鸡血藤 15g，鸡骨草 30g，生地黄 15g，熟地黄 15g，玄参 15g，枸杞子 12g，麦冬 10g，赤芍 12g，丹参 15g，川楝子 10g，龙胆草 10g。14 剂，水煎服。

2016 年 10 月 26 日二诊：生化检查（2016 年 10 月 25 日，302 医院）示：肝功（－），UA 484 μmol/l ↑，HBVDNA＜40，乙肝五项：HBsAg（＋），HBcAb（＋），余（－）。B 超示：慢性肝损害，胆囊壁毛糙。尽剂后，诸症好转。近来易起急，血压波动，最高 140/110 mmHg，伴头痛，无头晕，唇角发干。嗳气好转，胃脘胀好转，食油腻后右胁下不适。便质黏、不通畅，日 1 行。纳寐均可。苔腻减，脉沉濡，微弦。

治法：调肝，平木，通络，化入枳术丸方。

处方：柴胡 10g，制香附 10g，川楝子 10g，鸡内金 30g，鸡血藤 15g，鸡骨草 30g，生地黄 15g，熟地黄 15g，生石决明 打,先煎 15g，白蒺藜 12g，川芎 15g，丹参 15g，枳实 6g，炒白术 10g。30 剂，水煎服。

按语：此例患者初诊为典型肝炎表现，无其他并发症，用通治方加减治疗，药用柴胡、制香附、山药、鸡血藤、鸡骨草、生地黄、熟地黄、玄参、枸杞子、麦冬、赤芍、丹参；因平日性格较急，火气大，双手掌偏红，口气重，属肝胆火盛，加川楝子、龙胆草舒肝气，清肝火。二诊时出现血压波动，血压升高，在原方基础上加生石决明、白蒺藜平肝降压；兼见便质黏，不通畅，加枳术丸健脾消食，行气化湿，尤其适用于大便不通且便质黏腻的患者。

例 3. 程某，男，43 岁。2015 年 6 月 3 日初诊。

主诉：胃胀、乏力 3 年。

现病史：既往有乙肝，"小三阳"，胃胀、乏力近 3 年。2015 年 2 月 26 日于安徽潜山县中医院检查示：肝内有稍高回声，胆囊息肉。2015 年 6 月 1 日于北京王府中西医结合医院检查示：AST43 IU/L↑，慢性胃炎伴糜烂；胃下垂。眠可，纳可，二便正常。胃胀、噫嗝，全身乏力。苔薄腻，脉弦缓。

治法：调肝，益气健脾，清脘，降逆。

方药：柴胡 10g，制香附 10g，鸡内金 12g，鸡血藤 15g，鸡骨草 30g，生地黄 15g，熟地黄 15g，山药 20g，云苓 15g，炒白术 10g，川黄连 10g，木香 6g，佛手 8g，炙黄芪 24g，升麻 10g。14 剂，水煎服。

例 4. 王某，男，35 岁。2014 年 10 月 22 日初诊。

主诉：便溏。

现病史：大便不成形，胃不胀。脱发。小便泡沫，颜色正常。八年前发现"大三阳"。肝肾功能检查（2014年10月12日）示：丙氨酸转移酶79 IU/L↑，天冬氨酸氨基转移酶43 IU/L↑，总胆红素19.4 μmol/L↑，胆碱酯酶12960 UI/L↑。苔薄腻，脉沉濡，重取弦意。

治法：调肝，健脾，养血。

处方：柴胡10g，制香附10g，当归10g，赤芍、白芍各12g，鸡血藤15g，鸡骨草30g，生地黄15g，熟地黄15g，山药20g，云苓15g，炒白术12g，炙甘草6g，侧柏叶10g。14剂，水煎服。

（2）丙肝（1例）

李某，男，64岁。2015年3月18日初诊。

主诉：腹胀，食后胁痛加重1周。

现病史：1周来腹胀，食后胁痛明显。府行如常。起夜，手足背痛。延安大学附院检查示：丙肝RNA定量（正常范围），丙型肝炎抗体定量14.5 IU/L↑。血常规正常。肝功能：总胆红素33.2 μmol/L↑，直接胆红素9.8 μmol/L↑，间接胆红素23.4 μmol/L↑，余正常。腹部B超示：脂肪肝，胆囊息肉样病变。宿疾高血压，前列腺炎。苔薄白微腻，脉沉小弦。

治法：调肝，补气阴，缩泉。

处方：柴胡10g，制香附10g，生地黄15g，熟地黄15g，鸡内金15g，鸡血藤15g，鸡骨草30g，川厚朴5g，川楝子10g，金樱子10g，蒲公英10g，炒酸枣仁15g。30剂，水煎服。

2015年6月3日二诊：2015年5月25日尽剂后，腹胀明显缓解，大便可，日1行，小便可，起夜2～3次。肝区仍有隐痛，腰部不适，有疼痛，双腿乏力。纳可，眠差，血压130/80 mmHg。苔薄腻，脉沉濡、有弦意。

治法：调肝、补气阴、缩泉、宁神。

处方：柴胡10g，制香附10g，鸡血藤15g，鸡骨草30g，夏枯草10g，车前草10g，川楝子10g，生地黄15g，熟地黄15g，玄参15g，金樱子10g，覆盆子12g，蒲公英10g，山药20g，炒酸枣仁20g。30剂，水煎服。

继服上方加减2个月，腹胀胁痛皆消，后随访，并未复发。

按语：患者为丙型肝炎，腹胀，食后胁痛明显，故治疗以调肝、补气阴为主，以通治方加减治疗。由于患者脾虚症状不著，仅有腹胀，因此在通治方中去健脾之药，加厚朴以行气除痞，药用柴胡、制香附、生地黄、熟地黄、鸡内金、鸡血藤、鸡骨草、川楝子、厚朴。患者有前列腺炎，加金樱子缩泉固尿，蒲公英清热解毒，消除炎症。二诊时腹胀已除，故在原方中去厚朴。

（3）戊肝（1例）

何某，女，52岁。2015年5月13日初诊。

主诉：腹胀、恶心2月余。

现病史：全身乏力2月余，纳食差，腹胀，恶心，打嗝。大便偏干，2日1行。眠差，精神疲惫。乳腺增生，乳腺胀，眼干涩不适，视物模糊，月经周期紊乱。口干口苦，脸色偏黄，心中憋闷不舒，头胀痛。患者既往有戊肝病史，子宫肌瘤，甲状腺结节。苔薄微腻，脉沉，弦意不著。

治法：调肝，育阴血，消瘿结，调府，宁神。

处方：柴胡10g，制香附10g，生地黄15g，熟地黄15g，鸡血藤15g，鸡骨草30g，玄参15g，昆布10g，黄药子6g，火麻仁 20g，川芎 15g，川厚朴 6g，炒酸枣仁 20g，白芷 10g。
14 剂，水煎服。

5. 肝硬化（4 例）

【肝硬化通治方】调肝软坚汤

药物组成：柴胡 10g，制香附 10g，云苓 15g，山药 20g，
生地黄 15g，熟地黄 15g，丹参 15g，赤芍 12g，鸡血藤 15g，
鸡骨草 30g，鸡内金 15g，鳖甲_{先煎}10g，三棱 10g，莪术 10g，
白术 10g，川楝子 10g。

方剂功效：调肝，育阴血，健脾，活血通络，软坚散结。

例 1. 尹某，女，52 岁。2015 年 11 月 25 日初诊。

主诉：肝区有不适感 2 年。

现病史：肝区或感不适，脐部晨起觉硬或有颤动感。大便
不畅。患者既往有肝硬化，为乙肝病毒携带者。苔薄、腻，脉
沉滑、有弦意。

治法：调肝，软坚，通络，化入枳术丸方。

处方：柴胡 10g，制香附 10g，三棱 10g，莪术 10g，生地
黄 15g，熟地黄 15g，枸杞子 12g，鸡血藤 15g，鸡内金 15g，
鸡骨草 30g，生杭芍 12g，青皮 6g，炒白术 10g，枳实 5g。20
剂，水煎服。

2016 年 1 月 27 日二诊：尽剂后，腹部痞硬感变软，右侧
肋部不适，饮食可，大便不成形，次数不定，总觉大便解不
净，夜尿 3 ～ 4 次，尿量多。苔薄，脉沉，弦意较不明显。

治法：以前法出入。

处方：上方去枸杞子、鸡内金、青皮，加川楝子 10g、覆
盆子 12g、延胡索 10g。20 剂，水煎服。

2016年3月16日三诊：尽剂后，右侧胁肋不适感减轻，双腿乏力和精神好转，脐部右侧痞硬感已愈，左侧仍觉有痞硬感。大便不成形，1日1次，较前畅快。眠或欠宁。水滑苔，脉势濡有好转。

治法：调肝，健脾，通络，宁神。

处方：柴胡10g，制香附10g，鳖甲先煎10g，三棱10g，莪术10g，白术10g，云苓15g，山药20g，生地黄15g，熟地黄15g，川楝子10g，丹参15g，赤芍12g，炒酸枣仁20g。30剂，水煎服。

2016年5月11日四诊：仍有右胁下不适或痛，劳累时加重，食多时右乳下顶痛。其余不适均明显好转。腿沉或抽筋。手心烫热，足畏冷，有冒风感，腰膝冷，膝盖疼。舌体胖，苔白有齿痕。脉沉濡，左有弦意。

治法：疏肝健脾，育阴，扶阳，蠲痹。

处方：柴胡10g，川楝子10g，青皮6g，制香附10g，山药20g，云苓15g，炒白术10g，生地黄30g，玄参15g，女贞子10g，制附片先煎6g，千年健10g，海风藤15g。30剂，水煎服。

例2. 胡某，男，42岁。2015年1月7日初诊。

主诉：右胁下疼痛，乏力3年余。

现病史：右胁肋疼痛，乏力3年余。牙龈不出血，口不干、不苦。纳食可，眠一般，小便正常，大便调。易生气。患者既往有肝硬化3年，乙肝"大三阳"20余年，脾不大。舌尖红，苔薄腻，右脉濡弦。

治法：调肝，软坚和中。

处方：柴胡10g，制香附10g，龙胆草6g，鳖甲先煎10g，川楝子 10g，生黄芪 24g，生地黄 15g，熟地黄 15g，三棱 10g，莪术 12g，鸡血藤 15g，鸡骨草 30g，山药 20g。20 剂，水煎服。

2015 年 3 月 4 日二诊：尽剂后，两侧胁肋疼痛好转，乏力较前减轻，食欲正常，无腹胀，无口苦。小便调，大便日 1～2 行，便黑。眠正常。苔如前，脉沉濡，重取有弦意。

处方：上方去龙胆草、山药，加玄参 15g、赤芍 12g、沙苑子 12g。20 剂，水煎服。

2015 年 4 月 29 日三诊：乙肝"二对半"检查（2015 年 4 月 15 日）示：HBsAg（+），HBeAb（+），HBcAb（+）。尽剂后，肝区疼痛消失，诸症改善，纳食可，眠可，二便调。肝功能（2015 年 4 月 13 日）：丙氨酸氨基转移酶 106 IU/L↑，天冬氨酸氨基转移酶 79 IU/L↑。苔腻减，脉濡，弦不著。

治法：调肝，健脾，通络。

处方：柴胡 10g，制香附 10g，青皮 4g，陈皮 4g，三棱 10g，莪术 10g，鸡血藤 15g，丹参 15g，山药 20g，鸡内金 12g，鸡骨草 30g，炙甘草 6g。20 剂，水煎服。

例 3. 张某，男，33 岁。2014 年 12 月 10 日初诊。

主诉：腹满微膨、腹胀。

现病史：有乙肝病史，经某医院确诊为肝硬化（伴腹水）。现症见：身体较前消瘦，腹满微膨，纳食后腹胀，食后或嗳气，不吐酸水。偶有牙龈出血，大便色黄黑，日 1～2 行，偏干。小便色黄，口干，微苦。胫前微肿。苔腻，脉势沉伏，弦急不著。

治法：调肝软坚，育阴血，和中，通络，消腹水。

处方：柴胡 10g，制香附 10g，当归 10g，鳖甲_{先煎}15g，赤

芍、白芍各 15g，丹参 15g，生地黄 15g，熟地黄 15g，川厚朴 6g，三棱 10g，莪术 10g，鸡血藤 15g，鸡骨草 30g，云苓 20g，车前草、车前子各 12g，牵牛子 4g。14 剂，水煎服。

2015 年 1 月 28 日二诊：尽剂后，腹胀除，嗳气微作，双目干痛，口中异味，大便干，牙龈出血 2 次，双腿易乏累，口干苦。纳食可，眠可，小便热，色微黄。苔白腻，脉沉滑弦。

治法：调肝软坚，通络，补气阴，润府。

处方：柴胡 10g，制香附 10g，鳖甲_{先煎}15g，三棱 10g，莪术 10g，鸡血藤 15g，鸡骨草 30g，丹参 15g，生地黄 30g，玄参 15g，火麻仁 20g，川黄连 10g，川牛膝 12g。14 剂，水煎服。

2015 年 3 月 4 日三诊：近几日后项痛，目干涩，或有恶心。脘腹不适，胫觉紧绷，大便微干，便中带血，刷牙牙龈出血。尿有结石。薄白腻苔，脉弦意较减。

治法：宜前法出入。

处方：上方去制香附、鸡血藤、川牛膝，加丹参 15g、金钱草 30g、当归 12g。14 剂。

2015 年 5 月 27 日四诊：尽剂后，药症相安，诸症缓解，腹水著减。纳可，眠可，二便调。腹无所苦。薄腻苔，脉微弦。

治法：调肝软坚，补气阴，通络，化石。

处方：柴胡 10g，制香附 10g，鳖甲_{先煎}15g，三棱 10g，莪术 10g，鸡血藤 15g，鸡骨草 30g，生地黄 15g，熟地黄 15g，玄参 15g，丹参 15g，金钱草 30g。14 剂，以巩固疗效。

按语：本例为肝硬化腹水患者，症见身体消瘦，为慢性肝炎的损耗性表现；纳食后腹胀，食后或嗳气，不吐酸水，为肝气不舒、横逆犯脾的表现；偶有牙龈出血，大便色黄黑，为气郁化火、灼伤脉络的表现；又有腹部微膨、胫前水肿，属于三焦气化不利、水液潴留的表现。因此，余师一方面调肝软坚，育阴血，恢复肝体、肝用两方面功能，治疗肝硬化原发病；另一方面和中、通络、消腹水，治疗肝硬化及其并发症。以通治方加减治疗，药用柴胡、制香附、当归、鳖甲、三棱、莪术、白芍、生地黄、熟地黄、厚朴、赤芍、丹参、云苓、鸡血藤、鸡骨草。该患者腹满微膨，胫前微肿，有肝硬化静脉回流障碍而致水肿的表现，故在通治方基础上加车前草、车前子、牵牛子利水消肿。二诊时患者便干，加火麻仁润肠通便。三诊时尿路结石明显，加金钱草化石通淋。

例 4. 于某，男，54 岁。2016 年 3 月 2 日初诊。

主诉：周身乏力，食后易胃胀。

现病史：周身乏力，大便不易排净，日 2～3 行。肢凉，稍多食则腹胀，艰寐。既往有乙肝、肝硬化病史。有乙肝家族史。肿瘤医院 MRI 诊断报告示：肝右叶小结节（考虑囊肿），肝硬化结节，双肾多发囊肿。脉沉小弦，薄白腻苔。

治法：调肝、软坚、通络、理气、宁神，化入枳术丸方。

处方：柴胡 12g，制香附 10g，鳖甲 先煎 10g，鸡血藤 15g，鸡骨草 30g，三棱 10g，莪术 10g，白术 10g，赤芍 12g，丹参 15g，山药 20g，枳实 5g，炒酸枣仁 20g，川厚朴 6g，肉桂 5g。14 剂，水煎服。

6. 溃疡性结肠炎（1 例）

【溃疡性结肠炎通治方】加味柏叶汤

药物组成：侧柏叶 12g，生地黄 15g，黄连 10g，荆芥穗 12g，枳壳 12g，槐花 10g，地榆 15g，乌梅 10g，石榴皮 15g，酒炒黄柏 12g，赤石脂 15g，广木香 6g。

方剂功效：清热利湿，散风敛疮，行气宽肠。

顾某，男，34 岁。1998 年 5 月 8 日初诊。

主诉：泻下黏液带血糊状便 1 年余。

现病史：1 年前因腹痛、泄泻、血性黏液便频作，经某院钡餐灌肠，于降结肠下部及直肠，分别发现肠壁呈现微细锯齿样阴影，肠腔壁内廓略有变形，乙状结肠镜检查证实结肠下段及乙状结肠、直肠交界处有形状不整齐的浅层溃疡共 4 处，周围肠黏膜轻度水肿、糜烂，并有出血倾向。1 年来多方求治，始终未能真正控制发作。现症见：泻下黏液带血糊状便，日 3～7 行，泻前觉脐腹左下部疼痛，轻度里急后重感，兼有腹部痞胀不适，食谷不馨，肢体乏力，有时发热（38℃左右），尿黄。舌质红绛，苔中心浊腻，脉数微弦。

治法：清热利湿，散风敛疮为主，兼以行气宽肠。

处方：槐花 10g，侧柏叶 15g，黄连 10g，酒炒黄柏 10g，荆芥穗 10g，地榆 10g，石榴皮 10g，赤石脂_{先煎}15g，乌梅 12g，广木香 5g，炙甘草 10g。

服上方 40 剂，每连服 10 日，停药 1 日，并合锡类散灌肠（每 3 天 1 次），症状基本缓解，大便 1 日 2 次，除间有少量黏血外，多属软便，腹痛、腹胀均见明显减轻，食饮有所增加。其后又以《集验方》中"黄连阿胶汤"（黄连、阿胶、栀子、乌梅、黄柏）加槐花、山药、赤石脂等药加减，经治一个半月，大便转为正常，乙状结肠镜检示溃疡面基本愈合，获得治愈。

（四）泌尿系统疾病

1.慢性肾病

【**慢性肾炎通治方**】益肾健脾通络汤

药物组成：生地黄 15g，熟地黄 15g，山萸肉 10g，山药 20g，丹皮 12g，云苓 15g，车前草 15g，芡实 15g，丹参 15g。

方剂功效：益肾健脾，通络利水。

（1）慢性肾小球肾炎（4例）

例1.杨某，男，31岁。2014年1月27日初诊。

主诉：乏力，双腿肿胀、发凉10年余。

现病史：常感乏力，双下肢肿胀、发凉10年余。现腰两侧疼痛，小便黄。2014年1月24日化验示：肌酐180 μmol/L↑，尿酸709 μmol/L↑，尿素氮12.49 μmol/L↑，24小时尿蛋白定量1.59 IU/L；尿检示：蛋白质（++），隐血（+），红细胞计数15.1 IU/L。患者18岁时患有肾炎。苔薄白腻，脉沉细微弦，尺弱。

治法：益肾脾，补气，清肾。

处方：生地黄30g，山药20g，山萸肉10g，丹皮12g，云苓15g，芡实15g，生黄芪24g，白茅根30g，土茯苓10g，小蓟24g，盐知母、盐黄柏各10g，桑寄生15g，丹参15g。14剂，水煎服。

2014年3月2日二诊：尽剂后，起夜1～2次，尿中有泡沫，乏力，双腿发凉改善，食纳馨，大便成形，日2行，夜寐易醒，醒后难以入睡。脉微弦，尺稍弱。

治法：益肾脾，补气，清肾。

处方：生地黄15g，熟地黄15g，山萸肉10g，山药20g，丹皮 12g, 云苓 15g, 芡实 15g, 白茅根 20g, 土茯苓 10g, 丹参 15g, 生黄芪 30g, 小蓟 24g, 炒酸枣仁 20g。14 剂, 水煎服。

2014 年 8 月 27 日三诊: 乏力, 易疲劳。近未见腰酸, 湿疹亦减。双胫不肿, 小便微黄, 泡沫多。纳食可, 眠一般, 大便可。2014 年 8 月 17 日检查示: 血肌酐 186 μmol/L ↑, 尿酸 771 μmol/L ↑, 尿素氮 10.36 μmol/L ↑, 24h 尿蛋白定量 1.73/24h ↑, 余无异常。苔腻减, 脉微有弦意。

治法: 益肾脾, 补气通络。

处方: 生地黄 15g, 熟地黄 15g, 山萸肉 10g, 山药 20g, 云苓 15g, 牡丹皮 12g, 生黄芪 36g, 白茅根 30g, 土茯苓 10g, 丹参 15g, 鸡血藤 15g, 枸杞子 12g, 菟丝子 12g。14 剂, 水煎服。

2014 年 12 月 3 日四诊: 近有手脚发凉, 易于疲乏, 尿中泡沫较多, 尿频已除。纳可。大便日 1 ~ 2 行, 成形。腰轻微酸, 口不干苦。刷牙无牙龈出血。血压正常。尿常规检查示: 蛋白质 (++), RBC 18.6×10^{12}/L ↑, 24 小时尿蛋白定量 1.20 ↑, 血生化: 血肌酐 176.00 μmol/L ↑, 尿酸 661 μmol/L ↑, 尿素氮 9.81 μmol/L ↑。脉势仍微弦, 舌满布白腻苔。

治法: 调肝, 益肾, 健脾, 通络, 兼以温阳。

处方: 柴胡 10g, 当归 10g, 生地黄 15g, 熟地黄 15g, 山萸肉 10g, 云苓 15g, 山药 20g, 牡丹皮 12g, 生黄芪 30g, 白茅根 30g, 芡实 15g, 丹参 15g, 鸡血藤 15g, 制附片_{先煎}6g, 土茯苓 8g。14 剂, 水煎服。

2015 年 1 月 14 日五诊: 手脚凉, 脚为甚, 起夜 2 次, 泡沫多, 色黄。余尚可。易疲倦, 偶耳鸣, 胫前不肿, 血压正常。苔薄腻, 脉濡弦。

治法: 健肾脾, 益气, 扶阳, 兼以缩泉。

处方：生地黄 15g，熟地黄 15g，山萸肉 10g，山药 20g，云苓 15g，牡丹皮 12g，芡实 15g，生黄芪 30g，制附片_{先煎}6g，金樱子 10g，覆盆子 10g，白茅根 24g，土茯苓 10g。14 剂，水煎服。

2015 年 7 月 8 日六诊：尽剂后，眠差，起夜 1～2 次。仍略觉腰酸，余皆正常。胫前压痕（－）。薄白腻苔，右脉细弦尺弱。

治法：益肾，健脾，补气，宁神。

处方：生地黄 15g，熟地黄 15g，山萸肉 10g，山药 20g，云苓 15g，牡丹皮 12g，芡实 15g，生黄芪 30g，土茯苓 10g，白茅根 30g，小蓟 20g，川续断 15g，覆盆子 12g，合欢皮 10g，炒酸枣仁 20g。14 剂，水煎服。

患者继服上药 3 周后，肿势全消，腿凉好转，尿检正常，余症亦除。

按语：此例患者西医诊为慢性肾小球肾炎，属于脾肾两虚，以通治方为主进行治疗，药用生地黄、熟地黄、山萸肉、山药、牡丹皮、云苓、芡实、桑寄生、丹参，全方共奏健脾益肾、通络消肿之效。在此基础上，患者有较为明显的乏力症状，重用生黄芪 24g，以补气，利水消肿；下肢冷著，加盐黄柏，以温肾阳；实验室检查见高蛋白尿，加生黄芪、土茯苓、白茅根以清肾，泄浊，降尿蛋白；尿中有血，加盐知母、小蓟，以清肾，活血通络，除血尿。其余几诊，患者逐渐好转，因主症未变，因此治疗大法基本不变，只是个别药物的调整，药症相对，故疗效亦佳。

例 2. 刘某，男，67 岁。2012 年 5 月 23 日初诊。

主诉：下肢微肿，易疲劳。

现病史：下肢微肿，易疲劳。纳可，眠可，醒后仍觉累。大便偏溏 10 余年。尿检示：红细胞 50/Hp↑，蛋白（++），隐血（++）。患者既往有慢性肾炎 20 余年，近年来复发。高血压 10 余年，未服降压药，血压 140/95 mmHg。耳鸣 40 余年。苔中度腻，脉沉滑，尺弱。

治法：健脾益肾通络，平肝，兼以益气清肾。

处方：生地黄 15g，熟地黄 15g，山萸肉 10，山药 20g，云苓 20g，炒白术 10g，牡丹皮 12g，夏枯草 10g，车前草、车前子各 12g，生黄芪 24g，白茅根 30g，盐知母、盐黄柏各 10g，小蓟 20g，黄精 10g。18 剂，水煎服。

2012 年 6 月 27 日二诊：尽剂后，胫前微有压痕，大便不成形，眠可。尿检示：红细胞转阴，尿蛋白（++）。苔腻减，右脉微弦。

治法：益肾健脾，通络，兼以补气。

处方：生地黄 15g，熟地黄 15g，山药 20g，云苓 20g，山萸肉 10g，牡丹皮 10g，生黄芪 24g，土茯苓 8g，白茅根 24g，车前草、车前子各 10g，夏枯草 10g，丹参 15g，小蓟 24g，桑寄生 15g。24 剂，水煎服。

2012 年 7 月 25 日三诊：尿液有异味，胫前肿微减。尿检示：尿蛋白（+-），红细胞 25/Hp，有颗粒、透明管型。脉沉，有弦意。

治法：平肝，益肾，清渗下焦湿热。

处方：生地黄 15g，熟地黄 15g，山萸肉 10g，山药 20g，云苓 20g，牡丹皮 12g，夏枯草 10g，车前草 10g，泽泻 10g，赤小豆 30g，白茅根 30g，黄柏 10g，生黄芪 24g，鸡血藤 18g，土茯苓 6g。24 剂，水煎服。

2012 年 8 月 22 日四诊：近 2 周髋关节痛，现左侧腰背酸痛，自觉受风。尿异味重，纳可，眠可，便溏，日 1 行。尿检示：尿蛋白（－），红细胞 3～5 个。苔中心腻，右脉微有弦意。

治法：益脾肾，通络，蠲痹，清渗。

处方：生地黄 15g，熟地黄 15g，苍术、白术各 10g，山药 20g，山萸肉 10g，芡实 15g，牡丹皮 12g，丹参 15g，川续断 15g，秦艽 10g，云苓 15g，络石藤 10g，海风藤 15g，川黄连 10g，赤小豆 30g。18 剂，水煎服。

2012 年 9 月 19 日五诊：近日腰背痛及髋关节痛缓解，现膝关节偶有关节内响声。纳可，眠可，大便日 1 行。其间感冒一次。胫前微肿，尿频。右脉弦意减，苔薄腻。

治法：益肾健脾，平肝，蠲痹，通络。

处方：生地黄 15g，熟地黄 15g，山萸肉 10g，金樱子 12g，山药 20g，云苓 20g，牡丹皮 12g，车前草 15g，夏枯草 10g，独活 10g，桑寄生 15g，海风藤 15g，络石藤 12g，骨碎补 10g，桑螵蛸 12g。18 剂，水煎服。

2012 年 10 月 17 日六诊：膝关节内侧疼痛，腰背疼痛已愈。腿微肿，夜尿 2～3 次。眠可，纳可。尿检示：尿蛋白（++），隐血（+-）；血常规：红细胞 15×10^{12}/L。苔中度腻，脉濡弦。

治法：健脾肾，平肝，通络，兼以缩泉。

处方：生地黄 15g，熟地黄 15g，山萸肉 10g，山药 20g，牡丹皮 12g，云苓 15g，夏枯草 10g，车前草 10g，丹参 15g，川牛膝、怀牛膝各 12g，秦艽 10g，川续断 15g，金樱子 12g，薏苡仁 20g，苍术 10g。24 剂，水煎服。

2013 年 6 月 19 日七诊：易疲乏，腰酸，眠不解乏，便溏，纳食后反酸，小便异味大。蹲起时右膝疼痛。尿检示：尿蛋白（＋），隐血（＋）。脉势濡滑，苔微腻，舌边有齿痕。

治法：宜前法出入。

处方：生地黄 15g，熟地黄 15g，云苓 20g，车前草、车前子各 10g，山药 20g，山萸肉 10g，牡丹皮 12g，丹参 15g，川牛膝、怀牛膝各 10g，川续断 15g，白茅根 15g，土茯苓 8g，生黄芪 30g，苍术、白术各 15g，薏苡仁 20g。24 剂，水煎服。

2013 年 7 月 17 日八诊：疲乏改善，仍腰楚，喜按压，便溏，日 1 行，小便急，自觉小便不畅。眠可，纳食可。耳鸣。饮水量少，小便色偏黄。尿检示：尿蛋白（－），血常规示：红细胞 20×10^{12}/L。苔薄微腻，脉势微弦。

治法：补肾脾，平肝，兼以清肾促消化。

处方：生地黄 15g，熟地黄 15g，山萸肉 10g，芡实 15g，山药 20g，云苓 15g，牡丹皮 12g，丹参 15g，桑寄生 15g，小蓟 20g，盐知母、盐黄柏各 10g，白茅根 30g，鸡内金 12g，炒白术 10g，莲子肉 12g。24 剂，水煎服。

2013 年 8 月 14 日九诊：晋剂后，较前有精神，眠可，大便偏溏，饮少尿黄。尿检示：尿蛋白（＋－），潜血（＋），有 10 余个红细胞。苔薄白腻，脉沉缓，尺弱。

治法：补肾脾，清肾育阴，健脾通络。

处方：生地黄 30g，山茱萸 10g，山药 20g，芡实 15g，云苓 15g，牡丹皮 15g，炒白术 12g，玄参 15g，小蓟 20g，白茅根 30g，生黄芪 18g，土茯苓 10g，丹参 15g，夏枯草 10g。24 剂，水煎服。

2013 年 9 月 11 日十诊：平素畏冷，疲乏减轻，腰部仍有不适，按揉减轻。起夜 2～3 次。尿检示：隐血（＋＋），红细胞 10 个，尿蛋白（－）。苔薄，脉沉濡，尺弱。

治法：益气，补肾，缩泉，兼以通络。

处方：生黄芪 30g，生地黄 15g，熟地黄 15g，山萸肉

12g，牡丹皮 12g，山药 20g，云苓 15g，白茅根 24g，小蓟 20g，盐知母、盐黄柏各 10g，覆盆子 10g，金樱子 12g，丹参 15g，桑寄生 15g，桑椹 12g。24 剂，水煎服。

2013 年 10 月 9 日十一诊：走路时前足常痛，腰症不著，大便不成形，食后或反酸。起夜 3 次以上。尿检示：尿蛋白（－），潜血（＋），红细胞 20/Hp。苔中心微腻，脉濡缓，尺弱。

治法：补肾脾，清肾，健脾，和中，缩泉。

处方：生地黄 30g，山萸肉 10g，山药 20g，牡丹皮 12g，云苓 20g，石韦 18g，黄柏 10g，白茅根 30g，小蓟 20g，炒白术 10g，金樱子 10g，覆盆子 12g，秦艽 10g。24 剂，水煎服。

2013 年 11 月 6 日十二诊：尿检示：潜血（＋－），尿蛋白（－）。余已无明显症状。间或头晕，大便偏稀，腰有微痛。苔中度腻，右脉微弦。

治法：益气，补肾，清肾，健脾。

处方：生黄芪 24g，生地黄 30g，山萸肉 10g，山药 20g，云苓 15g，白茅根 30g，小蓟 24g，黄柏 10g，苍术、白术各 10g，莲子肉 12g，川续断 15g。24 剂，水煎服。

2014 年 8 月 13 日十三诊：无明显不适，疲劳、腰楚较前好转。双胫不肿，口不干，起夜 1～2 次，大便偏于稀软，日 1 行。或感难以憋尿。尿检示：尿蛋白（＋－），尿隐血（＋），余正常。苔中心微腻，脉濡缓，尺弱。

治法：益肾脾，清肾，缩泉。

处方：生地黄 30g，山药 20g，山萸肉 10g，牡丹皮 12g，云苓 15g，芡实 15g，生黄芪 24g，白茅根 30g，土茯苓 10g，小蓟 24g，盐知母、盐黄柏各 10g，桑寄生 15g，丹参 15g。24 剂，水煎服。

2014 年 9 月 10 日十四诊：肌酐已正常。近况较好，胫前已不肿，易疲劳，大便可或偏稀，眠安。血压偏高，未服降压药，血压 130/80 mmHg。尿检示：尿潜血（+-），尿蛋白（+）。白腻苔，脉势微沉弦。

治法：补肾脾，益气，缩泉，通络。

处方：生地黄 24g，山萸肉 10g，芡实 12g，山药 20g，牡丹皮 12g，云苓 15g，生黄芪 24g，土茯苓 10g，白茅根 30g，黄柏 10g，苍术、白术各 10g，薏苡仁 20g，丹参 18g，金樱子 12g，覆盆子 12g。24 剂，水煎服。

2014 年 10 月 8 日十五诊：尽剂后，起夜 3 次，大便较前改善。眠安，腿不肿。尿检示：尿蛋白转（-），尿潜血（+-）。血常规示：红细胞 44×10^{12}/L。苔中心微腻，脉沉缓。

治法：清肾，益脾肾，兼以缩泉，通络。

处方：生地黄 30g，芡实 12g，山药 20g，山萸肉 10g，白茅根 30g，土茯苓 10g，生黄芪 24g，石韦 12g，小蓟 24g，盐知母、盐黄柏各 10g，桑螵蛸 12g，金樱子 12g，补骨脂 12g，丹参 18g。24 剂，水煎服。

2015 年 5 月 13 日十六诊：起夜 2～4 次，大便偏溏，小便异味，眠可，纳可，易疲劳。胫前无压痕。尿检示：潜血（+-），尿蛋白（+-），红细胞 20 个。苔白腻，脉势濡缓。

治法：补肾健脾，清肾，缩泉。

处方：生地黄 30g，牡丹皮 15g，白茅根 30g，山萸肉 10g，云苓 15g，山药 20g，小蓟 24g，盐知母、盐黄柏各 10g，炒白术 12g，石韦 10g，覆盆子 12g，丹参 15g，五味子 10g。24 剂，水煎服。

2015 年 6 月 10 日十七诊：起夜 1～2 次，大便仍溏，日 1 行，小便可。疲劳，眠可，纳可。尿检示：潜血（-），尿蛋白（-）。苔中度腻，脉微弦，尺弱。

治法：补肾脾，清肾，平肝，化湿。

处方：生地黄 30g，牡丹皮 12g，山药 20g，山萸肉 10g，云苓 15g，小蓟 20g，黄柏 10g，石韦 15g，覆盆子 12g，夏枯草 10g，车前草 10g，苍术 12g，薏苡仁 20g。24 剂，水煎服。

按语：此例患者仍属慢性肾小球肾炎脾肾两虚证，以通治方为主进行治疗，健脾益肾，通络消肿。基础药物为生地黄、山萸肉、山药、牡丹皮、云苓、芡实、丹参。因患者有明显血尿，唯恐温性药加速血行，加重出血的可能性，故在通治方中去熟地黄，加大生地黄用量，并加用盐知母、盐黄柏，以清热通络，治血尿。在此基础上，根据症状加减用药。患者有较为明显的乏力症状，加生黄芪以补气；脾虚便溏，加炒白术健脾止泻；实验室检查见高蛋白尿，加生黄芪、土茯苓、白茅根以清肾泄浊；血压偏高，加车前子、车前草、夏枯草，以平肝利尿，降压；起夜明显，尿频，加桑螵蛸、金樱子以补肾缩泉，止尿频。

例 3.冀某，女，30 岁。2016 年 6 月 15 日初诊。

主诉：易疲劳。

现病史：易劳累，难以恢复体力。入睡困难，易醒，健忘，记忆力下降，注意力不集中，反应迟钝，精神差。偶有头晕，腰酸，工作压力大时胸口憋闷，晨起有黄痰，半夜易干咳。劳累后小便浑浊。大便为常，失眠后大便偏溏。月经量少，色暗，痛经，月经后期。肾功能检查示：尿素氮 2.42 mmol/L ↓，肌酐正常。患慢性肾小球肾炎 5 年。薄白腻苔，脉沉小，尺弱。

治法：益肾脾，宽胸，止嗽痰，补气，宁神。

处方：生地黄 15g，熟地黄 15g，山药 20g，山萸肉 10g，牡丹皮 12g，云苓 15g，川续断 15g，炒白术 12g，瓜蒌 10g，木香 6g，百部 10g，白前 10g，黛蛤散_{包煎}10g，生黄芪 30g，炒酸枣仁 20g。14 剂，水煎服。

例 4. 荆某，女，32 岁。2016 年 5 月 11 日初诊。

主诉：晨起面肿、下肢肿。

现病史：晨起面肿，或下肢肿，或左侧腰部绞痛，足冷。腹胀，恶心，矢气臭，纳可。遇冷则腹泻，或下午时低热 37.1℃。上月月经量少（4 月 20 日经至），胫前有压痕。患慢性肾炎 3 年。薄苔微腻，脉沉尺虚。

治法：补肾脾，和中，理气，兼以渗利。

处方：生地黄 15g，熟地黄 15g，山萸肉 10g，山药 20g，云苓 20g，牡丹皮 12g，川续断 15g，麦冬 10g，陈皮 6g，制半夏 6g，川厚朴 6g，冬葵子 12g，肉桂 5g，炒白术 12g。14 剂，水煎服。

（2）狼疮肾炎（1 例）

王某，女，27 岁。2015 年 1 月 7 日初诊。

主诉：下肢水肿 6 个月。

现病史：患者于半年前因不明原因发热收入院，检查为"狼疮肾炎 4 期"。现下肢水肿。本月月经延后 20 天（1 月 4 日行经，现尚未净），醒后不易再睡，牙龈易出血。24 小时尿蛋白总量稍高，尿蛋白（＋）。有糖尿病史。苔微腻，脉沉尺弱。

治法：益气阴，通络，结合地黄丸加减。

处方：生黄芪 30g，生地黄 24g，山萸肉 10g，芡实 15g，云苓 15g，山药 20g，牡丹皮 15g，丹参 15g，鸡血藤 15g，土茯苓 10g，白茅根 30g，当归 10g，制附片 _{先煎} 6g，炒酸枣仁 20g。20 剂，水煎服。

2015 年 10 月 4 日二诊：或有缓解。牙龈出血已止，牙龈肿，长智齿，或有针扎样痛。近日尿检示：24h 尿蛋白升高。苔如前，脉沉而尺弱。

治法：治宜前法出入。

处方：上方去芡实、当归、制附片，加川黄连 10g，肉桂 4g，桑寄生 15g。

2016 年 3 月 11 日三诊：上次月经血量多，血块亦较多，行经时腰痛较甚。脸发红觉痒。纳食可，眠可，小便正常，大便色发黑，次数多，日 3 行，不成形。现长智齿，牙龈肿。尿检（2016 年 3 月 6 日）24 小时尿蛋白 0.72 ↑，生化检查（2016 年 3 月 6 日）：TP32.6 g/L ↓；胆囊点偶痛。苔白腻，脉沉濡，左尺弱。

治法：益气阴，补肾脾，通络调经。

处方：生黄芪 36g，生地黄 15g，熟地黄 15g，山药 20g，牡丹皮 12g，云苓 15g，山萸肉 12g，葛根 15g，玄参 15g，苍术 10g，川黄连 10g，黄芩 10g，丹参 15g，当归 10g，益母草 10g。20 剂，水煎服。

后仍用通治方加减治疗 2 月余，症状明显改善。

按语：因患者同时患有狼疮肾炎和糖尿病，故余师将慢性肾病与糖尿病的通治方配合加减使用。以治疗慢性肾病的通治方为主，药用生地黄、山萸肉、山药、牡丹皮、云苓、芡实、丹参，健脾益肾，通络消肿，并在此基础上化入益气养阴治疗糖尿病的方药，如生黄芪、苍术、玄参等药物。患者实验室检查见高蛋白尿，加生黄芪、土茯苓、白茅根以益气，清肾，泄浊；眠差，加酸枣仁养心安神；月经不调，或见血块，或加当归、益母草活血，养血调经。

（3）膜性肾病（2例）

例1.秦某，女，23岁。2014年7月2日初诊。

主诉：踝肿、目肿3个月。

现病史：踝肿、目肿3个月，在河北医大二院确诊为"膜性肾病（Ⅰ期）"。现症见：胫前压痕，尿少。消化可，腹无所苦。月经正常。总蛋白、白蛋白较低。24小时尿蛋白定量5975mg↑。水滑薄腻苔，脉滑濡尺弱。

治法：补脾肾，利水，化入黄芪防风汤。

处方：生黄芪30g，防风10g，生地黄15g，熟地黄15g，山萸肉10g，山药20g，泽泻10g，牡丹皮10g，云苓20g，车前子、车前草各12g，白茅根24g，土茯苓8g，芡实15g。20剂，水煎服。

2014年7月23日二诊：尽剂后，踝肿、目肿均除，仅于昨夜熬夜后出现。现症见：脱发较甚，口不干、微苦，小便正常，眠可，大便可。纳食尚可。腰不痛，月经正常。胫前浅压痕。尿检（2014年7月18日）示：24小时尿蛋白定量2943mg↑；肌酐3755μmol/L↑，较前降低。薄苔微腻，脉濡，左尺弱。

治法：益肾健脾，利水通经，兼治脱发。

处方：生地黄15g，熟地黄15g，山萸肉10g，山药20g，牡丹皮12g，云苓15g，车前子、车前草各12g，白茅根24g，鸡血藤15g，丹参15g，芡实15g，当归10g，侧柏叶10g，生黄芪30g，土茯苓10g。20剂，水煎服。

2014年8月20日三诊：此次感冒后，眼、双踝均未肿。仍脱发，口干不苦，眠一般，大便干，1～2日1行，月经正常。

胫前浅压痕，出汗不多，饮水少。月经可。尿检（2014 年 8 月
18 日）示：24 小时尿蛋白定量 2146mg↑，肌酐 3096 μmol/
L↑，均较前降低。舌面少津，薄苔腻减，脉濡滑。

治法：宜前法出入。

处方：上方去鸡血藤、芡实、牡丹皮，加桑螵蛸 12g，白
茅根 30g，泽泻 20g。20 剂，水煎服。

2014 年 9 月 17 日四诊：经治疗后明显好转。近日仍有便
秘，脱发亦有好转。腰无所苦。胫前有甚浅之压痕，食眠可。
苔薄腻，脉濡偏滑。

治法：益气补肾脾，通络，调府。

处方：生黄芪 30g，生地黄 15g，熟地黄 15g，山萸肉
10g，牡丹皮 12g，云苓 20g，芡实 15g，白茅根 30g，土茯
苓 8g，丹参 15g，桑螵蛸 12g，当归 12g，火麻仁 20g，泽泻
12g，侧柏叶 12g。20 剂，水煎服。

2014 年 10 月 22 日五诊：仍有便秘，脱发已止。口干
不苦，纳食一般，小便次数少，月信正常。或有腰楚。尿检
（2014 年 10 月 20 日）示：24 小时尿蛋白定量 1824mg↑；肌
酐 2290 μmol/L↑。苔薄腻，脉沉弦微数，尺弱。

治法：补肾健脾，通络调府。

处方：生地黄 15g，熟地黄 15g，山萸肉 10g，云苓 20g，
山药 20g，生黄芪 24g，白茅根 30g，土茯苓 10g，当归 10g，
炒白术 12g，桑椹 12g，泽泻 10g，枳实 5g，熟大黄 3g。20 剂，
水煎服。

2014 年 11 月 19 日六诊：近日来眠差，便秘较前改善，
腰易累乏，脱发续有好转。月信正常。口干不苦。纳食可，小
便调。腰酸楚，胫前已无压痕。尿检（2014 年 11 月 17 日）
示：24 小时尿蛋白定量 1760mg↑。苔腻减，脉势微数。

治法：宜前法出入。

处方：生地黄15g，熟地黄15g，山萸肉10g，山药20g，云苓15g，牡丹皮12g，川续断15g，芡实12g，桑椹子10g，白茅根30g，枳实5g，火麻仁20g，熟大黄3g。20剂，水煎服。

2014年12月10日七诊：尽剂后，睡眠、脱发明显改善。此次行经七日尽，量少。口干不苦，纳食可，二便调。脸上起红点瘙痒。尿检（2014年12月5日）示：24小时尿蛋白定量903mg↑。苔薄微腻，脉沉濡，尺弱。

治法：宜前法加减。

处方：上方去川续断、枳实、桑椹子，加土茯苓10g、川厚朴5g、当归12g。20剂，水煎服。

2015年1月7日八诊：尽剂后，脉症相安。纳食易呕吐，牙龈出血，感冒后脚踝肿，眼睑肿，现已愈。小便发黄，微有泡沫。纳食可，眠可。大便如常。胫前微浮。尿检（2014年12月19日）示：24小时尿蛋白定量424mg↑。脉微弦，左尺弱。

治法：益肾健脾、和中、育阴。

处方：生地黄30g，山萸肉12g，山药20g，牡丹皮15g，云苓20g，芡实15g，桑椹12g，苏梗10g，陈皮6g，制半夏5g，生黄芪30g，玄参15g。20剂，水煎服。

2015年2月4日九诊：服上方后药症相安。小便仍量少、偏黄。纳食可，无呕吐，牙龈出血缓解。面部脱皮，色红觉热，口干而不喜饮水。眠可，大便正常。胫前压痕（－）。月经正常。尿检（2015年1月14日）示：24小时尿蛋白定量819mg↑。微腻薄苔，脉弦（左脉较甚）。

治法：宜前法加减。

处方：上方去陈皮、半夏、桑椹，加白茅根20g、土茯苓10g、柴胡6g、制香附6g。20剂，水煎服。

2015 年 3 月 11 日十诊：胫前肿象不著，面部脱皮，色红，觉热，眠可，二便可，口干不欲饮，月经正常，颈部觉痒。尿检（2015 年 3 月 4 日）示：肌酐 384 μmol/L ↑；24 小时尿蛋白定量 454mg ↑。右脉微弦，苔微腻，脉沉，尺弱。

治法：益气，补脾肾，通络，兼治面瘫。

处方：生黄芪 30g，白茅根 30g，土茯苓 10g，生地黄15g，熟地黄 15g，牡丹皮 12g，山药 20g，云苓 15g，芡实15g，地骨皮 10g，地肤子 12g，僵蚕 6g，泽泻 10g。20 剂，水煎服。

2015 年 4 月 15 日十一诊：前 5 天因感冒眼睑、双胫复肿，尿黄，有泡沫。今感冒愈，肿消，小便仍有泡沫。腰不痛，眠可，纳可，大便次数少，量少，口干不苦，月经量少，胫前压痕。脉微弦。

治法：补肾脾，益气血，兼以利水。

处方：生地黄 15g，熟地黄 15g，山萸肉 10g，山药 20g，牡丹皮 12g，云苓 20g，白茅根 30g，生黄芪 30g，土茯苓10g，当归 10g，川芎 12g，杭白芍 10g，炒白术 10g。20 剂，水煎服。

2015 年 5 月 13 日十二诊：平素口干，不苦，尿色偏黄。月经量少，纳可，眠可，大便调，胫前压痕（－）。2015 年 5月 6 日河北医科大学尿检：24 小时尿蛋白定量 223mg ↑。苔薄、微腻，脉沉微滑左尺弱。

治法：益肾脾，补气血，通络。

处方：熟地黄 24g，陈皮 6g，山萸肉 10g，山药 20g，云苓 15g，牡丹皮 18g，芡实 15g，白茅根 30g，生黄芪 30g，当归 10g，生石斛 20g，玄参 15g，丹参 15g。20 剂，水煎服。

后患者继服该方月余，肿势全消，实验室检查尿蛋白恢复正常，余症亦除。

按语：患者为膜性肾病，以水肿为主要表现，以慢性肾病的通治方为基础进行治疗，药用生地黄、熟地黄、山萸肉、山药、泽泻、牡丹皮、云苓、芡实。患者来诊时又有目肿、踝水肿，因此，在通治方基础上加生黄芪、防风，祛风，消颜面水肿；全身肿势明显，加车前草、车前子以加大利水消肿之力；兼有尿蛋白高，加生黄芪、土茯苓、白茅根以清肾泄浊，降蛋白。经治 1 年余，后期患者水肿已消，实验室检查均接近正常值，但体质偏弱，气血不足，在通治方的基础上，加生黄芪、当归、炒白术、石斛、玄参等药物，气血双补，阴阳同调，体现王道医学用药平和、顾护脾胃、气血阴阳同调、收效持久的特色。

例 2. 李某，男，33 岁。2015 年 1 月 17 日初诊。

主诉：胫肿。

现病史：胫前有中度压痕。尿检（2015 年 1 月 2 日）示：尿蛋白含量 3.9 ↑，24 小时尿蛋白总量 7.41 ↑，尿蛋白（+++）。大便日 2 ～ 3 行，质稀。脱发。膜性肾病。苔中心微腻，脉滑弦尺弱。

治法：益肾健脾，调补气血。

处方：生地黄 15g，熟地黄 15g，山萸肉 10g，山药 20g，炒白术 12g，云苓 15g，莲子肉 12g，当归 10g，侧柏叶 12g，生黄芪 36g，白茅根 30g，土茯苓 10g，补骨脂 12g，牡丹皮 12g。14 剂，水煎服。

（4）肾病综合征（3 例）

例 1. 郑某，男，31 岁。2015 年 2 月 3 日初诊。

主诉：腿肿、腰酸 6 月余。

现病史：胫前水肿，右侧腰楚 6 月余，在廊坊广安门医院分院检查诊断为"肾病综合征"。自觉乏力，大便可，腰酸痛，自觉有口气，食量可，或觉睾胀。尿检示：蛋白（+++），潜血（++）。肝功能检查：AST/ALT 1.61 ↑，球蛋白 18.8 g/L ↓，甘油三酯 2.57 mmol/L ↑。苔腻，左脉反关，脉沉，右脉弦。

治法：益肾脾，调肝，通络，消肿。

处方：生黄芪 36g，生地黄 15g，熟地黄 15g，山萸肉 10g，山药 20g，云苓 20g，白茅根 30g，土茯苓 12g，牡丹皮 12g，川续断 15g，柴胡 10g，川楝子 10g，车前草、车前子各 12g。24 剂，水煎服。

2015 年 6 月 18 日二诊：尽剂后，后背觉凉，脚底凉。大便不成形，小便色黄，仍有泡沫。身体麻木、胀感，腰酸，下肢有压痕。身体乏力，纳可，眠佳。脉微沉，右尺弱。

治法：补肾脾，平肝，扶阳通络。

处方：生地黄 15g，熟地黄 15g，山萸肉 10g，山药 20g，云苓 15g，牡丹皮 12g，芡实 15g，夏枯草 10g，车前草 10g，补骨脂 12g，制附片_{先煎} 6g，肉苁蓉 10g，炒白术 12g，丹参 15g，生黄芪 30g。24 剂，水煎服。

2015 年 12 月 13 日三诊：尽剂后，疲乏无力，腰部胀，耳鸣，牙齿偶有酸感，足底干厚，脱发，有脚气。小便泡沫较多，思嗣。胫前无压痕。苔中白腻，左脉反关，右脉滑微弦。

治法：益肾脾，平肝，通络，养血。

处方：上方去芡实、制附片、炒白术，加侧柏叶 15g、锁阳 12g、沙苑子 15g。20 剂，水煎服。

2016 年 4 月 10 日四诊：易出汗，无力，腰部偶有酸胀，小便色转佳，有泡沫。饮水后尿频，大便溏，畏凉风。实验室检查示：尿潜血（++），甘油三酯 3.76 mmol/L ↑。苔白腻，左脉反关，脉微滑。

治法：益肾脾，平肝，清肾，通络。

处方：生地黄 30g，山萸肉 10g，山药 20g，牡丹皮 12g，云苓 15g，生黄芪 30g，夏枯草 10g，车前草 12g，黄柏 10g，石韦 15g，小蓟 24g，丹参 15g。20 剂，水煎服。

2016 年 8 月 9 日五诊：大便不成形，视物或模糊，腰楚，或难以转项。尿检示：尿蛋白（++），隐血（-）。苔薄微腻，脉沉小微弦。

治法：调肝，益肾脾，育阴。

处方：柴胡 10g，制香附 10g，赤芍、白芍各 12g，鸡血藤 15g，鸡骨草 30g，鸡内金 15g，山药 20g，生地黄 15g，熟地黄 15g，玄参 15g，天麻 10g，钩藤后下 15g，生黄芪 30g，白茅根 24g，土茯苓 10g。20 剂，水煎服。

2016 年 12 月 7 日六诊：略有腰酸，乏力。晨起咳嗽有痰，色白，咳后干呕。眠可，大便调。耳鸣。尿检示：尿蛋白（+-），尿潜血（-）。苔薄白腻，左脉滑沉虚。

治法：补气，益肾脾，通络，止嗽痰，和中。

处方：生黄芪 30g，白茅根 30g，土茯苓 15g，生地黄 15g，熟地黄 15g，山萸肉 10g，山药 20g，牡丹皮 12g，丹参 15g，北沙参 12g，前胡 10g，白前 10g，竹茹 10g，陈皮 6g，麦冬 10g，法半夏 5g。20 剂，水煎服。

后继服该方一月余，肿势全消，乏力、腰酸等症状明显减轻，去医院化验，蛋白尿、血尿均为阴性。

按语：患者为肾病综合征，以治疗慢性肾病的通治方进行治疗，药用生地黄、熟地黄、山萸肉、山药、牡丹皮、云苓、芡实、丹参，以健脾益肾，通络消肿，并在此基础上加减用药。患者来诊时表现乏力，加生黄芪；尿蛋白高，加生黄芪、土茯苓、白茅根以益气，清肾，泄浊，降蛋白；脉偏弦，加柴胡、川楝子调肝理气，鸡血藤、鸡骨草、玄参养阴血；腰酸明显，加川续断、补骨脂等补肾，强腰膝，止腰痛。

例2.李某，男，34岁。2016年2月17日初诊。

主诉：肾病综合征10年余。

现病史：两年前尿检示尿蛋白（＋～＋＋），今年尿检示：尿蛋白（＋＋＋），血压140～160/90～100 mmHg。现症见：全身乏力，胫前不肿，平素纳食，大便可，或偏稀溏，眠或欠宁。苔腻，右脉滑弦。

治法：益肾脾，补气，通络，平肝，宁神。

处方：生地黄15g，熟地黄15g，山药20g，云苓15g，山萸肉10g，牡丹皮10g，芡实15g，生黄芪30g，白茅根24g，土茯苓10g，丹参15g，炒白术10g，炒酸枣仁20g，车前草10g，夏枯草10g。20剂，水煎服。

2016年3月16日二诊：尽剂后，精神状态和全身乏力好转。左足心刺痛，入睡后易醒，梦扰，食纳可，大便或成形或不成形，日1行，小便可，起夜偶有1次。今日咽痛。血压稍高，尿检示：尿蛋白（＋-）。薄腻水滑苔，脉沉，左微弦。

治法：平肝，健肾脾，益气，宁神。

处方：生石决明_{打，先煎}15g，白蒺藜12g，夏枯草10g，生地黄15g，熟地黄15g，山萸肉10g，牡丹皮12g，云苓15g，生黄芪30g，白茅根30g，土茯苓10g，山药20g，炒白术10g，炒酸枣仁20g。20剂，水煎服。

按语：患者为肾病综合征，除应用治疗慢性肾病的通治方治疗外，因有高血压的表现，用生石决明、白蒺藜、夏枯草、车前草平肝降血压；眠欠宁，加炒枣仁，养心宁神。

例3.陈某，男，67岁。2015年3月18日初诊。

主诉：乏力、腰酸。

现病史：腰微酸痛，乏力，双胫不肿。面色黧黑、晦滞，口干不苦，纳食多，大小便调。2015年3月14日生化检查示：肌酐569.5 mol/L ↑，尿酸619.5 mol/L ↑，尿素30.53 mmol/L ↑。旧有肾病综合征（尿毒症期）一年余。脉势弦滑、尺弱，舌满布腻苔，舌边有齿痕。

治法：补肾脾，通络，益气阴，平肝。

处方：生地黄15g，熟地黄15g，芡实15g，白茅根30g，山药20g，云苓20g，山萸肉10g，炙黄芪30g，玄参15g，苍术12g，薏苡仁20g，川续断15g，丹参18g，夏枯草10g，车前草12g。14剂，水煎服。

2. 急性肾小球肾炎（2例）

【急性肾炎通治方】

1. **风水第一方**（暂定名）：主治急性肾炎遍身水肿、头痛、小便短赤等症。

药物组成： 麻黄_{先煎}6g，苏叶_{后下}10g，防风10g，防己10g，陈皮6g，炙桑白皮10g，大腹皮10g，牡丹皮10g，茯苓12g，猪苓6g，泽泻10g，木通5g，车前子_{包煎}12g。

方剂功效： 发表，祛风，利水。

2. **风水第二方**（暂定名）：主治急性肾炎水肿期，兼有咳嗽上气等上呼吸道感染症状者。

药物组成： 麻黄_{先煎}6g，苦杏仁10g，苏叶_{后下}10g，防风10g，陈皮10g，法半夏6g，炙桑白皮10g，茯苓10g，牡丹皮

10g，猪苓 10g，车前子_{包煎}12g。

方剂功效：发表祛风利水，兼以宁嗽。

3. 风水第三方（暂定名）：主治急性肾炎诸症悉减，水肿消退而尿液或血化验仍有病理变化者（如尿中有蛋白质、管型、红细胞、白细胞，以及血、非蛋白氮等未恢复正常）。

药物组成：党参 10g，炙黄芪 12g，熟地黄 10g，茯苓 10g，泽泻 6g，牡丹皮 6g，山药 10g，山萸肉 10g，制附片_{先煎}5g。

方剂功效：扶脾益肾。

例1. 李某，男，13岁。1960年6月14日初诊。

主诉：浮肿9日。

现病史：9天前发现面浮肢肿、头痛，继而全身浮肿，尿短而赤，食纳不振，两胫按之凹陷而不起。尿检示：尿蛋白（＋＋＋），透明圆柱、颗粒圆柱、脓细胞、红细胞、上皮细胞均为（＋）。二氧化碳结合力42.8%，非蛋白氮42mg%。体重60kg。血压190/120 mmHg。曾用氨茶碱等药物治疗无效。苔薄、微腻，脉浮有弦意。

治法：发表祛风利水。

处方：风水第一方。

麻黄_{先煎}6g，苏叶_{后下}10g，防风 10g，防己 10g，陈皮 10g，炙桑白皮 10g，大腹皮 10g，牡丹皮 10g，茯苓 12g，猪苓 10g，泽泻 10g，木通 5g，车前子_{包煎}12g。

二诊：服上方加减治疗两周，水肿消退殆尽，体重从60kg减至54kg，头微昏，血压恢复正常，尿色浅黄，尿检示仍有蛋白质（＋），并有少量红细胞、白细胞，遂改用风水第三方。

处方：党参 10g，炙黄芪 12g，熟地黄 10g，茯苓 10g，泽泻 10g，牡丹皮 8g，山药 10g，山萸肉 10g，制附片_{先煎}5g。

继服两周，血生化恢复正常，尿常规亦正常。

按语：本例患者以全身水肿、头痛、血尿等症来诊，无咳嗽上气等症状，属风水第一方主治病证，故用风水第一方治疗。后期水肿消退，标症已除，继用风水第三方补脾益肾，以固其本。

例 2. 祝某，男，22 岁。1960 年 6 月 15 日初诊。

主诉：周身浮肿半个月。

现病史：半月前面部、肢体浮肿，继而周身均肿。两颞侧头痛，尿少、黄赤，胫肿按之深陷不起，胸腹腰部亦有明显压痕。兼有咳逆上气，食欲不振，腰腿酸痛，口干唇燥。实验室检查示：二氧化碳结合力 43.8%，非蛋白氮 41.8mg。尿检示：尿蛋白（+++），颗粒管型 2～6↑，红细胞 10～15↑，白细胞 1～2↑。体重 64.5kg，血压 224/130 mmHg。舌净无苔，脉浮弦。

治法：祛风利水，佐以宁嗽。

处方：风水第二方。

麻黄_{先煎}6g，苦杏仁 10g，苏叶_{后下}10g，防风 10g，陈皮 6g，法半夏 6g，炙桑白皮 10g，茯苓 10g，牡丹皮 10g，猪苓 10g，车前子_{包煎}12g。

二诊：经上方加减治疗四周，尿量明显增多，色浅黄，水肿全消（体重减为 53.5kg）。头痛已瘥，血压恢复正常。其他自觉症状均见缓解，脉象转濡，临床检验指标尚未完全恢复，非蛋白氮 41.37%，尿蛋白（+），并有少量白细胞，遂改用风水第三方治疗，1 月后复查，指标完全转阴。

按语：本例患者除有水肿、头痛、血尿等症状外，还伴有咳逆上气，因此用风水三方中的第二方进行治疗，祛风利水，佐以宁嗽。待水肿消退，咳嗽已止，诸症悉缓后，继续服用风水第三方，以固其本，达到痊愈的效果。

3. 尿频（1例）

【尿频通治方】地黄缩泉丸

药物组成：生地黄30g，沙苑子15g，菟丝子12g，补骨脂12g，山药20g，金樱子12g，覆盆子12g，五味子10g。

方剂功效：补肾，摄泉，健脾。

羊某，男，38岁。2016年10月26日初诊。

主诉：尿频1年余。

现病史：患者过去尿频，去年服中药后缓解。近一年来尿频复发，无尿痛，小便时尿道有灼热感，伴腰酸。易上火，口疮反复发作。痰不多，纳食可，大便调。苔薄，腻象不著，脉沉小、尺虚。

治法：补肾，育阴，缩泉为主。

处方：生地黄30g，沙苑子15g，菟丝子12g，补骨脂12g，山药20g，枸杞子12g，五味子10g，玄参15g，麦冬10g，金樱子12g，覆盆子12g，桑寄生15g，川黄连10g，肉苁蓉12g。20剂，水煎服。

此方一剂奏效，后以滋阴清热之法巩固疗效，未复发。

按语：因本例患者尿频而无尿痛，伴有腰酸、尺脉，属肾虚，治以补肾缩泉为主，处以尿频通治方加减治疗，药用生地黄、沙苑子、菟丝子、补骨脂、山药、金樱子、覆盆子、五味子。此外，患者表现为尿灼热、易上火、口疮反复发作的特点，属于阴虚有热之征，因此，在通治方的基础上加玄参、麦冬、黄连以清热育阴；腰酸明显，又佐以桑寄生、肉苁蓉等药物以加强补肾强腰之功。

（五）血液系统疾病

1. 肌衄

【肌衄通治方】丹地消癜汤

药物组成：生地黄30g，玄参15g，麦冬10g，牡丹皮12g，赤芍10g，当归15g，紫草10g，金银花12g，连翘10g，生甘草12g。

方剂功效：清热解毒，凉血，活血散瘀，益气养阴。

（1）特发性血小板减少性紫癜（1例）

倪某，61岁。2014年12月24日初诊。

主诉：双上肢、下肢内侧皮肤反复出现出血点8年余。

现病史：患者血小板减少8年余。双上肢、下肢内侧出血点反复出现，头晕，腰酸，无乏力，口不干，口中易生溃疡。左手背湿疹瘙痒，纳食可，眠较差，二便调，手易脱皮。骨穿（2014年2月20日307医院）示：骨髓增生明显活跃，粒系、红系两系增生，全片可见巨核细胞54个，分类30个巨核细胞，未见产板型巨核细胞，血小板少见，诊断为"特发性血小板减少性紫癜"。苔中度腻，脉沉濡微涩。

治法：养阴，养血，消癜，祛疹，宁神。

处方：生地黄30g，玄参15g，牡丹皮12g，赤芍15g，当归10g，紫草15g，川黄连10g，麦冬10g，僵蚕6g，地骨皮10g，合欢皮10g，炒酸枣仁20g，地肤子12g。20剂，水煎服。

2015年3月4日二诊：双上肢、下肢内侧出血较前减轻，1周出现一次。腹胀，无恶心，晨起两胁疼痛。活动则出汗，乏力，无头晕。口腔溃疡较前好转，左手背湿疹减轻。饮食正常，大便稀，日1～2行，眠差。苔中度腻，脉沉。

治法：疏肝，调补气血，健脾，理气。

处方：柴胡10g，制香附10g，青皮6g，生黄芪30g，生地黄15g，熟地黄15g，当归10g，防风10g，炒白术12g，山药20g，云苓15g，川厚朴6g，牡丹皮15g，莲子肉12g。20剂，水煎服。

2015年4月1日三诊：出血症状减轻，晨起胁肋疼痛，腹部偶痛。胁肋下胀气。左手背湿疹有反复。大便稀，日1行。汗出已转正常。薄白腻苔，脉沉、微伏。

治法：宜前法出入。

处方：上方去青皮、防风、莲子肉，加川楝子12g、延胡索10g、紫草10g。20剂，水煎服。

2015年4月29日四诊：尽剂后，大便稀软，腹胀减轻。双上肢、腹部出血点反复出现，左手背、双脚背小范围湿疹。活动后汗出。苔薄白腻，左脉沉濡，右有弦意。

治法：益肾，健脾，消癥，理气，化湿，养阴。

处方：生地黄30g，白茅根30g，牡丹皮15g，紫草12g，川黄连10g，僵蚕6g，麻黄（先煎）5g，川厚朴6g，山药20g，苍术10g，薏苡仁20g，北沙参12g，天冬12g。20剂，水煎服。

2015年5月20日五诊：尽剂后，证情变化不明显。双上肢满布皮下出血点，直径0.1～1cm（反复性）。腹部微胀，无肠鸣音亢进，大便正常。唇干，鼻干。苔白腻，左脉沉伏，右脉沉、微弦。

治法：宜前法出入。

处方：生地黄 30g，牡丹皮 12g，僵蚕 6g，地肤子 12g，麻黄_{先煎}5g，苦杏仁 10g，紫草 15g，川厚朴 8g，生石斛 20g，麦冬 10g，苍术 12g，薏苡仁 20g，天冬 12g。20 剂，水煎服。

2015 年 6 月 10 日六诊：尽剂后，无明显变化。腹胀不适，大便不成形，日 2～3 行，服用黄连素未见好转。眠差，每易于凌晨三四点醒，醒后难眠。小便不畅，易出汗。双上肢、腹部布满皮下出血点。纳可。苔薄白微腻，脉势沉小。

治法：清肺，消癥，理气，宁神。

处方：北沙参 12g，天冬 12g，牡丹皮 15g，生地黄 30g，紫草 15g，黄芩 10g，黄柏 10g，川厚朴 6g，麻黄_{先煎}5g，合欢皮 10g，山药 24g，地骨皮 12g，炒酸枣仁 20g，僵蚕 6g。20 剂，水煎服。

2015 年 7 月 1 日七诊：双上肢出血点缓解，左上腹、双下肢出现大片出血点，直径 2～3cm，腹胀，大便偏溏，近 20 天小便色黄、不通畅，少腹部胀，眠改善。易上火。舌滑，苔薄白腻，脉沉，左微涩。

治法：宜前法出入。

处方：上方去黄柏、合欢皮、山药，加苍术 12g、薏苡仁 20g、蝉蜕 3g。20 剂，水煎服。

2015 年 7 月 29 日八诊：尽剂后，双上肢出血点有复发之势。仍腹胀，纳食可，眠可，小便不畅，大便日 1～2 行，不成形。苔薄，脉沉濡。

治法：清肺肾，消癥健脾。

处方：北沙参 12g，百合 15g，炙桑白皮 10g，黄芩 10g，黄柏 10g，紫草 15g，牡丹皮 15g，云苓 15g，芡实 15g，山药 20g，苍术、白术各 10g，金银花 10g，僵蚕 6g。20 剂，水煎服。

2015 年 8 月 26 日九诊：腹胀好转，上臂出血点减少，发作时间隔长，睡眠好转，下肢出血不多，胸腹出血愈，二便正常。纳可，平素汗多，动则尤甚。鼻干，眼不适，泪多。苔薄腻，脉沉濡，右脉有涩意。

治法：宜前法出入。

处方：上方去百合、炙桑皮、芡实，加丹参 15g，赤芍 12g，生石斛 20g。20 剂，水煎服。

2015 年 9 月 23 日十诊：手部出血间隔延长，过去 1 周 1 次，现在可延长至 15 ～ 20 天 1 次。自觉乏力，腹部胀满。饮食正常，眠可，二便调。口腔易溃疡。苔白腻，脉沉小。

治法：清肺肾，消癥，理气。

处方：北沙参 12g，天冬 12g，牡丹皮 12g，鸡血藤 15g，黄芩 10g，黄柏 10g，僵蚕 6g，赤芍 12g，苍术 10g，薏苡仁 20g，紫草 15g，金银花 12g，生甘草 6g。20 剂，水煎服。

2015 年 10 月 21 日十一诊：手部出血点 10 月 20 日左右出现 1 次。腰部酸痛，眼部易流泪。皮下瘀点减少。腹微胀，纳可，眠可，二便调。晨起双肋自觉不舒。手足心发热。苔腻稍减，脉沉伏。

治法：宜前法出入。

处方：上方去黄芩、天冬、生甘草，加生地黄 15g、熟地黄 15g、玄参 15g、金银花 10g。20 剂，水煎服。

2015 年 12 月 23 日十二诊：尽剂后，双上肢出血点明显减少。双眼遇亮光多流泪，视物模糊，纳食馨，夜寐宁，或梦扰。大便可，日1行，小便调。苔如前，脉沉伏。

治法：清肺肾，养血明目。

处方：北沙参12g，黄芩10g，天冬12g，赤芍12g，紫草15g，牡丹皮12g，黄柏10g，生地黄30g，当归10g，决明子_{包煎}10g，青葙子10g，夜交藤15g，鸡血藤15g，僵蚕6g。20剂，水煎服。

2016年1月27日十三诊：紫斑基本消失，双眼畏光流泪，视物模糊好转。晨起后觉双侧胁下发胀不适，偶有发作。苔中度腻，脉伏渐起。

治法：宜前法加减。

处方：去决明子、僵蚕、黄芩，加密蒙花10g、川黄连10g、忍冬藤12g。20剂，水煎服。

后随访3个月，紫癜并未再现，余症亦基本好转。

按语：该患者以特发性血小板减少性紫癜来诊，以通治方加减治疗，药用生地黄、玄参、麦冬、牡丹皮、赤芍、当归、紫草、金银花、连翘、生甘草；外加僵蚕入络搜风，地肤子、地骨皮配合丹皮合用清肌肤之伏热。上药合用，共奏滋阴清热、凉血散血之功。在通治方的基础上随症变化加减用药，患者伴有眠差，加炒枣仁、合欢皮养血和血，解郁宁神；二诊时紫癜症状明显减轻，而以两胁痛，腹胀，便溏为主要表现，辨证为肝脾失调，则治宜肝脾同调，以治疗慢性胃炎与治疗肌衄的通治方合方加减治疗，在治疗肌衄的通治方中减轻活血药物使用，增加柴胡、制香附、青皮、炒白术、山药、云苓、川厚朴等药物加强健脾疏肝之功；伴见乏力，加生黄芪益气。其后患者以脾胃功能障碍和肌衄时轻时重为主要临床表现，故治疗上仍遵循二诊时治疗方案，在原方基础上调整药物，或依据症状加减用药。伴有左手背、双脚背小范围湿疹，加薏苡仁、苍术健脾化湿。六诊时，出血点满布，肌衄加重，伴有鼻干，易出汗，考虑为肺中有热，灼伤脉络所致，因此调整治疗方案为清肺益肾，消癥健脾，加用沙参、麦冬、黄芩等清肺滋阴药物增强清肺之功，效果显著，后守方治疗。诊疗期间伴见双眼畏光，视物模糊，加决明子、青葙子、当归养血明目；伴见失眠，加合欢皮、酸枣仁养血安神等。用该方加减治疗 9 个月后，患者出血症状明显好转，继服药物 4 个月以巩固疗效，其后并无发作。

2. 再生障碍性贫血（1 例）

【再生障碍性贫血通治方】生血如圣散

药物组成：生黄芪、炙黄芪各 25g，当归 10g，生地黄 30g，鹿角胶_{烊化}15g，肉苁蓉 15g，补骨脂 12g，菟丝子 15g，山药 20g，炒白术 12g，三七末_{分冲}4g。

方剂功效：益气，补血，益脾肾，兼以止血。

黄某，男，42 岁。2002 年 7 月初诊。

主诉：贫血、出血 1 月余。

现病史：患者自去年春季开始，逐渐感到体况虚乏，经常咯血、衄血、便血或皮下出血。从去年冬季开始，渐次加重，较前消瘦 6 公斤，面色㿠白无华，曾在中苏友好医院住院 3 月余，通过血常规检测，已是中度贫血，确诊为"再生障碍性贫血"。由于治效不够理想，经人介绍来诊。来诊时除上述症候外，并感上气不足以息、衄血、呕吐、便血交替出现，身则畏寒、肢冷、大便偏溏，食谷锐减。舌体胖，舌色淡，苔微腻，脉沉弱，重取尤虚。

治法：补气血，益脾肾，降气，扶阳，控制出血症。

处方：生黄芪、炙黄芪各 25g，当归 10g，生地黄 30g，鹿角胶_{烊化}15g，肉苁蓉 15g，补骨脂 12g，菟丝子 15g，山药 20g，炒白术 12g，苏子 10g，苦杏仁 10g，制附片_{先煎}8g，玄参 18g，生蒲黄_{包煎}10g，三七末_{分冲}4g。

以上方据症加减，经治一载，患者身体状况明显好转，精气神接近正常，出血基本控制，血常规检查已接近正常。

按语：此例患者为再生障碍性贫血，以通治方化裁治疗，药用生黄芪、炙黄芪、当归、生地黄、鹿角胶、肉苁蓉、补骨脂、菟丝子、山药、炒白术、三七末、玄参，并根据患者刻下症状加减用药。患者兼有出血现象较为严重，加生蒲黄以助止血；身畏寒、肢冷，大便偏溏，加制附片扶阳；上气不足以息，加苏子、苦杏仁宣肺降气。

（六）风湿系统疾病

痹症
【痹症通治方】除湿蠲痹汤

药物组成：秦艽 10g，羌活 10g，独活 10g，桂枝 8g，制附子_{先煎}6g，当归 10g，丹参 15g，熟地黄 30g，陈皮 6g，川牛膝 10g，千年健 10g，海风藤 15g。

方剂功效：除风湿，温经散寒，通络蠲痹，滋养阴血。

（1）痛风（1 例）

赵某，男，27 岁。2016 年 10 月 12 日初诊。

主诉：双脚背外侧、膝盖上方疼痛半个月。

现病史：半月前因爬山后吃火锅（食肉较多）引起双脚背外侧和膝盖上方疼痛，疼痛固定，钝痛，无游走性，局部皮肤发红，不热、不肿。发作无季节性。有痛风病史。睡眠可，食纳可，二便调。苔薄微腻，脉沉微弦。

治法：蠲痹，止痛为主，兼以调补气血。

处方：炙黄芪 36g，当归 10g，赤芍 12g，千年健 10g，海风藤 15g，制草乌 6g，鸡血藤 15g，川牛膝 12g，牡丹皮 15g，薏苡仁 20g，苍术 12g。14 剂，水煎服。

2017 年 1 月 11 日二诊：膝盖上方、双脚外侧疼痛感已除。食纳可，睡眠可。尿检示：潜血（＋）。现目上眶微肿。苔薄，脉沉濡，左有弦意。

治法：蠲痹，通络，清肾，消肿。

处方：秦艽 10g，当归 10g，千年健 12g，海风藤 15g，草乌 6g，桑枝 10g，川牛膝 10g，生黄芪 36g，防风 10g，防己 10g，太子参 10g，伸筋草 12g，生地黄 15g，熟地黄 15g，白茅根 15g。20 剂，水煎服。

按语：患者因食肉过多引起双脚背外侧、膝盖上方疼痛，且有痛风病史，考虑其由于食肉引起嘌呤增高引发痛风，可按中医痹症治疗，处以痹症通治方化裁，除风湿，温经散寒，止痹痛。二诊时，痹症已除，患者表现为小便潜血、目上方微肿，仍处以通治方化裁巩固疗效，并针对小便潜血加生地黄、白茅根清肾；针对面目微肿，加防风、黄芪消浮肿。

（2）强直性脊柱炎（1 例）

丁某，女，57 岁。2014 年 11 月 26 日初诊。

主诉：肩背、腰、颈疼痛 10 余日。

现病史：2004 年由于肩背痛去北京积水潭医院求诊，被确诊为"强直性脊柱炎"。现症见：后背、腰、肩背、颈部疼痛，伴晨起手指僵硬疼痛，加重 10 余日。心慌，憋气，胸闷，咳嗽无痰。头顶部疼痛，头晕，视物模糊。纳食可，腹微胀，睡眠一般。小便正常，大便不成形。身体畏冷较甚。既往有高血压。苔薄腻，脉沉，重取有弦意。

治法：疏风，通络，益心气，平肝，健脾，理气，止嗽。

处方：秦艽 10g，独活 10g，鸡血藤 15g，伸筋草 10g，太子参 10g，麦冬 10g，五味子 10g，苦杏仁 10g，苏子 10g，川厚朴 6g，百部 10g，山药 20g，炒白术 12g，云苓 15g，紫菀 10g。14 剂，水煎服。

2014 年 12 月 31 日二诊：晋剂后，关节疼痛、晨起手肿好转。现症见：后背、颈部疼痛，大便时干时稀，腹胀痛，心慌、憋闷，咳嗽少痰。畏冷好转，热则汗出。口不干、不苦，头痛。苔中度腻，脉沉，有弦意。

治法：补肾强脊，补心气，健脾，宽胸止嗽。

处方：熟地黄 30g，陈皮 6g，骨碎补 12g，补骨脂 12g，赤芍、白芍各 12g，秦艽 10g，威灵仙 10g，太子参 10g，麦冬 10g，五味子 10g，瓜蒌 10g，木香 6g，白前 12g，川厚朴 6g。14 剂，水煎服。

2015 年 3 月 4 日三诊：尽剂后，出现口干、舌燥。停药 14 天，关节疼痛好转，心悸、胸闷减轻，无口苦，头痛愈。腹部胀痛，纳差，白天自觉身上潮湿汗出，嗜睡，乏力。舌脉均改善。

治法：宜前法出入。

处方：上方去五味子、白前、厚朴，加生石斛 20g、玄参 15g、当归 12g。14 剂，水煎服。

按语：患者以后背、腰、肩背、颈部疼痛，晨起手指僵硬疼痛为主要症状来诊，西医诊断为强直性脊柱炎，中医按痹症治疗，处以痹症通治方加减，药用秦艽、独活、鸡血藤、伸筋草以疏风、通络。患者兼有心慌，憋气胸闷，加党参、麦冬、五味子益心气；咳嗽无痰，加苦杏仁、苏子、百部、紫菀止咳；腹胀，大便不成形，加厚朴、山药、炒白术、云苓健脾行气除满。二诊时，关节疼痛好转，而后背、颈部仍有疼痛，故加强补肝肾、强腰脊、除痹痛之力，添加熟地黄、陈皮、骨碎补、补骨脂、赤芍、白芍、秦艽等药物；仍有心慌憋闷，加瓜蒌、木香行气、宽胸；大便与咳嗽好转，故减少止咳与健脾行气药物的使用。三诊患者症状皆减轻，继续守方化裁治疗，以巩固疗效。

（七）神经系统疾病

1. 缺血性脑卒中

【缺血性脑卒中通治方】加味补阳还五汤

药物组成：生黄芪 60g，当归尾 8g，赤芍 12g，川芎 15g，地龙 12g，桃仁 10g，红花 8g，丹参 18g。

方剂功效：益气通络。

（1）动脉硬化性脑梗死（4例）

例1.易某，女，67岁。2016年5月11日初诊。

主诉：突发单侧肢体瘫痪。

现病史：无明显诱因突发单侧肢体瘫痪，头晕，恶心，呕吐，甚则天旋地转，卧则减。干咳，胃中畏冷，口苦，有口气，无反酸、烧心，胃肠胀气，大便初头硬，日1行。颈项痛，夜尿2～3次。舌质红，苔薄腻，脉沉濡、微弦。既往有高血压、高血脂病史。西医检查（2014年9月）：浅表萎缩性胃炎，伴胆汁返流；（2015年12月10日）左侧颈动脉内膜增厚伴双侧斑块（多发）；颈椎病；（2015年3月3日）双侧基底节左侧放射冠区多发腔梗，脑白质轻度脱髓鞘改变。

治法：益气，通络，平肝，和中，兼治颈项痛。

处方：生黄芪60g，当归10g，牡丹皮12g，丹参15g，桃仁10g，红花8g，高良姜6g，制香附10g，川黄连10g，麦冬10g，陈皮6g，赤芍12g，秦艽10g，威灵仙10g。20剂，水煎服。

按语：患者突发单侧肢体瘫痪，头晕加重，晕时恶心、呕吐，甚则天旋地转，为脑梗死发作，以脑梗通治方治疗，药用生黄芪、当归尾、牡丹皮、丹参、桃仁、红花益气通络；胃不适，烧心，属脾胃功能不调，加高良姜、香附、黄连、麦冬、陈皮，辛温苦寒并用，斡旋中焦气机；兼有颈椎病，加赤芍、秦艽、威灵仙行气活血通络，祛风除湿，治疗颈项痛。

例2. 崔某，女，57岁。2015年1月21日初诊。

主诉：头痛1年余。

现病史：宿有腔隙性脑梗死，治疗后，右侧太阳穴处疼痛1年余。自觉肛门坠胀，偶胸痛。手、腹部怕冷，心烦躁热，膝盖酸软，小腿胀，口干苦，咽痒，咽中有异物感。纳食一般，眠尚可。小便急频数，量少，起夜2次，大便不成形，便后肛门痒，得矢气则舒。脐周疼痛30余年。血压132～152/80 mmHg。宿疾：高血压、腔隙性脑梗、冠状动脉硬化、大肠表浅黏膜慢性炎、轻度慢性萎缩性胃炎、双肾囊肿、脂肪肝、高脂血症。脉沉濡，微有弦急，苔微腻。

治法：益气通栓，和中健脾，止腹痛。

处方：生黄芪 60g，当归 12g，桃仁 10g，红花 8g，川黄连 10g，苏梗 10g，麦冬 10g，肉桂 5g，炒白术 12g，山药 20g，延胡索 12g，皂角刺 10g，云苓 15g。20 剂，水煎服。

2015 年 1 月 28 日二诊：尽剂后，诸症均获改善。刻下诸症大致同前。脐周仍痛，手腹部仍觉凉，肛门仍有下坠感。手指晨起僵硬、发麻，咽干偶痒，口干苦。苔薄白腻，脉势沉、微涩。

治法：宜前法出入。

处方：生黄芪 60g，当归 10g，丹参 15g，桃仁 10g，红花 8g，山药 20g，鸡血藤 15g，姜黄 10g，玄参 15g，生甘草 6g，锦灯笼 6g，升麻 10g，柴胡 8g。20 剂，水煎服。

2015 年 3 月 4 日三诊：现脐部受寒疼痛，大便偏稀，日 1～2 行。下肢冷。无腹胀，左侧胁肋痛，躁热。额汗出，无头晕，眼睛畏光，手晨起僵硬、发麻。夜则口苦、口干。不欲饮水，夜尿频，约 3 次。睡眠一般，5～6 小时／天，少梦。无恶心呕吐，纳食可。苔微腻，脉沉。

治法：调肝、宽胸、健脾、益气、通络、清脘、消瘕。

处方：柴胡 10g，川楝子 10g，瓜蒌 10g，木香 6g，川黄连 10g，云苓 15g，炒白术 12g，山药 20g，皂角刺 10g，生黄芪 30g，当归 10g，丹参 15g，红花 8g，龙胆草 6g。20 剂，水煎服。

2015 年 3 月 11 日四诊：大便偏溏，不成形，日 2～3 行。排便时肛周痒，口干口苦，躁热汗出，头晕，眼易疲劳。手指僵硬、发麻好转。苔微腻，脉沉，右脉细弦。

治法：益气通栓、活络、健脾清脘、兼治瘕瘕。

处方：生黄芪 60g，当归 10g，桃仁 10g，丹参 15g，红花 8g，山药 20g，炒白术 12g，川黄连 10g，苏梗 10g，木香 6g，皂角刺 10g，云苓 15g，桂枝 6g，赤芍 12g。20 剂，水煎服。

按语：此例患者以脑梗死后遗太阳穴处头痛为主症求诊，以治疗缺血性脑梗死的通治方加减进行治疗，药用生黄芪、当归、桃仁、红花益气通栓；兼有大便不成形，口干苦，得矢气则舒，脐周疼痛等症状，属脾虚中焦不和之证，加苏梗、麦冬、炒白术、山药、茯苓、延胡索健脾和中止痛；手、腹部冷，加肉桂温阳；有肾囊肿，加皂角刺消癥。二诊时，诸症均见好转，守方治疗，以巩固疗效，手、腹部仍觉凉，以姜黄易肉桂；咽干偶痒，口干苦，加玄参、生甘草、锦灯笼清热利咽；肛门下坠，加升麻、柴胡升提人体中气。三四诊时，头痛已除，以胃肠症状为主要表现，故易法易方，以治疗慢性消化系统疾病通治方为底方加减治疗，药用柴胡、川楝子、川黄连、云苓、炒白术、山药等调肝健脾为主，且仍以益气通络之法治疗脑梗死后遗症，以巩固疗效。

例 3. 经某，男，75 岁。2016 年 6 月 15 日初诊。

主诉：右侧肢体活动不利 3 年。

现病史：脑梗后遗症期 3 年，右侧肢体活动不利。现症见：胃胀，右胁下时有疼痛。大便欠通畅。血糖偏高，空腹血糖值 5.8 ～ 7mmol/L，餐后 2 小时血糖值 11.8 ～ 14.8mmol/L。血压 140 ～ 70 mmHg（已服用降压药）。言謇，右肢瘫痪。胆结石，胆管引流术后，拔管后（2015 年 9 月）开放性伤口，菌群检查显示：肺炎克莱伯杆菌感染。伤口处长期流脓，自行用双氧水处理。舌尖红，苔白腻，右脉弦滑，左尺虚。

治法：益气通栓，调肝，消胀，化石，化入枳术丸方。

处方：生黄芪 45g，当归 10g，丹参 15g，红花 8g，桃仁 10g，柴胡 10g，制香附 10g，木香 6g，苏梗 10g，海金沙 _{包煎}

15g，金钱草 30g，枳实 5g，炒白术 10g，地龙 12g。20 剂，水煎服。

例 4. 曲某，女，83 岁。2014 年 8 月 27 日初诊。

主诉：脑梗后意外摔伤 4 个月。

现病史：宿患高血压病 40 年，脑梗死，心律不齐，右肾结石。血压 154/90 mmHg，心率 100 次 / 分。现症见：今年 4 月意外摔倒，致髋骨骨折，髋骨、双胫疼痛，夜间低热37.2℃，周身疼痛。近来纳食不香，咽中有痰难咯，易呛咳。胸不闷，偶焦虑，气短乏力。小便频，起夜 5 ～ 8 次，大便干，日 2 ～ 3 行。右肢尤无力。苔中后腻，脉左沉，右弦濡。

治法：益气，平肝，通栓，益心气，降肺气，通便，缩泉。

处方：黄芪 60g，当归 12g，苦杏仁 12g，桃仁 12g，红花8g，太子参 10g，麦冬 10g，五味子 10g，苏子 10g，莱菔子12g，鸡内金 15g，覆盆子 12g，火麻仁 20g。20 剂，水煎服。

2014 年 9 月 17 日二诊：尽剂后，血压平稳，140/70mmHg，精神状态较前好转。现症见：仍觉乏力，夜间微热，小便频，起夜 7 ～ 8 次，大便干，2 日 1 行。右腿僵硬疼痛。口干，牙痛。纳食可，眠可。舌边尖红，苔薄腻，脉沉濡弦。

治法：益气通栓，平肝，育阴，益心气，调府，缩泉。

处方：生黄芪 60g，当归 12g，苦杏仁 12g，桃仁 12g，红花 8g，夏枯草 10g，车前草 10g，生地黄 24g，玄参 15g，牡丹皮 12g，太子参 10g，麦冬 10g，五味子 10g，火麻仁 20g，覆盆子 12g。20 剂，水煎服。

2014 年 12 月 10 日四诊：尽剂后，血压偏高，150/80mmHg，双腮肿痛，舌疼痛，双腿乏力，小便数，起夜 5 ～ 8次，大便干硬，1 ～ 2 日 1 行，睡眠一般。现双腿乏力，膝胀，咳嗽痰多。苔中度腻，脉沉，左脉弦滑。

治法：益气通络，平肝，强心，化痰嗽，润府。

处方：生黄芪24g，当归12g，丹参12g，桃仁10g，苦杏仁10g，夏枯草10g，车前草10g，太子参10g，麦冬10g，五味子10g，百部10g，紫菀10g，款冬花10g，火麻仁20g，薏苡仁20g。20剂，水煎服。

2015年1月28日五诊：尽剂后，血压稳定在140～150/80 mmHg。右侧髋骨疼痛好转。现症见：舌疼痛，双腮肿痛，左腿乏力明显，夜间喉中痰鸣、不易咯出。身觉凉，乏力短气，汗出，腑下为甚。胃胀，纳食一般，眠差，小便可，阴部痒，大便时干时稀，1～3日1行，量少。苔白腻，右脉细数。

治法：宜前法变动。

处方：生黄芪60g，当归10g，丹参15g，桃仁、红花各10g，夏枯草10g，车前草12g，生石决明打，先煎15g，胆南星6g，竹茹10g，太子参10g，麦冬10g，山药20g，金钱草30g，川牛膝12g。20剂，水煎服。

2015年3月11日六诊：晋剂后，精神状态好转。胃胀痛，尿频尿多，起夜7～8次，双膝盖疼觉凉，双腿乏力。腋下易出汗，夜间喉中痰鸣减轻。血压150/80 mmHg。上唇痛，腮易肿。纳食可，大便时干时稀，1～2日1行。苔薄微腻，脉沉微弦。

治法：益气通栓，平肝和中，缩泉。

处方：生黄芪60g，当归10g，桃仁10g，红花8g，地龙12g，车前草12g，夏枯草12g，苏梗10g，木香6g，佛手8g，川牛膝12g，覆盆子15g，肉桂5g。20剂，水煎服。

患者后继续以该方加减化裁治疗1个月，精神状态良好，血压控制在130/80 mmHg左右，胃胀、尿频等症状均消失。

按语：本例患者为脑梗死后遗症，治法以益气通络为主，采用通治方加减治疗。患者除脑梗死外，尚有高血压，加车前草、夏枯草以平肝；尿频尿多，加覆盆子、五味子补肾缩泉；胃胀痛，加苏梗、木香、佛手和中调肝；便干，加火麻仁润府；双膝冷，加肉桂补肾壮阳。

2. 出血性脑卒中

【**出血性脑卒中通治方**】加味补阳还五汤

药物组成：生黄芪 30g，当归尾 8g，赤芍 12g，川芎 15g，地龙 12g，桃仁 10g，红花 8g，丹参 18g，三七末~分冲~10g，大蓟 15g，茜草 10g。

方剂功效：益气通络。

蛛网膜下腔出血后遗症（1 例）

孙某，女，45 岁。2015 年 5 月 6 日初诊。

主诉：颈项连头顶痛 3 年。

现病史：2012 年 11 月曾患蛛网膜下腔出血，后因大量注射甘露醇等药继发慢性肾炎。生化检查（2015 年 5 月 4 日）示：LDL–C 3.55mmol/L↑，尿素氮 13.02mmol/L↑，肌酐 140mol/L↑，尿酸 450.4mol/L↑。脑 CT 示：右基地带区及左侧多发腔隙性脑梗死。B 超示：甲状腺多发结节，双肾体积小。现症见：颈项连头顶痛，腰痛，乏力，双胫不肿，双手指关节变形，口偶干。纳可，眠偶差，小便可，大便调。苔微腻，脉沉弦。

治法：益气通栓活络，宽胸，平肝，消瘿，补肾。

处方：生黄芪 36g，当归 10g，丹参 15g，桃仁 10g，红花 8g，瓜蒌 10g，木香 6g，夏枯草 10g，车前草 12g，柴胡 10g，

黄药子 8g，熟地黄 24g，陈皮 6g，海藻 10g。20 剂，水煎服。

2015 年 6 月 3 日二诊：尽剂后，头腰痛缓解，刻下仍觉乏力甚。耳鸣，口干口苦，眠可、多梦。全身酸软，纳可，小便泡沫多，大便可，日 1～2 行。绝经半年。2015 年 6 月 1 日河北联合大学附院检查示：甘油三酯 2.09 mmol/L↑，尿素氮 11.29 mmol/L↑，肌酐 115 mol/L↑，尿酸 431.1 mol/L↑。尿常规正常。苔腻减，脉如前。

治法：宜前法出入。

处方：上方去瓜蒌、木香、红花，加赤芍 12g、土鳖虫 6g、鸡血藤 18g。20 剂，水煎服。

2015 年 9 月 16 日三诊：尽剂后，仍乏力，后背畏凉，舌觉痛。大便可，眠可。生化检查（2015 年 9 月 14 日）示：BUN9.9 mmol/L↑；Crea105 mol/L↑；UA470.6 mol/L↑。

治法：益气通络，消瘿节，补肾脾，平肝。

处方：生黄芪 36g，当归 10g，桃仁 10g，红花 8g，丹参 15g，熟地黄 30g，陈皮 6g，山药 20g，夏枯草 10g，车前草 10g，秦艽 10g，昆布 10g，玄参 15g，三七末（分冲）3g。20 剂，水煎服。

2015 年 10 月 21 日四诊：仍觉乏力，四肢、后背畏凉，头顶及双侧太阳穴痛。眠可，汗多，无盗汗。大便日 3～4 行，小便可。苔薄白腻，脉濡弦。

治法：宜前法出入。

处方：上方去夏枯草、车前草、三七末，加炒白术 12g、防风 10g、山萸肉 10g。20 剂，水煎服。

2016 年 5 月 18 日五诊：心慌、胸闷，左侧偏头痛偶发，耳中蝉鸣较甚。汗出，后背冷显减，四肢畏冷著减。大便日 2～3 行，不成形。眠食均可。苔薄微腻，脉沉滑。

治法：调肝，育阴，补肾脾，宽胸，益气通络。

处方：柴胡 10g，当归 10g，川芎 15g，生地黄 15g，熟地黄 15g，瓜蒌 10g，木香 6g，山萸肉 10g，山药 10g，牡丹皮 12g，云苓 15g，生黄芪 30g，丹参 15g，青葙子 15g。20 剂，水煎服。

2016 年 11 月 2 日六诊：尽剂后，后背仍觉凉，但较前改善。仍有稍微胸闷，短气，乏力。尿蛋白（+-），余皆正常。苔薄腻，脉沉微弦。

治法：益肾脾，通络，补气，去瘀，平肝，降气。

生地黄 15g，熟地黄 15g，山药 20g，山萸肉 10g，牡丹皮 12g，云苓 15g，丹参 18g，生黄芪 36g，白茅根 24g，土茯苓 10g，皂角刺 15g，生石决明_{打，先煎}15g，夏枯草 10g，苏子 10g，苦杏仁 10g。20 剂，水煎服。

按语：患者蛛网膜下腔出血后，引起大脑右基地带区及左侧多发腔隙性脑梗死，以颈项连头顶痛为主症，按出血性脑卒中治疗，处以出血性脑卒中通治方加减，药用生黄芪、当归、丹参、桃仁、红花，益气，通栓活络。患者曾用甘露醇治疗，结合头痛症状考虑颅压升高，加车前草、夏枯草平肝，降颅压；甲状腺多发结节，加柴胡、黄药子、海藻理气软坚消瘿；慢性肾炎，腰酸，加熟地黄、陈皮补肾。其后，仍遵循该治法，调整通栓活血药物，如加赤芍、土鳖虫、鸡血藤、三七末、丹参等药物。后期头痛症状已除，以慢性肾炎症状为主要表现，故选用治疗慢性肾炎的通治方为主进行治疗，药用生地黄、熟地黄、山药、山萸肉、牡丹皮、云苓、生黄芪、白茅根、土茯苓补益脾肾，佐以少量通栓活血诸品以巩固疗效。

3. 癫痫（5例）

【癫痫通治方】 加味白金丸

药物组成： 牡蛎_{先煎}30g，龙齿_{先煎}24g，白矾_{先煎}2.5g，郁金10g，苦杏仁10g，桃仁10g，胆南星6g，丹参15g，鸡血藤15g

方剂功效： 潜镇止痫，化痰通络。

例1. 王某，男，17岁。2013年7月24日初诊。

主诉：头痛剧烈，神志昏迷，咳吐白沫，持续2分钟。

现病史：12岁发病，在天坛医院诊断为"部分发作性癫痫"，去年发作3次。此次发作初时头痛剧烈，神志昏迷，咳吐白沫，持续2分钟。无家族史。苔薄微腻，脉沉弦。

治法：潜镇止痫，化痰通络。

处方：生牡蛎_{先煎}30g，生龙齿_{先煎}24g，白矾_{先煎}2.5g，郁金10g，桃仁10g，苦杏仁10g，鸡血藤15g，丹参15g，赤芍、白芍各10g，竹茹10g，胆南星6g，僵蚕6g，柴胡10g，当归10g。14剂，水煎服。

2013年8月14日二诊：尽剂后，癫痫大发作一次，发作后恢复较前加快。自觉发作前视物眼前发花，随后发作。6月27日实验室检查示：谷丙转氨酶117 IU/L↑，谷草转氨酶59 IU/L↑。苔微腻，脉沉弦右滑。

治法：潜镇止痫，化痰通络，调肝醒窍。

处方：生牡蛎_{先煎}30g，生龙齿_{先煎}24g，白矾_{先煎}2.5g，郁金10g，桃仁20g，苦杏仁20g，僵蚕6g，竹茹10g，胆南星6g，丹参15g，远志10g，石菖蒲10g，鸡血藤15g，鸡骨草30g，琥珀末_{分冲}1.5g。14剂，水煎服。

家长代述：尽剂后，发作较前次数减少，眼发花2次，均持续 1 分钟左右，多噩梦，纳眠尚可，二便调，精神尚可，或干咳少痰。基本已经无大发作。

治法：潜镇止痫，化痰通络，通窍安神。

处方：生牡蛎_{先煎}30g，生龙齿_{先煎}24g，白矾_{先煎}2.5g，郁金 10g，桃仁 10g，苦杏仁 10g，僵蚕 6g，远志 12g，石菖蒲 10g，丹参 18g，胆南星 6g，鸡血藤 15g，鸡骨草 30g，炒酸枣仁 20g，琥珀末 1.5g_{分冲}。14 剂，水煎服。

2013 年 10 月 16 日四诊：家长代述，尽剂后，2 次小发作，发作时头痛，发作前眼冒花，偶尔眼冒花不发作，无明显痰征。9 月 22 日有类似大发作，发作后头痛。

治法：潜镇止痫，通络化痰，兼治头痛。

处方：生牡蛎_{先煎}30g，生龙齿_{先煎}24g，生白矾_{先煎}2.5g，郁金 10g，桃仁 10g，苦杏仁 10g，赤芍 12g，丹参 15g，柏子仁 10g，竹茹 10g，胆南星 6g，僵蚕 6g，远志 10g，石菖蒲 10g，秦艽 10g。14 剂，水煎服。

2013 年 11 月 6 日五诊：家人代述。肝功能检查示：谷丙转氨酶 71 IU/L ↑，碱性磷酸酶 142 IU/L ↑，谷氨酰胺转氨酶 90 IU/L ↑，球蛋白 19.3 g/L ↓，白蛋白/球蛋白 2.6 ↑。尽剂后，发作一次，约 2 分钟，头晕，眼花，有意识，无抽搐。发作后头痛头晕明显。中午起床后有头眩，头晕痛，但能辨识人。

治法：潜镇止痫，通络调肝。

处方：生牡蛎_{先煎}30g，生龙齿_{先煎}24g，生白矾_{先煎}2.5g，郁金 10g，桃仁 10g，苦杏仁 10g，竹茹 10g，胆南星 6g，丹参 15g，僵蚕 6g，鸡血藤 15g，鸡骨草 30g，生地黄 15g，熟地黄 15g。14 剂，水煎服。

11 月 27 日六诊：10 日下午 2 点左右觉眼冒花，头痛，意识混乱。发病有意识，可控制。苔腻已减，脉沉滑。

治法：潜镇止痫，化痰通络，调神。

处方：生牡蛎_{先煎}30g，生龙齿_{先煎}24g，生白矾_{先煎}2.5g，郁金10g，桃仁10g，苦杏仁10g，制半夏6g，云苓15g，陈皮6g，胆南星6g，丹参18g，鸡血藤15g，僵蚕6g，琥珀末_{分冲}2g，鸡骨草30g。14剂，水煎服。

2013年12月25日七诊：12月6日起床后，眼冒花，持续1分钟，无其他症状。12月23日12点左右眼冒花，头晕持续1分钟。平素少痰。

治法：潜镇止痫，通络化痰，止晕，兼以调肝。

处方：生牡蛎_{先煎}30g，生龙齿_{先煎}24g，生白矾_{先煎}2.5g，郁金10g，桃仁10g，苦杏仁10g，丹参18g，鸡血藤15g，竹茹10g，胆南星6g，僵蚕6g，天麻10g，钩藤_{后下}15g，琥珀末_{分冲}1.5g。14剂，水煎服。

2014年1月22日八诊：服药后于12月31日下午3点，患者眼冒花1分半钟左右，之后的2～3小时头晕头痛。1月12日中午眼冒花，为时短，无不适。

治法：潜镇止痫，化痰通络，兼治头晕痛。

处方：生牡蛎_{先煎}30g，生龙齿_{先煎}24g，生白矾_{先煎}2.5g，郁金10g，桃仁10g，苦杏仁10g，制半夏6g，陈皮6g，远志10g，竹茹10g，丹参18g，红花8g，川芎15g，秦艽10g，白芷10g。14剂，水煎服。

2014年2月26日九诊：2月1日、17日、24日眼冒花、时间1～2分钟，反应迟缓，意识模糊，轻微头痛，头晕。肝功能检查示：谷丙转氨酶211 IU/L↑，谷草转氨酶66 IU/L↑，球蛋白14.7 g/L↓，余正常。近些时日有咳痰，或有恶梦，畏惧感，头痛晕。苔已转正，脉沉微弦。

治法：宜前法出入。

处方：上方去竹茹、川芎、远志，加柏子仁 10g、石菖蒲 10g、柴胡 10g。14 剂，水煎服。

2014 年 4 月 9 日十诊：本月有 3 次眼冒花，持续时间 1 ～ 2 分钟。偶有头晕、头痛。纳可，眠可，二便调。肝功能检查示：谷丙转氨酶 96 IU/L ↑，谷草转氨酶 44 IU/L ↑，碱性磷酸酶 151 IU/L ↑。

治法：潜镇止痫，化痰通络，调肝兼治头征。

处方：生牡蛎~先煎~30g，生龙齿~先煎~24g，生白矾~先煎~2.5g，郁金 10g，赤芍 12g，桃仁 10g，苦杏仁 10g，竹茹 10g，胆南星 6g，丹参 15g，鸡血藤 15g，鸡骨草 30g，秦艽 10g，僵蚕 6g，甘菊花 10g。14 剂，水煎服。

2014 年 5 月 14 日十一诊：4 月 16 日发作一次，眼冒花，持续 2 ～ 3 分钟，头痛较甚，呕吐，持续小发作 3 次。余无明显不适。肝肾功能检查示：2014 年 5 月 3 日碱性磷酸酶 152 IU/L↑，谷氨酰胺转移酶 97 IU/L↑；尿酸 493mol/L↑。

治法：宜前法出入。

处方：上方去竹茹、鸡血藤、甘菊花，加川芎 15g、白芷 10g、琥珀末~分冲~3g。14 剂，水煎服。

2014 年 6 月 11 日十二诊：发作一次，眼冒花，持续 1 分钟，余无明显不适。

治法：潜镇止痫，化痰通络。

处方：生牡蛎~先煎~30g，生龙齿~先煎~24g，生白矾~先煎~2.5g，郁金 10g，桃仁 10g，苦杏仁 10g，竹茹 10g，陈皮 6g，胆南星 6g，丹参 15g，赤芍 12g，鸡血藤 15g，红花 8g，琥珀末~分冲~3g。14 剂，水煎服。

2014 年 7 月 16 日十三诊：尽剂后，发作 2 次，6 月 25 日

14：30，眼冒花，持续约 3～4 分钟，傍晚好转；7 月 12 日上午眼冒花，发作时有意识，发作后稍头痛。苔腻较前好转，脉沉微滑。肝功能检查示白球比↑。

治法：前法出入。

处方：上方去赤芍、鸡血藤、陈皮，加川贝母 6g、浙贝母 6g、柏子仁 10g、远志 10g。14 剂，水煎服。

2014 年 8 月 6 日十四诊：上月西药减量后眼冒花较前频发，余无不适。口不干、不苦，纳食佳，眠佳，二便调。眼冒花后易发头晕，持续半小时左右，并无抽搐发作。苔微腻，脉弦缓、微滑。

治法：潜镇止痫，化痰通络。

处方：生牡蛎先煎30g，生龙齿先煎24g，生白矾先煎2.5g，郁金 10g，桃仁 10g，苦杏仁 10g，胆南星 6g，竹茹 10g，陈皮 6g，制半夏 6g，丹参 15g，鸡血藤 15g，僵蚕 6g，远志 10g，石菖蒲 10g。14 剂，水煎服。

2014 年 9 月 3 日十五诊：尽剂后发作 1 次，眼冒花，持续时间较短，无头痛、头晕，口不干、不苦，纳食可，眠一般，二便调。余无明显不适。

治法：宜前法出入。

处方：生牡蛎先煎30g，生龙齿先煎24g，生白矾先煎2.5g，郁金 10g，桃仁 10g，苦杏仁 10g，胆南星 6g，川贝母、浙贝母各 6g，竹茹 10g，僵蚕 6g，红花 10g，丹参 15g，赤芍、白芍各 12g，琥珀末分冲2g。14 剂，水煎服。

后续以该方治疗 2 月，癫痫未再发作，其他症状均除，病情平稳。

按语：此例癫痫患者前后治疗大致经历了 1 年有余的时间。初诊时其症状表现为癫痫部分发作，以癫痫通治方施治，基本恪守通治方原方治疗，药用生牡蛎、生龙齿、白矾、郁金、桃仁、苦杏仁、鸡血藤、丹参、赤芍、白芍、竹茹、胆南星、僵蚕、柴胡、当归，潜镇止痛，化痰通络。二诊时，患者在服药期间癫痫大发作一次，神志状态较初诊加重，故加琥珀末镇惊安神，兼以散瘀止血；远志、石菖蒲养心通窍。其后的整体治法不变，依患者症状在通治方基础上加减用药，大多在祛痰药、活血通络药物中加以化裁，如或用竹茹，或用半夏，或用川贝母、浙贝母以祛痰；或用鸡血藤，或用丹参，或用红花以活血通络等，但总体治疗思路不变。伴有癫痫发作后疼痛，加川芎、白芷祛风活血止痛；肝功指标异常（如谷丙转氨酶升高），加鸡骨草疏肝止痛，增强免疫力，并且鸡骨草有很好的降低转氨酶的效果。在治疗期间，癫痫或有反复，但经治1年余，癫痫逐渐治愈，病情稳定。

例2. 何某，男，53岁。2015年3月11日初诊。

主诉：手蠕动，夜间加重。

现病史：颅内占位，继发性癫痫。颅脑MR（2015年2月16日）示：提示右侧额颞叶血管畸形破裂出血。既往有高血压，血压130/95 mmHg，2型糖尿病，空腹血糖12.3 mmol/L。现症见：口臭，手蠕动夜间为甚，心烦易怒，颊红，汗多，口干不苦。纳食可，眠可，二便调。苔白腻，脉沉缓，左尺弱。

治法：益气阴，潜镇止痛，化痰通络，平肝。

处方：生黄芪30g，生地黄15g，熟地黄15g，玄参15g，苍术10g，葛根15g，生牡蛎（先煎）30g，生龙齿（先煎）24g，生白矾（先煎）2.5g，郁金10g，夏枯草10g，车前草10g，丹参15g，当归10g，龙胆草6g。20剂，水煎服。

2015年4月1日二诊：心烦时有，较前减轻，矢气频，夜尿 3 次，2014 年 11 月 14 日脑血管畸形致颅内出血，出血后继发性癫痫 1 次，其后至今癫痫未发作。夜晚面红，汗出，口臭较前减轻。血压正常。空腹血糖 11.3mmol/L。苔薄腻，脉濡弦。

治法：潜镇止痫，化痰通络，理气，缩泉，益气阴。

处方：生牡蛎（先煎）30g，生龙齿（先煎）24g，生白矾（先煎）2.5g，郁金 10g，桃仁 10g，苦杏仁 10g，胆南星 6g，竹茹 10g，丹参 15g，川厚朴 6g，金樱子 12g，生黄芪 30g，生地黄 15g，熟地黄 15g，当归 10g，土鳖虫 6g。20 剂，水煎服。

2015 年 5 月 13 日三诊：眠可，起夜 2 次，偶有心烦、易怒，癫痫未发作。纳可，二便调。手心易出汗，而胸亦多汗。空腹血糖 9 ～ 11mmol/L，血压正常。苔薄腻，脉势沉小、微弦。

治法：益气阴，潜镇止痫，化痰通络，兼以调肝，清心。

处方：生黄芪 30g，生地黄 15g，熟地黄 15g，苍术 10g，玄参 15g，生牡蛎（先煎）30g，生龙齿（先煎）24g，生白矾（先煎）2.5g，郁金 10g，胆南星 6g，桃仁 10g，苦杏仁 10g，丹参 15g，龙胆草 10g，川黄连 10g。20 剂，水煎服。

2015 年 6 月 3 日四诊：头胸汗出如注，仍有心烦，易怒。癫痫未发作，但夜间入睡时双手有颤动。眠可，起夜 2 ～ 3 次，纳可。空腹血糖 9 ～ 11mmol/L，血压 120/80 mmHg。苔薄微腻，脉濡弦，左尺弱。

治法：益气阴，通络，潜镇，止痫化痰。

处方：生黄芪 30g，生地黄 15g，熟地黄 15g，玄参 15g，苍术 10g，葛根 15g，山药 20g，生牡蛎（先煎）30g，生龙齿（先煎）24g，生白矾（先煎）2.5g，郁金 10g，桃仁 10g，苦杏仁 10g，夏枯草 10g，车前草 10g，金樱子 12g。20 剂，水煎服。

2015 年 10 月 21 日五诊：汗出稍减，心烦，易怒。其间癫痫未发作，眠可，手颤动减轻，消谷善饥，二便正常。空腹血糖 10 ～ 13mmol/L，血压 130/90 mmHg。脚趾发痒。苔薄腻，脉势细弦，左尺弱。

治法：潜镇止痫，化痰通络，益气阴，泻木。

处方：生牡蛎_{先煎}30g，生龙齿_{先煎}24g，生白矾_{先煎}2.5g，郁金 10g，桃仁 10g，苦杏仁 10g，胆南星 6g，竹茹 10g，丹参 15g，生黄芪 30g，生地黄 15g，熟地黄 15g，葛根 15g，玄参 15g，川黄连 10g，龙胆草 8g。20 剂，水煎服。

2016 年 1 月 6 日六诊：心烦减，但易上火，数日前下牙龈略肿痛，癫痫未发作，头顶时痒，右手掌内指根处发红，略脱皮，入睡前双手颤动。消谷善饥，眠可，二便可。空腹血糖 11mmol/L，血压 130/90 mmHg。苔薄腻，脉沉弦。

治法：潜镇止痫，益气阴，平肝，通络。

处方：生牡蛎_{先煎}30g，生龙齿_{先煎}24g，生白矾_{先煎}2.5g，郁金 10g，桃仁 10g，苦杏仁 10g，胆南星 6g，丹参 18g，生黄芪 30g，生地黄 15g，熟地黄 15g，夏枯草 10g，车前草 10g，葛根 18g。20 剂，水煎服。

2016 年 5 月 11 日七诊：2016 年 2 月 5 日西医检查右侧额颞叶血肿较上次信号减低，范围小。现症见：入睡后手不自主颤动，右手明显。服药期间癫痫未发作。汗出多，多食，大便日 1 行，成形。手指痒瘥。多言，口干，小便频，夜尿 2 ～ 3 次。苔腻减，脉沉，微滑。

治法：潜镇止痫，化痰通络，益气阴。

处方：生牡蛎_{先煎}30g，生龙齿_{先煎}24g，生白矾_{先煎}2.5g，郁金 10g，桃仁 10g，苦杏仁 10g，胆南星 6g，竹茹 10g，陈皮 6g，丹参 15g，红花 8g，玄参 15g，生地黄 15g，熟地黄 15g，生黄芪 30g。20 剂，水煎服。

按语：此例患者以癫痫症状为主症来诊，以癫痫通治方为主方治疗，药用生牡蛎、生龙齿、生白矾、郁金、桃仁、苦杏仁、胆南星、竹茹、陈皮、丹参、红花，潜镇止痫，化痰通络。除癫痫外，患者合并糖尿病和高血压病，余师采用治疗糖尿病、高血压病的通治方合方加减治疗，其中治疗糖尿病的主要药物为生黄芪、生地黄、熟地黄、玄参、苍术、葛根，益气养阴；治疗高血压的主要药物为夏枯草、车前草，平肝降压。此外，亦根据患者所表现的其他症状随症加减用药，此不赘述。

例3. 李某，男，20岁。2016年2月17日初诊。

主诉：四肢抽搐，伴昏迷约1分钟。

现病史：14～15岁首发，无家族史。3天前犯病时四肢抽搐，多凌晨发病，发病时半昏迷约1分钟。昔曾从床上翻身摔跌地上。苔中度腻，脉弦滑。

治法：潜镇止痫，化痰通络。

处方：生牡蛎_{先煎}30g，生龙齿_{先煎}24g，生白矾_{先煎}2.5g，郁金10g，桃仁10g，苦杏仁10g，赤芍12g，丹参15g，红花8g，胆南星6g，僵蚕6g，竹茹10g。14剂，水煎服。

例4. 王某，男，4岁3个月。2016年4月6日初诊。

主诉：睡时惊醒，翻白眼，口吐涎沫。

现病史：从去年夏天开始眠不实，抽动，持续至今。淘气，好动。2016年2月3日癫痫大发作，当时睡时惊醒，目上翻，口吐涎沫，唇紫。2016年2月17日检查示癫痫，3月29日又作。食谷馨，便可。其舅有癫痫病史，患儿分娩时母亲有急腹症。苔薄，腻象不著。

治法：潜镇止痫，通络化痰。

处方：生牡蛎_{先煎}12g，生龙齿_{先煎}10g，生白矾_{先煎}1.2g，郁金5g，桃仁4g，苦杏仁4g，丹参8g，赤芍4g，红花4g，胆南星3g，竹茹4g，僵蚕3g，炙甘草3g。14剂，水煎服。

例5.郝某，女，22岁。2015年4月18日初诊。

主诉：身体僵直，四肢抽动，无口吐沫，无意识持续1分钟。

现病史：既往有痫症病史。近期发作，晨起头晕，恶心，尚有意识。痫证发作时，身体僵直，四肢抽动，无口吐沫，无意识，持续1分钟。近来头晕，恶心，无痰。平素喜食素，情绪不畅，胃纳尚可。睡眠欠佳，入睡困难，眠浅易醒，偶多梦。月经周期正常，颜色浅，经行首日痛经甚，经量5日净。小便正常，大便日1行，或干或稀。无外伤史。苔薄，腻象不著，左脉沉滑，右脉沉涩。

治法：潜镇止痫，通络化痰，宁神，和中。

处方：生牡蛎_{先煎}30g，生龙齿_{先煎}24g，生白矾_{先煎}2.5g，郁金10g，桃仁10g，苦杏仁10g，鸡血藤15g，红花8g，地龙12g，僵蚕6g，胆南星6g，竹茹10g，苏梗10g，陈皮6g，炒酸枣仁20g。14剂，水煎服。

2015年5月20日二诊：自诉服药后明显改善，癫痫未发作，时有右手不自主颤动，头晕、恶心缓解。苔薄微腻，脉沉小。

治法：宜前法出入。

处方：上方去地龙、苏梗、陈皮，加远志10g、石菖蒲12g、丹参15g。14剂，水煎服。

按语：患者以身体僵直、四肢颤动、无口吐沫、无意识持续1分钟为主诉来诊，诊为癫痫大发作，以癫痫通治方加减治疗，药用生牡蛎、生龙齿、生白矾、郁金、桃仁、苦杏仁、鸡血藤、红花、地龙、僵蚕、胆南星、竹茹潜镇止痛，化痰通络。此外，患者伴有眠欠宁，加酸枣仁养心安神；另有大便便质异常，加陈皮、苏梗和中。

4.偏头痛（4例）

【偏头痛通治方】柴芎蔓芷汤

药物组成：柴胡 10g，川芎 15g，蔓荆子 12g，白芷 10g，杭白芍 15g，当归 12g，升麻 6g，荆芥 10g，秦艽 10g。

方剂功效：祛风通络止痛。

例 1. 王某，女，36 岁。2015 年 5 月 13 日初诊。

主诉：头痛 1 周。

现病史：近 1 周来巅顶痛，时发时止，遇冷则痛。右膝关节下蹲，遇冷疼痛，怕冷。月经后期 8～10 天，色鲜红，经行后血色白带。苔白腻，脉偏沉伏，重取弦意。

治法：疏风，益肾，调经，宁神，扶阳。

处方：秦艽 10g，当归 10g，柴胡 10g，川芎 15g，白芷 10g，藁本 10g，生地黄 15g，熟地黄 15g，阿胶_{烊化}10g，棕榈炭_{包煎}10g，苍术 10g，薏苡仁 20g，制附片_{先煎}6g，补骨脂 10g，海风藤 15g。20 剂，水煎服。

按语：此例患者以巅顶头痛为主症来诊，按头痛加以治疗，处以头痛通治方——柴芎蔓芷汤加减，药用秦艽、当归、柴胡、川芎、白芷、藁本，其中藁本为治疗巅顶头痛的引经药。患者头痛表现为遇冷则痛，且有畏冷、月经经期错后的表现，说明患者本为阳虚体质，阳虚终为肾阳虚，而阴阳互根互用，扶肾阳亦要滋补肾阴，故在通治方的基础上加制附片、生地黄、熟地黄、阿胶、棕榈炭、补骨脂益肾扶阳，调经；关节痛，苔白腻，说明除虚寒外尚有湿滞，故加薏苡仁、海风藤祛风湿，通经络，止痹痛。

例2. 连某，女，39岁。2015年8月26日初诊。

主诉：双侧头痛1周。

现病史：近1周双侧头痛，眼黑蒙，头闷不舒，眠欠宁。大便可，口臭，乏力，动则汗出。既往有右肾结石、甲状腺结节病史。B超示：双颈、胸乳有低回声结节。苔白腻，脉偏弦数。

治法：调肝，通络，疏风，益气清脘，化石，宁神。

处方：柴胡10g，川芎15g，当归10g，秦艽10g，白芷10g，丹参15g，生黄芪30g，川黄连10g，佩兰15g，金钱草30g，夜交藤15g，炒酸枣仁20g，玄参15g。14剂，水煎服。

例3. 唐某，女，21岁。2015年6月26日初诊。

主诉：右侧偏头痛经常发作1年半。

现病史：近1年半来头痛经常发作，发作时右侧头痛较重，有时痛不可忍而哭泣，微有眩晕，间有眼前闪光感，眉棱骨微痛，痛时出汗较多，诱发因素不明显（有时因生气或睡眠不安而发作）。平素情绪甚易激动，食欲稍减，月经正常。舌质微红，苔不腻，脉细弦。

治法：疏风平肝，通络止痛。

处方：柴胡8g，川芎15g，蔓荆子12g，白芷10g，杭芍15g，当归12g，升麻6g，荆芥10g，羌活10g，枸杞子15g，甘菊花15g，薄荷_{后下}12g。14剂，水煎服。

后以此方加减，服药1月余（末次用药注意调补气血），病获痊愈。

按语： 此例患者为偏头痛，以头痛通治方治疗，药用柴胡、川芎、蔓荆子、白芷、杭白芍、当归、升麻、荆芥、羌活。因发作时患者或有情绪易激动，微有眩晕，是肝气不舒，肝阳上亢的表现，或因睡眠不足，为阴虚之证，故在通治方基础上加用甘菊花、薄荷平肝潜阳，加枸杞子滋补肾阴。后期头痛已除，法用调补气血，以缓缓收功。

例 4. 刘某，女，9 岁。2016 年 5 月 6 日初诊。

主诉：右侧间断性偏头痛。

现病史：右侧间断性偏头痛，大便日 1 行，或 2 日 1 行，成形。入睡困难，自觉乏力。苔薄腻，脉沉微弦。

治法：疏风调肝，育阴定痛，益气，宁神。

处方：秦艽 8g，柴胡 6g，当归 8g，川芎 10g，生地黄10g，熟地黄 10g，玄参 10g，生黄芪 20g，白芷 10g，生蔓荆子 8g，夜交藤 12g，炒酸枣仁 15g，黄连 6g。14 剂，水煎服。

（八）神经疾病

1. 痴呆（2 例）

【痴呆通治方】补肾醒痴方

药物组成： 熟地黄 15g，沙苑子 15g，补骨脂 15g，浙贝母 15g，丹参 15g，红花 10g，鸡血藤 18g，石菖蒲 15g，远志15g，柴胡 15g，制香附 15g。

方剂功效： 补肾通络，祛痰开窍。

例 1. 苏某，女，91 岁。2013 年 7 月 3 日初诊。

主诉：自言自语、无条理，焦躁不安，幻觉重。

现病史：3月前因嗜睡、神志不清入院检查，诊断为"脑萎缩"。现症见：自言自语，无条理，焦躁不安，幻觉重，眠差，易醒。今晨又咳嗽，打喷嚏，呕吐，头部不适。苔中心微腻，脉势濡而微弦。

治法：调肝补肾通络，止嗽，和中，宁神。

处方：柴胡 10g，当归 10g，熟地黄 24g，补骨脂 10g，陈皮 6g，远志 10g，石菖蒲 10g，丹参 15g，桃仁 10g，苦杏仁 10g，百合 10g，苏梗 10g，木香 5g，秦艽 10g，炒酸枣仁 20g。14 剂，水煎服。

2014 年 3 月 5 日二诊：脑中仍有幻觉，晨起喘甚无痰，食、眠等日常生活意识薄弱。大便可，但排便困难。噫嗝较多。苔中度腻，脉沉濡。

治法：益气通栓，调肝醒窍，补心气，宁神和中。

处方：生黄芪 24g，当归 10g，桃仁 10g，苦杏仁 10g，红花 8g，丹参 15g，柴胡 10g，青皮 4g，陈皮 4g，山药 20g，远志 10g，石菖蒲 10g，太子参 10g，麦冬 10g，木香 6g，炒酸枣仁 20g。14 剂，水煎服。

2014 年 11 月 26 日三诊：尽剂后，诸症明显改善。近 1 周来幻觉加重，双胫、眼睑、颊肿，心律不齐。艰寐，纳食可，二便调。

治法：补肾，通络，开窍，宁神。

处方：生黄芪 24g，生地黄 12g，熟地黄 12g，沙苑子 10g，枸杞子 10g，菟丝子 10g，丹参 12g，防风 10g，云苓 12g，车前草 10g，远志 10g，石菖蒲 10g，炒谷芽、炒麦芽各 10g，炒酸枣仁 20g。14 剂，水煎服。

2015 年 6 月 17 日四诊：纳差，不思饮食，眠可，二便调。

治法：补肾通络，开窍，促消化。

处方：熟地黄20g，陈皮5g，补骨脂10g，肉苁蓉12g，沙苑子12g，枸杞子12g，丹参12g，红花8g，远志10g，石菖蒲12g，鸡内金12g，炒谷芽10g。14剂，水煎服。

2015年11月27日五诊：近期易烦恼，幻觉较重，焦躁，患者自述发热，但家属触其双手凉。

处方：柴胡36g，制香附36g，生地黄36g，熟地黄36g，远志40g，石菖蒲50g，龙胆草36g，柏子仁40g，夏枯草40g，车前草50g，生黄芪80g，桃仁40g，丹参60g。上药研为细末，炼蜜为丸，丸重10g，每服1丸，每日2次，温开水送服。

2016年3月16日六诊：诸症皆缓解。近年来幻觉复现，哭闹无常。胃纳可，能食，下肢浮肿，偶有气喘，眠差，心律不齐，大小便正常。

治法：大致同前，重在补肾通络，开脑窍，宁神。

处方：熟地黄24g，陈皮6g，沙苑子15g，补骨脂12g，牡丹皮12g，龙胆草10g，川续断15g，生黄芪24g，远志10g，石菖蒲12g，黄连10g，柏子仁10g，夜交藤15g，炒酸枣仁20g，枸杞子12g。14剂，水煎服。

又水丸方：熟地黄60g，陈皮24g，沙苑子45g，补骨脂45g，牡丹皮45g，龙胆草36g，川续断45g，生黄芪80g，远志40g，石菖蒲50g，黄连36g，柏子仁40g，夜交藤40g，炒酸枣仁100g，枸杞子40g，上药研成细末，水泛为丸，如梧桐子大。每服5丸，每日2次，温开水送服。

按语：患者以脑萎缩后出现痴呆症状，如自言自语、无条理、焦躁不安、幻觉重等来诊，按呆症通治方加减治疗，以补肾通络、祛痰开窍为主要治法，药用熟地黄、补骨脂、陈皮、远志、石菖蒲、丹参、桃仁、苦杏仁。此外，因患者伴有情绪焦躁、呕吐等肝脾不和之症，加柴胡、制香附、苏梗、木香，调肝理脾和中；伴有烦躁不眠，加柏子仁、夜交藤、炒酸枣仁养心宁神；血压高，头痛者，加夏枯草、车前草平肝降压。其后各诊总以补肾通络为治疗大法，仍以治疗痴呆通治方为基础，依其伴随症状加减用药，三诊时症状已明显改善，患者表现出眼肿、胫肿，加防风、云苓、车前草祛湿消肿；末诊时，病情稳定，改汤药为丸药，"丸者缓也"，缓图以巩固疗效。

例2. 王某，女，77岁。2014年10月29日初诊。

主诉：头晕加重2周，思维迟钝，注意力集中困难。

现病史：脑萎缩，近2周来头晕加重，晕时恶心呕吐，思维迟钝，注意力集中困难。无痰，背痛，反酸，烧心，噎膈。口干苦，纳食一般。眠差，起夜1～2次，大便日2行，偏稀。手麻，血压正常。脉沉濡、尺弱，水滑、薄腻苔。

治法：调肝，育阴，和中，制酸，补肾通络。

处方：柴胡10g，制香附10g，海螵蛸[打]15g，浙贝母10g，苏梗10g，木香6g，煅瓦楞[打]12g，熟地黄30g，陈皮6g，补骨脂12g，沙苑子12g，丹参18g，鸡血藤15g，黄连6g，秦艽10g。14剂，水煎服。

2014年12月24日二诊：尽剂后，总体情况改善，头晕减轻。现症见：耳鸣，艰寐，胃反酸，噎膈，烧心，口干苦。小便可，大便偶稀，日1行。手麻。苔腻减，脉沉缓微涩。

治法：补肾通络，育阴，和中，健脾，宁神。

处方：生地黄15g，熟地黄15g，补骨脂12g，山萸肉10g，沙苑子15g，肉苁蓉15g，丹参18g，鸡血藤15g，红花8g，云苓 15g，炒白术 12g，玄参 15g，山药 20g，炒酸枣仁 20g。14 剂，水煎服。

2015 年 4 月 18 日三诊：尽剂后，症情明显改善。头晕好转，恶心，呕吐好转，手麻减轻，仍有耳鸣，反酸，噫嗝，口干苦。睡眠好转，但仍半夜易醒。小便可，大便为常。喜食热饮。周身皮疹。薄苔，微腻，脉沉，重取左脉微涩。

治法：调肝，补肾通络，益志，育阴，和中，兼治皮疹。

处方：柴胡 10g，制香附 10g，生地黄 15g，熟地黄 15g，补骨脂 12g，沙苑子 12g，枸杞子 12，丹参 18g，红花 8g，远志 10g，石菖蒲 12g，玄参 15g，陈皮 6g，制半夏 6g，地肤子 12g，僵蚕 6g。14 剂，水煎服。

按语：患者初诊以头晕加重 2 周、思维迟钝、注意力集中困难来诊，诊为痴呆，以痴呆通治方加减治疗，药用熟地黄、陈皮、补骨脂、沙苑子、丹参、鸡血藤补肾通络。伴见恶心呕吐，反酸，烧心，噫膈，纳食一般，加柴胡、制香附、海螵蛸、浙贝母、苏梗、木香、煅瓦楞，调肝和中，育阴制酸。其后各诊总以补肾通络为治疗大法，以治疗痴呆通治方为基础依伴随症状加减用药。药症相应，疗效较为显著。

余师当前治疗脑萎缩，多以补肾通络醒脑为大法，药用熟地黄、陈皮、肉苁蓉、鹿角霜、沙苑子、菟丝子、丹参、桃仁、山药、远志、石菖蒲等，疗效有所提高。

2. 郁证

【郁证通治方】行郁汤

药物组成：柴胡 10g，制香附 10g，郁金 10g，合欢皮 10g，苍术 10g，栀子 10g，川芎 12g，丹参 18g，石菖蒲 10g，远志 10g。

方剂功效：调肝疏郁，兼以化痰，祛瘀，清热。

（1）抑郁症（1例）

张某，女，67岁。2016年12月21日初诊。

主诉：抑郁症6年。

现病史：6年前因情绪低落，自卑抑郁，去医院诊治，诊断为"抑郁症"。服氯硝西泮治疗，效果不佳。现症见：情绪低落，自卑抑郁，乏力，口干，口苦，纳呆。难寐，平时靠安眠药维持睡眠。曾患胆结石，并于1992年行胆结石手术，术后引起尿频，每夜6～7次，至今。或有胃痛，痰多。左脉沉滑，右脉沉伏，苔薄，微腻。

治法：调肝，疏郁，和中，缩泉，宁神，化痰。

处方：柴胡10g，郁金10g，制香附10g，苍术10g，栀子10g，川芎12g，杭白芍12g，覆盆子12g，金樱子12g，青皮4g，陈皮4g，法半夏6g，夜交藤15g，炒酸枣仁20g，鸡内金15g。14剂，水煎服。

后又以通治方加减治疗3月余，患者情绪逐渐开朗，心情较为愉悦，继以八珍汤14剂以竟全功。

按语：此例患者为抑郁症，依其主症按中医郁证进行治疗，治宜调肝解郁为主，以治疗郁证通治方为基础加减，因瘀血表现不明显，故去丹参，选用柴胡、郁金、制香附、青皮、苍术、栀子、法半夏、鸡内金调肝疏郁，和中化痰。此外患者伴口干、眠差，加杭白芍、夜交藤、炒酸枣仁滋阴养血，养心安神；伴痰多，加陈皮、法半夏燥湿化痰；伴尿频，加覆盆子、金樱子固泉缩尿。

（2）更年期综合征（2例）

例1.曹某，女，45岁。2015年12月23日初诊。

主诉：白天烦热出汗多，腋下汗多，烦躁易怒，心悸失眠，忧郁半年。

现病史：近半年来白天烦热、出汗多，腋下尤甚，烦躁易怒，心悸失眠，忧郁，健忘。左腰部酸重，偶见眼前如有物动，夜寐不谧，梦绕，头痛，纳差，尿频急，大便偏干，日1行，咽如火灼感。尿检示：白细胞（++）。自述胆固醇高。停经半年余。舌质水滑，苔薄腻，脉沉小。

治法：调肝，清咽，益肾，润府，宁神，促消化。

处方：柴胡10g，香附10g，玄参15g，川芎15g，川黄连10g，生甘草6g，桔梗10g，生地黄15g，熟地黄15g，川续断15g，火麻仁20g，神曲10g，鸡内金15g，夜交藤15g，炒酸枣仁20g。14剂，水煎服。

后继以该方加减治疗2月，诸症皆减。

按语：此例患者为更年期综合征，表现为忧郁、烦躁易怒、心悸失眠等症状，按郁证治疗，处以郁证通治方加减。因患者处于更年期，且临床表现出现健忘、左腰部酸重、尿检阳性等肾气不足之征象，故在通治方基础上加用益肾、强腰膝之品，药物选用柴胡、香附、川芎、生地黄、熟地黄、川续断。因患者有大便偏干，加火麻仁、神曲、鸡内金消食，润肠通便；伴眠差，加夜交藤、炒酸枣仁养血安神；伴咽部如有火灼之感，加生甘草、桔梗清热利咽。

例2.高某，女，47岁。2016年1月6日初诊。

主诉：眠欠宁，多梦，或有心悸，白日喜汗近1年。

现病史：患者处于更年期，较为累懒乏力，从去年开始，已近一年无月经。胸及少腹无异常。稍有便秘，眠欠宁，多梦，或有心悸，白日喜汗，舌质水滑，苔薄腻，脉沉，有濡弦意。

治法：补气血，调肝，调府，宁神，通络。

处方：生黄芪 36g，太子参 10g，当归 10g，麦冬 10g，五味子 10g，柴胡 10g，制香附 10g，刘寄奴 15g，枳实 5g，炒白术 10g，火麻仁 20g，炒酸枣仁 20g。14 剂，水煎服。

（九）新陈代谢疾病

糖尿病（4 例）

【糖尿病通治方】 健脾滋肾降糖方

药物组成：生黄芪 30g，山药 20g，苍术 10g，生地黄 15g，熟地黄 15g，玄参 15g，葛根 18g，丹参 15g。

方剂功效：益气阴为主，兼以通络。

例 1. 向某，女，58 岁。2015 年 4 月 8 日初诊。

主诉：空腹血糖 6.5mmol/L，易烘热、汗出。

现病史：既往糖尿病 2 年余。3 天前测空腹血糖 6.5 mmol/L，易烘热、汗出；眼睛有不适感，疲劳，发干，长时间目视后症状加重。平素 2～3 点易醒，醒后虽能入睡，但睡眠质量下降。干咳多年，胃纳可，无口干、口苦，小便尚可，大便偏干，2～3 天 1 行。血压 120/90 mmHg，另有过敏性咽炎。苔净，脉沉小，左尺尤甚。

治法：益气阴，通络，养肺，利咽，止咳嗽，润腑，宁神。

处方：生黄芪 30g，生地黄 15g，熟地黄 15g，玄参 15g，苍术 10g，山药 20g，紫菀 10g，白前 10g，北沙参 12g，桔梗

10g，火麻仁 20g，夜交藤 15g，黄连 8g，肉桂 5g，炒酸枣仁 20g，丹参 15g。20 剂，水煎服。

2015 年 4 月 29 日二诊：空腹血糖 6.3mol/L。眼干，易疲劳，乍热汗出，眠转佳，干咳缓解。纳可，二便尚调。苔薄白腻，脉沉微弦，左尺弱。

治法：益气阴，通络，养血。

处方：生黄芪 30g，生地黄 15g，熟地黄 15g，玄参 15g，苍术 12g，沙苑子 15g，葛根 18g，黄连 10g，丹参 15g，红花 8g，当归 10g，赤芍、白芍各 12g。20 剂，水煎服。

2015 年 5 月 20 日三诊：眼干，眼疲劳缓解，眠转佳。纳可，二便尚调。空腹血糖 5.6mol/L。苔薄白腻，脉沉微弦，左尺弱。

治法：益气阴，通络，养血。

处方：生黄芪 30g，生地黄 15g，熟地黄 15g，玄参 15g，苍术 12g，沙苑子 15g，葛根 18g，黄连 10g，丹参 15g，当归 10g，白芍 12g。20 剂，水煎服。

按语：患者初诊有糖尿病史，空腹血糖 6.5mmol/L，按糖尿病治疗，以糖尿病通治方为基础方加减，药用生黄芪、生地黄、熟地黄、玄参、苍术、山药、黄连、丹参，以益气养阴、清热通络。此外患者伴有过敏性咽炎，加紫菀、白前、北沙参、桔梗清肺养阴利咽；伴大便偏干，加火麻仁润肠通便；睡眠差，平素 2 ～ 3 点易醒，醒后不易入睡，加夜交藤、炒酸枣仁养心安神，加肉桂与黄连组成交泰丸，交通心肾，治疗失眠。二诊、三诊后，病情逐渐向愈，其他伴随症状基本治愈，仅处以糖尿病通治方以竟全功。

例 2. 王某，男，44 岁。2015 年 5 月 13 日初诊。

主诉：空腹血糖 8～10mmol/L，口干、口渴，眼干不适。

现病史：有糖尿病家族史。1 年前因体检发现血糖升高，未予处理。近期空腹血糖 8～10mmol/L，未服用降糖药物。现症见：口干、口渴，眼干不适，腰痛，小便增多。眠可，纳佳，大便调。脉势沉，苔薄微腻，尺弱，左尺尤甚。

治法：益气阴，通络生津。

处方：生黄芪 30g，生地黄 15g，熟地黄 15g，苍术 10g，玄参 15g，山药 20g，葛根 18g，丹参 15g，黄连 10g，沙苑子 12g，黄精 10g，生石斛 24g，当归 12g，炙甘草 6g。20 剂，水煎服。

2015 年 6 月 10 日二诊：尽剂后，诸症缓解，偶有耳鸣，头晕，腰酸楚，眠不实。空腹血糖 7～8mmol/L。苔薄微腻，脉势微沉，左尺弱。

治法：益气阴，通络为主。

处方：生黄芪 30g，生地黄 15g，熟地黄 15g，沙苑子 12g，玄参 15g，苍术 10g，葛根 18g，山药 20g，黄精 12g，丹参 15g，鸡血藤 15g，桑寄生 15g，天麻 10 g，钩藤 15g后下。24 剂，水煎服。

2015 年 7 月 8 日三诊：尽剂后，原症均已缓解，仍有耳鸣，大便偏稀软，眠则改善。晨起空腹血糖 7～8mmol/L，偶有头晕，未量血压。苔薄白腻，脉势微弦，左尺弱。

治法：益气阴，通络健脾。

处方：上方去黄精、鸡血藤、桑寄生，加云苓 20g、莲子肉 12g、女贞子 10g、旱莲草 10g。20 剂，水煎服。

2015 年 8 月 12 日四诊：尽剂后，仅耳鸣微作。大便偏稀，日 1～2 行，纳食可，偶有口苦，腰酸楚较前好转。空腹血糖 6.9mmol/L，血糖基本得到控制。苔腻减，脉沉，左尺虚。

治法：益气阴，补肾，通络健脾。

处方：生黄芪 30g，生地黄 15g，熟地黄 15g，玄参 15g，苍术 10g，山药 20g，云苓 15g，葛根 18g，沙苑子 15g，牡丹皮 10g，枸杞子 12g，丹参 18g，川续断 15g，黄连 10g。20 剂，水煎服，以巩固疗效。

按语：患者初诊空腹血糖 8～10mmol/L，以口干、口渴、眼干不适为主要症状来诊，按糖尿病诊治，以糖尿病通治方为底方加减，药用生黄芪、生地黄、熟地黄、苍术、玄参、山药、葛根、丹参、黄连，以益气阴，清热，通络。患者伴有腰痛，小便增多，为肾虚之象，宗张璐之法，加沙苑子益肾；口干、口渴较为明显，加黄精、生石斛、当归、炙甘草滋阴养血。二诊、三诊患者他症缓解，耳鸣头晕较著，加天麻、钩藤平肝潜阳或加女贞子、旱莲草滋阴潜阳。四诊时血糖基本得到控制，耳鸣，大便偏稀，处以通治方加健脾益气之剂以巩固疗效。

例 3. 王某，女，64 岁。2016 年 3 月 2 日初诊。

主诉：口干、口苦。

现病史：空腹血糖超过 7mmol/L，口干、口苦，食纳馨，大便成形，日 1 行，小便可。苔薄，腻象不著，脉沉，尺虚（左尺尤甚）。

治法：补气阴，通络，清脘为主。

处方：生黄芪 30g，生地黄 15g，熟地黄 15g，玄参 15g，苍术 10g，葛根 18g，山药 20g，丹参 15g，鸡血藤 15g，黄连 10g，木香 5g，沙苑子 12g，黄精 10g。14 剂，水煎服。

例 4. 赵某，女，50 岁。2016 年 12 月 14 日初诊。

主诉：口干、口苦，消化不良。

现病史：空腹血糖 7.28mmol/L，消化功能较差、口干、口苦，心情不畅时加重，眠可。宿疾有胆囊炎。苔薄白、微腻，脉沉濡，左尺弱。

治法：调肝，益气阴，通络，开胃。

处方：柴胡 10g，香附 10g，生黄芪 30g，生地黄 15g，熟地黄 15g，玄参 15g，苍术 12g，黄连 15g，山药 20g，丹参 18g，龙胆草 10g，夏枯草 10g，石斛 20g，夜交藤 15g，秦艽 10g，炒鸡内金 15g。14 剂，水煎服。

（十）内分泌系统疾病

瘿瘤

【瘿瘤通治方】九味散瘿汤

药物组成：柴胡 10g，制香附 12g，龙胆草 10g，昆布 10g，黄药子 6g，海藻 15g，浙贝母 15g，生地黄 20g，玄参 15g。

方剂功效：调肝散瘿，滋阴，降虚火。

（1）甲状腺功能亢进症（1 例）

盛某，女，42 岁。2015 年 6 月 3 日初诊。

主诉：自汗、盗汗，汗出如注。

现病史：自觉胸口疼痛，登楼等运动后加重，自汗、盗汗，汗出如注。查体：触及双侧甲状腺肿大。1 周前查甲状腺功能示：TSH < 0.05 mIU/L ↓，FT3 9.23 pmol/L ↑，FT4 30.27 pmol/L ↑，TT3 2.43 nmol/L，TT4 196.2 nmol/L ↑。平素易急躁，夜晚足肿。苔薄腻，脉沉小，右脉重取弦意。

治法：调肝，疗瘿，健脾，利水，固卫。

处方：柴胡 10g，制香附 10g，玄参 15g，昆布 10g，黄药子 6g，僵蚕 6g，云苓 20g，炒白术 10g，山药 20g，泽泻 10g，生黄芪 30g，防风 10g。20 剂，水煎服。

以上方加减治疗 2 月余，患者症状明显改善，甲状腺功能检查各项值亦趋正常。

按语： 本患者具有双侧甲状腺肿大、自汗、盗汗、汗出如注、甲状腺功能异常等典型甲状腺功能亢进表现，以瘿瘤通治方治疗，药用柴胡、制香附、玄参、昆布、黄药子、僵蚕，以调肝，育阴，消瘿。伴见汗出如注，加生黄芪、防风固表止汗；夜晚足肿，加云苓、炒白术、山药、泽泻以健脾，利水消肿。

（2）结节性甲状腺肿（2 例）

例 1. 石某，女，53 岁。2015 年 5 月 13 日初诊。

主诉：甲状腺肿 3 月余。

现病史：患者 3 月前发现甲状腺肿并有结节，去医院检查示"结节性甲状腺肿并部分囊性变"。现症见：双侧甲状腺肿大并有结节，结节质光滑，柔软，随吞咽上下移动。甲状腺功能检查基本正常。平素易感冒，干咳。易上火，舌尖生疮。嗜睡，多梦，醒后精神欠佳。怕冷。血压控制欠佳，150/90mmHg。月经周期紊乱，量不定。手麻，晨起眼睑肿，偶有腿肿。颈椎增生。苔白腻，脉滑弦。

治法：平肝，消瘿，育阴，止嗽。

处方：生石决明_{打，先煎}15g，夏枯草 10g，车前草 10g，柴胡 10g，玄参 15，昆布 10g，黄药子 8g，生地黄 30g，麦冬 10g，白前 10g，百部 10g，百合 15g。20 剂，水煎服。

上方加减连服 2 个半月，瘿肿消已过半，诸症悉减。

按语： 患者以结节性甲状腺肿来诊，以瘿瘤通治方为基础治疗，药用柴胡、玄参、昆布、黄药子、生地黄、麦冬，以消瘿、育阴。患者兼有高血压，加生石决明、白蒺藜、夏枯草、车前草平肝降压；兼有咳嗽，加白前、百部、百合养阴止咳。

例2.李某，女，59岁。2015年3月8日初诊。

主诉：甲状腺结节5年。

现病史：甲状腺结节5年。平素急躁易怒，心悸盗汗。脑鸣、耳鸣如蝉，太阳穴胀痛，健忘，或时难寐。大便黏滞，日1行。苔薄，脉沉微弦。

治法：调肝，消瘿，育阴，平肝。

处方：柴胡10g，当归10g，玄参15g，昆布10g，黄药子6g，浙贝母10g，龙胆草10g，生地黄24g，车前草10g，夏枯草10g，桔梗10g，生甘草6g。14剂，水煎服。

（十一）癌症

1. 结肠癌术后（1例）

陈某，女，62岁。2014年6月11日初诊。

主诉：结肠癌术后2年。

现病史：结肠癌手术切肠60cm，术后2年。现症见：双手湿疹3～4月余。纳食后胃部胀。小便黄，尿少，有泡沫。纳食可，眠一般，大便不成形，日2行。肝肾功能检查示：丙氨酸转移酶17 IU/L，天冬氨酸氨基转移酶22 IU/L，白蛋白/球蛋白2.47↑，尿酸453 mol/L↑。血常规示：肿瘤标志物未检测到异常。苔薄腻，脉沉濡，右有弦意。

治法：扶正抗癌，理气，健脾，兼治皮疹。

处方：生黄芪36g，生地黄15g，熟地黄15g，当归8g，云苓 15g，山药 20g，炒白术 12g，麦冬 10g，木香 6g，地肤子 12g，僵蚕 6g，莲子肉 12g，半边莲 24g，白花蛇舌草 24g，鸡内金 15g。20 剂，水煎服。

2014 年 8 月 13 日二诊：尽剂后，或有干咳，大便好转。现症见：憋气，晨起咯清痰，双手湿疹见消。纳食后胃胀。口不干，纳食可，艰寐，小便少，不起夜，大便成形，日 2 行。肠镜全肠未见异常。胸部 CT 示：左肺上野肺大泡及下叶陈旧病灶，双肺轻度间质性改变。心电图示：窦性心律，T 波改变。肿瘤标志物、乙肝抗原抗体、肝功能、血常规未见异常。苔微腻，脉左浮滑，右细滑。

治法：扶正抗癌，健脾，化痰，止咳，宁神。

处方：生黄芪 30g，当归 10g，生地黄 15g，熟地黄 15g，山药 20g，莲肉 12g，云苓 15g，陈皮 6g，白前 10g，川贝母、浙贝母各 6g，芡实 15g，苏子 10g，炒白术 15g，苦杏仁 10g，半边莲 30g。20 剂，水煎服。

2014 年 10 月 29 日三诊：眼干，偶憋气，手心湿疹瘙痒。口不干苦，纳食可，眠一般，小便量少，大便成形，日 2 行。肝、肾功能（2014 年 10 月 23 日）检查示：白蛋白 / 球蛋白 2.4 ↑，总胆固醇 6.08mmol/L ↑。肿瘤标志物检查无异常发现。苔净，脉沉缓，偶有结代脉。

治法：扶正抗癌，宽胸降气，消疹，兼以健脾。

处方：生黄芪 30g，山药 20g，生地黄 10g，熟地黄 10g，云苓 15g，炒白术 12g，当归 10g，阿胶_{烊化}10g，赤芍、白芍各 10g，木香 6g，苏梗 10g，苏子 10g，苦杏仁 6g，僵蚕 6g，地肤子 12g，半边莲 24g。20 剂，水煎服。

2015 年 1 月 28 日四诊：入睡困难，半夜 1 ～ 2 点易醒，醒后难眠，眼干较前略有好转。双手湿疹干结，头面怕风，小腹怕冷，食生冷后有腹泻，口苦，小便量少，大便正常。精神、体力尚可。肿瘤标志物及各项指标检查均正常。苔薄腻，脉濡滑，微弦。

治宜前法。

处方：上方去苏梗、木香、赤芍、白芍，加龙胆草6g、秦艽10g、白花蛇舌草20g。20剂，水煎服。

2015年4月29日五诊：眼干，有异物感，双面颊泛红，偶气急，眠稍差，无其他不适。肿瘤标志物检查、血常规检查未见异常，生化（2015年4月13日）检查示：总胆固醇5.83mmol/L↑，白蛋白/球蛋白2.24↑。苔净，脉濡而微弦。

治法：扶正抗癌，育阴血，宁神。

处方：生黄芪36g，当归10g，生地黄15g，熟地黄15g，杭白芍12g，山药20g，太子参10g，夜交藤15g，炒酸枣仁20g，白花蛇舌草15g，半边莲24g，玄参15g，炙甘草6g。20剂，水煎服。

按语：对于癌症的治疗，总体以扶正抗癌为治疗思路，并结合症状进行对症治疗。此例患者初诊为结肠癌术后，表现为胃胀，大便不成形，多属脾虚，双手湿疹亦为脾虚湿盛的表现。因此以扶正抗癌、理气、健脾、兼治皮疹为治疗大法。药用生黄芪、生地黄、熟地黄、当归、云苓、山药、炒白术、麦冬、莲子肉、鸡内金扶正，兼有健脾、促消化之功；半边莲、白花蛇舌草抗癌；木香理气；地肤子、僵蚕治皮疹。二诊双手皮疹见消，仍胃胀，晨起咯清痰，故减僵蚕、地肤子，加陈皮、白前、川浙贝、苏子、苦杏仁祛痰止咳。三诊、四诊时，湿疹反复，咳嗽已止，故减祛痰止咳药物，加僵蚕、地肤子清肤热，去湿疹；憋气，加木香宽胸。五诊时，症状明显改善，患者伴见眼干、有异物感，双面颊泛红，偶气急，眠差，苔净，反映有阴虚有热之象，故加白芍、玄参育阴清热，夜交藤、炒酸枣仁养血安神。

2. 乳腺癌术后（1例）

兰某，女，42岁。2015年5月6日初诊。

主诉：乳腺癌术后2年。

现病史：2年前在中国医学科学院肿瘤医院做乳腺癌手术。现症见：憋气，颈部不适，后背痛，易恶心，上腹部疼痛，头痛，乏力较甚，少腹亦痛，膝部偶痛。纳食可，眠可，小便黄，大便偏稀溏，日1行。月经3～4月一至。查体：颈部不适，肝区觉痛。宿疾另有阴道炎，卵巢囊肿，子宫内膜增厚。苔薄白腻，脉沉小、微数。

治法：扶正抗癌，宽胸止痛，健脾，调肝。

处方：柴胡10g，川楝子10g，制香附10g，生黄芪30g，生地黄15g，熟地黄15g，川芎15g，白芷10g，延胡索10g，山药20g，炒白术10g，云苓15g，秦艽10g，白花蛇舌草24g。20剂，水煎服。

2016年3月30日二诊：尽剂后，右侧肋弓下疼痛，腹部牵引痛。大便不成形，完谷不化，日2～3行。多梦，尿偏红。苔薄白微腻，脉沉，弦意渐去。

治法：调肝，和中，清脘，消瘕，健脾，促消化。

处方：柴胡10g，当归10g，川楝子10g，苏梗10g，黄连10g，佩兰10g，鸡内金15g，皂角刺15g，云苓15g，炒白术10g，山药20g，夜交藤15g，鸡血藤15g，鸡骨草30g。20剂，水煎服。

3. 胆囊癌术后（1例）

于某，女，70岁。2015年1月14日初诊。

主诉：胆囊癌术后2年余。

现病史：胆囊多发绒毛管状腺瘤（部分癌变），于2013年进行手术治疗。现症见：胃偶觉胀，后背胀，纳食一般，眠欠宁，小便正常，大便已转正常。脑内多发缺血性梗死，动脉粥样硬化。舌尖微红，苔微腻，脉势弦滑（右脉较甚）。

治法：扶正抗癌，调肝，和中，清心，宁神。

处方：生黄芪30g，生地黄15g，熟地黄15g，当归10g，柴胡10g，川楝子10g，苏梗10g，木香6g，秦艽10g，黄连10g，半边莲24g，山慈菇6g，山药20g，白花蛇舌草24g。20剂，水煎服。

2015年5月13日二诊：尽剂后，易嗳气，大便2～3日1行。饮水少，喝水后自觉恶心不适，偶有晨起心慌。白日嗜睡，时有心烦，抑郁。苔中度腻，脉弦滑。

治法：扶正抗癌，平肝通络，和中，调肝，疏郁。

处方：生黄芪30g，生地黄15g，熟地黄15g，当归10g，山药20g，苍术10g，薏苡仁20g，丹参15g，苏梗10g，木香6g，柴胡10g，夏枯草10g，车前草10g，郁金10g，制香附10g，火麻仁20g。20剂，水煎服。

2016年12月7日三诊：尽剂后，仍有餐后脘胀，或觉头痛，胸闷减轻，运动后气喘加重。爬楼困难，嗳气，口干，口苦，耳鸣。大便2日1行，成形或有排便困难。苔中部白腻，脉偏滑弦。

治法：扶正抗癌，益气通络，降气，育阴，理气。

处方：生黄芪36g，丹参15g，桃仁、苦杏仁各10g，红花8g，当归12g，苏子10g，玄参15g，生地黄15g，熟地黄

15g，木香 6g，苏梗 10g，川厚朴 6g，太子参 10g，麦冬 10g。20 剂，水煎服。

4. 肝癌（2 例）

例 1. 马某，女，46 岁。2014 年 12 月 10 日初诊。

主诉：肝癌术后 2 年余。

现病史：患者因肝硬化于 2012 年在 302 医院诊治，MRI 示：肝脏多发占位性病变，考虑为肝癌。后于该院行氩氦刀治疗，术后未做放、化疗。至今行氩氦刀 3 次、介入治疗 1 次。301 医院建议肝移植。面色暗滞乏光，腹胀，大便滞结，小便须用利尿药，胫前中度压痕。血糖 13mmol/L。苔薄白腻，脉势沉，微涩，左有弦意。

治法：调肝，消癥，理气，利二便，平肝。

处方：生黄芪 30g，赤芍、白芍各 10g，生地黄 15g，熟地黄 15g，当归 12g，川厚朴 6g，云苓 20g，车前子、车前草各 12g，枳实 5g，生大黄 3g，夏枯草 10g，八月札 15g，半边莲 24g。20 剂，水煎服。

2015 年 4 月 29 日二诊：双胫肿，目肿，腹胀不适，较易疲乏，面色晦滞，纳食可，肝区痞胀，口干。眠可，甚则嗜睡。小便量少、色深黄，大便干硬，2～3 日 1 行。苔微腻，脉沉弦。

治法：扶正抗癌，生津，通络，调肝，理气。

处方：生黄芪 36g，生地黄 15g，熟地黄 15g，玄参 15g，山药 20g，生石斛 20g，赤芍 12g，鸡血藤 15g，柴胡 10g，当归 10g，火麻仁 20g，川厚朴 6g，半边莲 30g，八月札 15g，云苓 15g，炒白术 12g。20 剂，水煎服。

按语：患者为肝癌术后，仍以扶正抗癌为基础，药用生黄芪、赤芍、白芍、生地黄、熟地黄、当归扶正，八月札、半边莲抗癌。初诊时伴见腹胀、便秘，为中气滞结之症，加厚朴、枳实、大黄行气除满，通利大便；伴见小便不利及胫前水肿，加茯苓、车前子健脾利尿消水肿。二诊时仍有大便干硬，腹胀不适，且出现肝区痞胀之症，为肝脾不和，加柴胡、厚朴、火麻仁调肝理气，润下燥结；双胫肿，目肿，加茯苓、白术以健脾利水。

例 2. 盛某，男，65 岁。2016 年 4 月 6 日初诊。

主诉：右上腹刺痛。

现病史：肝癌确诊 1 月余。患者自觉右上腹刺痛，不间断出现，饥饿后尤甚，饱食后有腹胀感。大便 2 日 1 行，小便起夜 3～4 次。情绪差，心烦。口干，晨起口苦。眠一般，既往有高血压病史。苔白腻，脉弦缓。

治法：扶正抗癌，调肝，理气，清脘，兼以调府，缩泉。

处方：生黄芪 36g，生地黄 15g，熟地黄 15g，柴胡 10g，川楝子 10g，制香附 10g，川厚朴 6g，黄连 10g，佩兰 15g，火麻仁 24g，金樱子 12g，覆盆子 12g，半边莲 30g，白花蛇舌草 20g。14 剂，水煎服。

5. 肾癌术后（1 例）

马某，女，53 岁。2015 年 5 月 20 日初诊。

主诉：肾癌术后 5 年，发热 40 天。

现病史：2010 年右肾癌行手术治疗。40 天前无明显诱因出现发热，伴有头痛，干咳，最高体温 39.5℃，服布洛芬后曾热退。现症见：发热，干咳，头沉。北京协和医院检查发现腹腔多发小结节，左肾小囊肿。苔中度腻，脉沉，右脉细弦。

治法：扶正抗癌，育阴，调肝清热，止嗽。

处方：生黄芪30g，生地黄15g，熟地黄15g，当归10g，赤芍、白芍各10g，玄参15g，柴胡10g，黄芩10g，牡丹皮12g，百部10g，前胡10g，百合15g，白花蛇舌草24g。20剂，水煎服。

2015年9月9日二诊：晋剂后，仍有发热，在38～39℃之间，多在午后1:00—3:00发热，伴胸闷、憋气、多汗。前后胸汗出，恶盖衣被。头痛，为闷痛、跳痛。眠改善。无干咳，咽部稍有痰。大便成形，纳食差。苔中度腻，脉微弦。

治法：扶正抗癌，调肝宽胸，养血通络。

处方：生黄芪30g，生地黄15g，熟地黄15g，瓜蒌10g，枳壳5g，木香6g，柴胡10g，当归10g，川芎15g，白芷10g，陈皮6g，竹茹10g，鸡内金15g，白花蛇舌草20g，半枝莲15g。20剂，水煎服。

2015年10月21日三诊：尽剂后仍发热38℃以上，发热时胸口有烧灼感。头晕，头部跳痛。气短，干咳，汗多，夜汗甚。大便2日1行，小便频。纳差。

治宜前法出入。

处方：上方去枳壳、木香、陈皮，加黄芩12g、忍冬藤12g、薤白10g。20剂，水煎服。

尽剂后热退，诸症均见好转。

二、妇科疾病

（一）月经不调

【月经不调通治方】

通治方 1：芪地顺经汤

药物组成：炙黄芪 30g，熟地黄 15g，当归 12g，赤芍 12g，川芎 15g，阿胶_{烊化}10g，白术 10g，山萸肉 10g，续断 15g，补骨脂 10g。

方剂功效：健脾益肾，调补气血，适用于月经不调之脾肾气血亏虚者。

通治方 2：柴附调经汤

药物组成：柴胡 10g，制香附 10g，当归 10g，赤芍 12g，白芍 12g，川芎 15g，茜草 12g，路路通 10g，益母草 10g，泽兰 10g，刘寄奴 10g。

方剂功效：调肝行气，活血通经，适用于月经不调之肝气郁滞、气血不行者。

1. 月经先期（1 例）

张某，女，42 岁。2015 年 5 月 13 日初诊。

主诉：月经先期 2 年余。

现病史：近 2 年来，每次月经均提前 10 余日，每次 7 天净，量少质稀，色红，有血块。经期双下肢疼痛不适，乏力疲劳，腰酸疼痛，怕冷。平素偶有头晕，心慌。小便频多，口苦，眠欠宁，大便尚可。育有一子。苔微腻，脉势微沉。

治法：益气，宁神，兼调冲任。

处方：炙黄芪 30g，当归 12g，太子参 10g，麦冬 10g，五味子 10g，生杭白芍 12g，生地黄 15g，熟地黄 15g，黄连 10g，肉桂 4g，夜交藤 15g，炒酸枣仁 20g，阿胶烊化 10g，艾叶 10g。20 剂，水煎服。

续以该方加减服药 2 月，月经按时而至，经量、色、质均正常。

按语：此例患者有月经先期，月经量少、质稀，乏力疲劳，经期腰酸疼痛等症状，属于月经不调，脾肾气血不足证，以通治方 1 加减治疗。药用炙黄芪、当归、生杭白芍、生地黄、熟地黄、阿胶，健脾益肾，调补气血。因其平素头晕，心慌，加生脉饮（太子参、麦冬、五味子）益气生津；口苦，且月经量少、质稀，腰部怕冷，属于上焦火、下焦寒，加入交泰丸（黄连、肉桂）和艾叶，清上焦之火，温下焦之寒，温经祛寒；伴见眠欠宁，加夜交藤、炒酸枣仁养心宁神。

2. 月经后期（1 例）

王某，女，30 岁。2015 年 3 月 18 日初诊。

主诉：月经后期 8 日未至。

现病史：连续三次月经均延后 8 日未至。左胸胁部胀痛，腹部坠痛，腰酸。难寐，焦虑，急躁易怒。颜面浮肿，带下稀白。乳部有按痛。高血压，血压 151/83 mmHg，高脂血症。甲状腺多发结节，双乳增生。苔净，脉沉弦。

治法：调经，消瘿，疏肝，平肝，健脾。

处方：柴胡 10g，当归 10g，青皮 6g，刘寄奴 12g，路路通 10g，赤芍 10g，炙黄芪 36g，制香附 10g，黄药子 6g，夏枯草 10g，车前草 10g，山药 20g，苍术 10g，薏苡仁 20g，玄参 15g。20 剂，水煎服。

按语：此例患者月经后期 8 日，有左胸胁部胀痛、乳部有按痛、焦虑、急躁易怒等症，说明属于肝气瘀滞、气血不行为主的月经不调，治以通治方 2 加减，药用柴胡、当归、刘寄奴、路路通、制香附、赤芍。因患者颜面浮肿，加炙黄芪、苍术、山药、薏苡仁，健脾祛水消肿；甲状腺多发结节，双侧乳腺增生，加大行气散结之力，加青皮、黄药子、玄参；血压高，加夏枯草、车前草，平肝降压。

3. 月经先后不定期（1 例）

董某，女，29 岁。2016 年 6 月 1 日初诊。

主诉：月经不调，或推迟或提前 10 余日。

现病史：自月经初潮时月经不调，或推迟，或提前，5 月 24 日至今月经淋漓未止。服药多年，之前有焦虑症与抑郁症，后一度好转，但今仍有焦虑，胆小。月经量少，无血块，褐色。自 2012 年结婚后至今未孕，脱发明显，腰肌劳损，纳便可，眠差，梦多，易疲劳，唇暗，手足冷，易出汗。西医检查：左侧卵巢符合多囊卵巢样改变，盆腔积液，子宫缩小。测基础体温似不排卵。舌质水滑，苔白腻，脉沉濡微弦，重取左脉微涩。

治法：调肝，疏郁，补气血，消瘕，益肾，宁神。

处方：柴胡 10g，青皮 6g，郁金 10g，制香附 10g，柏子仁 10g，炙黄芪 50g，当归 10g，生地黄 15g，熟地黄 15g，皂角刺 15g，补骨脂 12g，夜交藤 15g，炒酸枣仁 20g。20 剂，水煎服。

2016 年 6 月 15 日二诊：服上方 3 天后月经淋漓已止。仍焦虑，胆小，脱发，腰酸痛，唇色暗，眠差易醒，梦多。怕冷，手指凉，但手足心出汗。自觉双肩疼痛，晨起口干苦，大便日1行，偏黏，小便可，纳佳。苔白腻，脉沉濡，左关重取弦意。

治法：调肝，疏郁，补肾，育阴，通络，宁神。

处方：柴胡10g，当归10g，郁金10g，制香附10g，生地黄15g，熟地黄15g，玄参15g，麦冬10g，艾叶10g，鸡血藤12g，侧柏叶15g，川续断15g，炒酸枣仁20g，生杭白芍15g。20剂，水煎服。

按语：此例患者初诊月经周期或推迟或提前，属月经先后不定期，既往有焦虑症及抑郁症，月经周期与情绪相关，现仍焦虑，胆小，脉弦，属肝郁气滞，气血不行，用月经不调通治方2加减治疗，药用柴胡、青皮、郁金、制香附、当归，调肝疏郁。患者伴见月经量少，易疲乏，宜调补气血，加炙黄芪、当归、生地黄、熟地黄；伴见唇暗，手足冷，为阳虚之征，加补骨脂温肾阳；伴见多囊卵巢，加皂角刺消瘕排脓；眠差，多梦，加夜交藤、炒酸枣仁养心安神。二诊与初诊症状相似，治疗思路不变，治疗药物略做调整。

（二）痛经（4例）

【痛经通治方】
通治方1（痛经1号）

药物组成：柴胡10g，制香附10g，白芍15g，赤芍15g，川芎12g，丹参15g，当归10g，棕榈炭[包煎]10g，刘寄奴10g，桃仁12g，延胡索12g。

方剂功效：疏肝理气，痛经止痛，适用于痛经之肝气不疏、气滞血瘀、不通则痛者。

通治方 2（痛经 2 号）

药物组成： 炙黄芪 30g，生地黄 15g，熟地黄 15g，当归 10g，白芍 15g，川芎 12g，太子参 10g，山药 20g，阿胶_{烊化} 10g，五味子 10g，延胡索 12g。

方剂功效： 益气血，补脾肾，调经止痛，适用于痛经之气血、脾肾亏虚、不荣则痛者。

例 1. 贾某，女，24 岁。2016 年 1 月 13 日初诊。

主诉：痛经伴腰背部疼痛、出虚汗 3 ～ 4 年。

现病史：患者已婚 3 月半。行经期经色时鲜红，时暗红，量中等。痛经，饮用姜糖水后缓解。痛经时腰背部疼痛加重，偶尔夜晚腰背部易出虚汗。平素怕冷，易感冒。近日大便干燥、不黏，1 ～ 2 日 1 行，小便正常。纳可，多梦。平素易紧张。苔薄白微腻，脉沉濡微弦。

治法：调肝，益气血，固卫调经，止痛，调府。

处方：柴胡 10g，当归 10g，制香附 10g，生黄芪 30g，丹参 15g，生杭芍 15g，延胡索 10g，枳实 5g，炒白术 10g，火麻仁 20g，熟地黄 24g，陈皮 5g，龙胆草 6g。20 剂，水煎服。

尽剂后，痛经减轻，后续服通治方加减治疗 2 月余，痛经缓解，余症亦除。

例 2. 张某，女，31 岁。2014 年 8 月 7 日初诊。

主诉：痛经 5 年余。

现病史：痛经 5 年余，常感肢凉，既往曾在东直门医院妇科诊治，无效。平素易起急，口干。苔薄腻，脉濡弦。

治法：调经，止痛，兼以化湿温阳。

处方：柴胡 10g，当归 10g，生杭芍 18g，熟地黄 24g，青皮、陈皮各 4g，延胡索 12g，苍术 10g，玄参 10g，生蒲黄_{包煎}6g，红花 8g，制附片_{先煎}8g，肉桂 5g。20 剂，水煎服。

2015 年 5 月 13 日二诊：尽剂后痛减，嗣后月信欠佳，提前 8～10 天。现月经量少，持续时间长，腰腹无所苦，神疲乏力。半年来入睡困难，带下多。苔薄微腻，脉沉小。

治法：调补气血、经带，兼以宁神。

处方：炙黄芪 30g，生地黄 15g，熟地黄 15g，当归 10g，太子参 10g，山药 20g，阿胶_{烊化}10g，五味子 10g，棕榈炭_{包煎}10g，炒酸枣仁 20g，苍术 12g，薏苡仁 20g，黄柏 10g，生杭白芍 15g。20 剂，水煎服。

尽剂后痛经已除，月经经期、量、色均恢复正常。

按语：患者平素情绪不佳，口干，属于肝郁气滞型痛经。以通治方 1 加减治疗，药用柴胡、当归、生杭白芍、熟地黄、青皮、陈皮、延胡索、苍术、玄参、生蒲黄、红花。除痛经外，患者尚有四肢发凉的症状，因此，加用制附片、肉桂以温阳除冷积。二诊时，肝郁症状已除，患者表现为神疲乏力、月经量少等气血亏虚之象，续以通治方 2 加减治疗，益气血，补脾肾，调经止痛。

例 3. 张某，女，32 岁。2015 年 3 月 18 日初诊。

主诉：经行疼痛 2 年。

现病史：月经第一天腹痛剧烈难忍，持续 2 年余。经量可，色偏淡，有血块。平素怕冷，腰酸，睡眠差。脱发严重。苔薄腻，脉沉缓。

治疗：调肝益肾，调经止痛，补阳，宁神，兼治脱发。

处方：阿胶_{烊化}12g，艾叶 15g，杭白芍 15g，生地黄 15g，

熟地黄 15g，当归 15g，山萸肉 10g，巴戟天 10g，延胡索 15g，香附 12g，酸枣仁 20g，侧柏叶 15g。14 剂，水煎服。

例 4. 刘某，女，27 岁。2015 年 5 月 27 日初诊。

主诉：经期腹痛 7 年余。

现病史：经期腹痛 7～8 年。月经周期正常，28～30 日，7 日净。血块多，前 3 天量多，后 4 天量少色黑。月经前一周全身出汗。便秘，2～3 日 1 行，小便可。纳可，眠差。月经前 3～4 天，手脚心发热，烦躁，手心色偏黄。苔薄腻，脉沉微伏，弦意不著。

治法：调经止痛，调肝育阴，调腑宁神。

处方：柴胡 10g，当归 10g，赤芍、白芍各 12g，延胡索 12g，丹参 15g，旱莲草 12g，女贞子 12g，生地黄 15g，熟地黄 15g，枳实 5g，炒白术 12g，火麻仁 20g，炒酸枣仁 20。14 剂，水煎服。

（三）闭经（2 例）

【闭经通治方】复经丸

药物组成：柴胡 10g，香附 10g，茜草 12g，路路通 10g，海螵蛸_{先煎}15g，泽兰 10g，当归 10g，赤芍 10g，生白芍 10g，川芎 15g，刘寄奴 12g。

方剂功效：疏肝，通经。

例 1. 刘某，女，35 岁。2015 年 10 月 23 日初诊。

主诉：月经半年未至。

现病史：月经半年未至。平时气急，纳、眠均可，二便调，无其他不适。苔薄白腻，脉微弦。

治法：通经，疏肝为主。

处方：茜草 12g，路路通 10g，海螵蛸_{先煎}15g，生黄芪 30g，泽兰 10g，柴胡 10g，香附 10g，当归 10g，赤芍 10g，生白芍 10g，川芎 15g，刘寄奴 12g。20 剂，水煎服。

服上药后月经复来，后随访，月经按月而至。

按语：此例患者本次月经半年未至，诊为闭经，处以闭经通治方加减治疗，患者除平日气急外，余无其他不适症状，故守通治方原方治疗，药用茜草、路路通、海螵蛸、生黄芪、泽兰、柴胡、香附、当归、赤芍、生白芍、川芎、刘寄奴通经、疏肝。值得注意的是海螵蛸的使用。海螵蛸在中国现存第一部本草专著《神农本草经》中就有记载，以"乌贼鱼骨"被收录。书中载乌贼鱼骨"味咸，微温。主女子漏下赤白经汁，血闭，阴蚀肿痛，寒热癥瘕，无子"。《类经》中也有记载："乌贼也，骨名海螵蛸，其气味咸温下行，故主女子赤白漏下及血闭血枯，其性涩，故亦能令人有子。"可见海螵蛸是一味具有双向调节作用的药物，既可以收敛固摄，治疗赤白漏下，也可以通经，治疗血闭、闭经。

例 2. 王某，女，41 岁。2014 年 12 月 17 日初诊。

主诉：月经半年未至。

现病史：月经半年未至。上次月经为 2014 年 6 月。医院检查提示"子宫颈鳞化上皮细胞"。月经量大，色暗有块。现症见：后背发凉恶风，心动悸，口干苦，纳食可，艰寐。二便调。左肩疼痛，天热时乍热汗出。苔薄微腻，脉沉濡。

治法：调经通络，益肾，疏风，宁神，补心气。

处方：柴胡 10g，当归 12g，川芎 15g，熟地黄 30g，陈

皮 6g，刘寄奴 10g，茜草 12g，泽兰 12g，制香附 10g，秦艽
10g，防风 10g，太子参 10g，麦冬 10g，炒酸枣仁 20g。14 剂，
水煎服。

（四）崩漏（2 例）

【崩漏通治方】

崩漏通治方 1：茅地治崩汤

药物组成：白茅根 30g，生地黄 30g，杭白芍_{酒炒}10g，黄
芪 15g，炒蒲黄_{包煎}6g，小蓟根 12g，生石斛 18g，益母草 12g，
椿根白皮 10g，阿胶_{烊化}12g。

方剂功效：凉血止血，祛瘀生新，养血调经。适用于血热
性崩漏。

崩漏通治方 2：芪棕敛血方

药物组成：炙黄芪 45g，红参须 12g，北五味子 12g，陈
棕榈炭 12g。

方剂功效：补中益气，收敛止血。适用于气虚下陷，劳而
诱发性崩漏。

例 1. 王某，女，41 岁。1965 年 2 月初诊。

主诉：3 月前闭经，后突发阴道流血。

现病史：3 月前先有闭经，过期 1 月后突发阴道流血，渐
次增多（倍于月经期之经血），2 周前在某医院妇科求治，诊
断为"功能性子宫出血"。病理检查示：子宫内膜厚，呈息肉
样；右侧卵巢含有囊肿之滤泡，医者予以注射针剂及服用药物
均无效。经色暗红，少腹不适，腰部酸楚，烦热口渴，心微
悸，晕眩，夜眠欠安，唇舌干燥。苔黄，脉滑数。

治法：以清血热为主，兼以养阴调经止血。

处方：白茅根 30g，生地黄 30g，杭白芍 10g，黄芪 15g，炒蒲黄（包煎）6g，小蓟根 12g，生石斛 18g，益母草 12g，椿根白皮 10g，阿胶（烊化）12g。另加十灰散 12g。14 剂，水煎服。

服上方 4 剂后，血量大减，诸症悉缓；又服 1 周，崩漏渐止。后以调理脾胃、补气养血法以竟其功。

按语：此例患者除表现为突发阴道流血外，还有烦热口渴、心微悸、苔黄、脉滑数的表现，诊断为血热型崩漏，以崩漏通治方 1（茅地治崩汤）治疗。其中白茅根、生地黄二药用量宜大，否则不足以挽崩中之急。黄芪用量亦多于其他诸味，具有血脱补气之意，起到阳生阴长之功。兼用十灰散 12g，以增强凉血止血之效。

例 2. 周某，女，46 岁。2015 年 3 月初诊。

主诉：阴道不规则出血 7 年余。

现病史：患者功能性子宫出血 7 年余，过去出血量不多，但久未治愈。此次病发因日前外出购物，形体劳乏，回家后突发暴崩，阴道出血约有 300 毫升左右。次日下午来诊，现症见：面色㿠白、失荣，头晕耳鸣，形体困羸，食谷欠馨。崩漏颜色浅红，杂有小血块。偶感腹胀，大便微溏。舌体胖嫩，苔薄白，脉虚大微数。

治法：补气摄血。

处方：炙黄芪 45g，红参须 12g，北五味子 12g，陈棕榈炭 12g。浓煎顿服。

次日续服补中益气汤加味方（炙黄芪 24g，党参、白术、酒炒杭白芍各 12g，当归、陈皮各 6g，升麻、柴胡、五味子各 10g）十余剂，崩漏完全控制。后以十全大补丸去桂加阿胶方，续服 2 月余，随访数年，未见复发。

按语：此例患者阴道不规则出血 7 年余，且面色㿠白失荣，头晕耳鸣，形体困羸，食谷欠馨，脉虚大、微数，舌体胖嫩，诊断为脾气虚陷，崩漏因劳而诱发，用崩漏通治方 2 加减治疗，以补气摄血，快速止血，即"塞流"。崩漏血量减少，病情稳定后，改用补中益气汤加味以补气虚之本，起到"澄源"之功。崩漏完全控制后，以十全大补丸去桂加阿胶方培补气血，即"复旧"。从这则案例可以看到余师在疾病发展的不同阶段对治崩三法的灵活运用。

（五）乳腺增生（3 例）

【乳腺增生通治方】消癖丸

药物组成：柴胡 10g，香附 10g，青皮 6g，陈皮 6g，川楝子 10g，延胡索 10g，浙贝母 10g，玄参 15g，生牡蛎打，先煎 10g，夏枯草 10g，竹茹 10g，丹参 18g，桃仁 10g。

方剂功效：疏肝解郁，消痰散结，活血消癥。

例 1. 张某，女，31 岁。2016 年 1 月 20 日初诊。

主诉：双侧乳腺增生结节 2～3 年。

现病史：双侧乳腺增生结节 2～3 年。患者月经易受情绪波动影响，周期乱，量中等，稍有血块。服药后，乳腺增生随情绪波动而发。现症见：患者自觉咽部有异物不下，时有中等度痰，色白，耳鸣，眼干痛。眠差，多梦、易醒。纳差，大便 4～5 日 1 行，量少，大便干，小便调，背楚。

治法：调肝疏郁，消乳癖，育阴，宁神，通便。

处方：柴胡 10g，制香附 10g，郁金 10g，青皮 5g，苏子

10g，苦杏仁 10g，玄参 15g，川楝子 10g，生地黄、熟地黄各15g，当归 12g，炒酸枣仁 20g，火麻仁 20g，熟大黄 3g。20剂，水煎服。

例2. 江某，女，42 岁。2015 年 6 月 10 日初诊。

主诉：乳房结节 10 年余。

现病史：10 年前自分娩后乳腺增生，多发结节。五六天前咯血 2 ～ 3 次，肺部 CT 示：右小叶炎症。夜间太阳穴处觉有虫爬感。乏力，胸痞。大便日 2 行，不成形，上气，腰楚。带下多，阴痒，手凉。或夜梦交。宿有子宫肌瘤。苔薄微腻，脉沉小、微涩。

治法：疏肝，清肺，健脾，化带，兼治子宫肌瘤。

处方：柴胡 10g，黄芩 10g，百合 15g，炙桑白皮 10g，川楝子 10g，玄参 15g，青皮 5g，云苓 15g，山药 20g，苍术10g，薏苡仁 20g，败酱草 12g，赤芍 12g，桂枝 6g，柏子仁10g。20 剂，水煎服。

又外用方：生地黄 50g，黄柏 20g，蛇床子 15g，加水1000mL，煎开后先熏后洗。可连用 5 次，隔日 1 次。

按语：该患者以乳腺增生伴乳房多发结节来诊，处以乳腺增生通治方加减，药用柴胡、川楝子、玄参、青皮疏肝行气散结；伴见肺部炎症，咯血，加黄芩、百合、炙桑白皮清泻肺热；伴见大便不成形，加茯苓、山药健脾；伴见带下多，阴痒，加苍术、薏苡仁、败酱草（四妙丸化裁），化湿止带；伴见子宫肌瘤，加赤芍、桂枝（桂枝茯苓丸化裁）、云苓，温经散寒，活血消癥。

例3. 赵某，女，33 岁。2015 年 3 月 12 日初诊。

主诉：乳房结节。

现病史：患者因右侧乳房流出水样液体去医院检查。B超示：双侧乳腺组织增生，双乳低回声结节。现头痛，咳痰，胃热，月经量少。苔腻，脉沉小。

治法：疏肝，消癖，通络化痰，清脘，兼治头痛。

处方：柴胡10g，川楝子10g，青皮、陈皮各4g，玄参15g，浙贝母10g，丹参18g，竹茹10g，苦杏仁10g，黄连10g，川芎15g，白芷10g，黄芩10g，炙穿山甲8g，炙黄芪36g，当归10g。20剂，水煎服。

（六）子宫肌瘤（1例）

【子宫肌瘤通治方】加味桂枝茯苓丸

药物组成：桂枝12g，茯苓15g，牡丹皮12g，赤芍12g，桃仁12g，延胡索10g，半夏6g，皂角刺15g。

方剂功效：活血化瘀，祛痰，缓消癥块。

胡某，女，23岁。2017年1月11日初诊。

主述：子宫肌瘤4月余。

现病史：4月前经行少腹痛甚，经间期出血。B超示：子宫前壁见大小约2.2cm×2.1cm的低回声团，边界清，回声不均质，诊断为"子宫肌瘤"。内膜增厚。月经周期准，月经量大，经色暗，伴有血块。苔薄白腻，脉沉濡微弦。

治法：消癥瘕，兼以止痛。

处方：柴胡10g，赤芍12g，当归10g，云苓15g，桂枝6g，皂角刺15g，生杭白芍15g，玄参15g，炙黄芪30g，延胡索10g，阿胶烊化10g，艾叶炭包煎10g，丹参15g。20剂，水煎服。

此方加减治疗半年余，子宫前壁回声团消失，余症亦除。

按语：此例患者为子宫肌瘤，以通治方加减治疗，药用桂枝、茯苓、赤芍、延胡索、皂角刺、当归、丹参缓消癥瘕；伴有痛经，且经色暗，有血块，脉势沉濡、微弦，苔薄白腻，为气郁、血虚寒凝之证，故加阿胶、艾叶炭、柴胡行气调经，加白芍缓急止痛。

（七）不孕（5例）

【不孕通治方】暖宫促孕方

药物组成：生地黄15g，熟地黄15g，沙苑子12g，菟丝子15g，补骨脂12g，鹿角胶_{烊化}10g，炙黄芪30g，炒白术12g，当归10g，炒白芍12g，柴胡12g，制香附12g，路路通10g，赤芍10g，丹参15g。

方剂功效：滋肾阴，补肾阳，补气血，调冲任，通络。

例1. 张某，女，37岁。2016年1月6日初诊。

主诉：曾孕3次，流产3次。

现病史：已婚13年，曾孕3次（2007年、2011年、2013年），均流产，第一次因腹泻流产，后两次由于无胎心流产。2014年因宫腔粘连Ⅱ度，于北大三院行宫腔粘连松解、子宫内膜息肉摘除、刮宫术。月经周期30天，本次月经提前6日至。行经3～4日，色暗，有血块。经前乳房胀痛，行经时腹坠，腰酸冷痛。纳可，眠可，大便日1行，成形。输卵管通，但较迂曲。苔薄微腻，脉沉，有弦数意。

治法：补气血，调冲任，补肾通络。

处方：炙黄芪 36g，当归 10g，川续断 15g，生地黄 15g，熟地黄 15g，升麻 10g，柴胡 10g，制香附 12g，路路通 10g，山药 20g，肉桂 5g，益母草 12g，炒白术 12g。20 剂，水煎服。

2016 年 3 月 2 日二诊：尽剂后，经量稍改善，行经 4 ～ 5 天，经色褐色转红，近两次痛经消失，经期提前 4 天至。少腹或凉。舌有染苔，脉重取微弦。

治法：前法兼以温宫。

处方：炙黄芪 50g，当归 10g，生地黄 15g，熟地黄 15g，桑寄生 15g，柴胡 10g，制香附 10g，升麻 10g，丹参 18g，山药 20g，肉桂 6g，小茴香 5g。20 剂，水煎服。

以通治方加减治疗半年余，基础体温持续升高 22 天，孕检提示已怀孕，随访足月顺利产下一名男婴。

按语：此例患者为不孕症，行经时腹坠，腰酸冷痛，说明肾阴阳俱虚；经色暗，说明气虚不足；经前乳房胀痛，说明肝气不舒，冲任不调；输卵管较迂曲，月经有血块，说明有血瘀之征，故在治法上以补气血、调冲任、补肾通络为主，以通治方加减治疗。方中黄芪、当归、山药、白术补气血，调冲任；续断、生地黄、熟地黄益肾，肉桂温肾阳；柴胡、香附、路路通、益母草，疏肝通络。二诊时患者出现少腹或凉之症，总体治则不变，加小茴香暖宫止痛。

例 2. 马某，女，32 岁。2015 年 9 月 23 日初诊。

主诉：结婚两年半以上，思嗣。

现病史：五心烦热，汗多，头汗多，夜间盗汗，自觉鼻、咽干，换季则眼压升高，易怒，烦躁。乏力，双侧大腿上部夜间酸，用重物压则减轻。月经无定期，色微暗，有血块，白带增多，有异味。脱发。大便黏，不成形，小便色黄。眠差，梦多，易醒，醒后入睡困难。苔薄腻，脉沉，左尺弱，微弦。

治法：调补气血冲任，疏肝，宁神，清带。

处方：生黄芪 36g，生地黄 15g，熟地黄 15g，当归 10g，赤芍、白芍各 10g，丹参 18g，肉桂 5g，补骨脂 12g，柴胡 6g，制香附 12g，炒酸枣仁 20g，苍术 10g，薏苡仁 20g，败酱草 10g。20 剂，水煎服。

2016 年 1 月 27 日二诊：脱发明显好转，感觉胸骨后痞堵较甚，恶心，胸前如有石块压着感。手足心发热，大便不成形，1～2 日 1 行，矢气，偶有腹胀，夜寐梦扰。苔薄腻。脉沉微涩。

治法：补阴血，宽胸健脾，宁神通络。

处方：炙黄芪 30g，当归 10g，生地黄 15g，熟地黄 15g，瓜蒌 10g，木香 6g，云苓 15g，山药 20g，炒白术 12g，川厚朴 6g，炒酸枣仁 20g，丹参 15g，炙甘草 6g。20 剂，水煎服。

以通治方加减治疗 4 月余，基础体温持续升高 24 天，医院体检发现患者已怀孕。

按语：此例患者初诊以不孕症来诊，处以通治方加减治疗，药用生黄芪、生地黄、熟地黄、当归、赤芍、白芍、丹参、肉桂、补骨脂、柴胡、制香附，调补气血冲任，疏肝。此外，患者伴见眠差、多梦，加酸枣仁养血安神；伴白带多，有异味，加苍术、薏苡仁、败酱草清热燥湿止带。二诊时，患者白带止，有大便不成形、腹胀等症状，故去苍术、薏苡仁、败酱草，加白术健脾，川厚朴行气消胀；伴胸闷感，加瓜蒌、木香行气宽胸。

例 3.陶某，女，32 岁。2014 年 12 月 3 日初诊。

主诉：结婚 6 年，备孕 4 年未孕。

现病史：结婚 6 年，备孕 4 年未孕。2014 年 7 月 7 日行子宫输卵管造影示：单角子宫。月经量少，余无不适。

治法：补气血，调肝，通络。

处方：柴胡 10g，制香附 12g，路路通 10g，赤芍、白芍各 10g，当归 10g，熟地黄 24g，陈皮 6g，鸡血藤 15g，丹参 15g，山药 20g，延胡索 10g，炙黄芪 36g，补骨脂 12g。20 剂，水煎服。

2014 年 12 月 31 日二诊：尽剂后，无不适。月经量仍少，色正常，无血块。口不干苦，纳眠可，小便尚调，起夜 2 ～ 3 次，大便日 1 行，质稀。舌尖微红，苔薄腻，脉沉，微虚。

治法：补气血，健脾，缩泉法，兼以通络。

处方：生黄芪 36g，当归 10g，生地黄 15g，熟地黄 15g，丹参 15g，泽兰 12g，刘寄奴 10g，益母草 10g，云苓 15g，山药 20g，炒白术 12g，金樱子 12g，补骨脂 12g。20 剂，水煎服。

2015 年 1 月 28 日三诊：末次月经 1 月 25 日，今为经期第 4 天。月经量较上次稍有增多，目前基本干净。经前 2 周出现胸部发胀。在排卵期基础体温略有波动。无口干、口苦，胃纳可，眠佳，小便色偏黄，大便偏溏。经期腰楚。苔腻减，脉沉弱。

治宜前法加减。

处方：原方刘寄奴改为 12g，去云苓、泽兰、金樱子，加枳壳 6g、木香 6g、川续断 15g、炒白术 12g。20 剂，水煎服。

2015 年 4 月 29 日四诊：月经量较前增多，色正常，三日尽。纳食可，眠可，二便调。腹无所苦。苔薄白，脉沉濡微数。

治法：补肾脾，通络。

处方：生地黄 15g，熟地黄 15g，赤芍、白芍各 12g，当归 10g，炙黄芪 30g，山药 20g，刘寄奴 10g，柴胡 10g，制香附 12g，炒白术 10g，桑寄生 15g，路路通 10g。20 剂，水煎服。

按此方法加减用药治疗半年余，基础体温持续升高 25 天，患者去医院检查，示已怀孕。

按语：此例患者为不孕症，病情单纯，以不孕通治方加减治疗。初诊时除不孕外，无其他症状，仅以通治方治疗。二诊时患者尿频，加金樱子缩泉。三诊时经期腰楚，加川续断强腰膝；大便溏，加炒白术健脾止泻。

例 4.姚某，女，38 岁。2016 年 1 月 12 日初诊。

主诉：备孕两年半未孕。

现病史：已婚三年余，备孕两年半。宿疾子宫肌瘤 2.5cm（于某医院检查诊断）。平素性急易烦躁，身体燥热，大便难，便质黏腻。月经量少，2～3 日净。少腹凉，妇科检查输卵管尚可，FSH16.50 mIU/mL ↑。苔微腻，脉沉微弦，尺弱。

治法：调肝，补气血，通络，健脾肾，消瘕。

处方：柴胡 10g，制香附 12g，龙胆草 8g，炙黄芪 30g，当归 10g，丹参 18g，山药 20g，炒白术 10g，枳实 5g，熟地黄 30g，陈皮 6g，肉桂 6g，云苓 15g，桂枝 6g，赤芍 12g。14 剂，水煎服。

例 5.靳某，女，32 岁。2015 年 6 月 10 日初诊。

主诉：不孕。

现病史：思嗣。末次月经 6 月 3 日来潮，6 日净，量少，色暗偏黑。眠差。冬春季脚凉，夏日转佳。妇科检查（－）。脉沉濡，苔薄。

治法：调补气血，冲任，兼以调肝、宁神。

处方：生黄芪、炙黄芪各 40g，太子参 36g，炒白术 40g，云苓 40g，炙甘草 24g，当归 30g，赤芍 36g，丹参 60g，肉桂 24g，小茴香 24g，柴胡 36g，制香附 40g，夜交藤 50g，炒酸枣仁 100g。上药共研细末，水泛为丸如梧桐子大，每服 6g，1 日 2 次，温开水送服。

三、男科、外科疾病

（一）腹股沟疝气（1 例）

【疝气通治方】加味补中益气汤

药物组成：炙黄芪 36g，炒白术 15g，炙甘草 15g，升麻 15g，柴胡 12g，党参 10g，当归 15g，陈皮 8g，荔枝核 10g。

方剂功效：补脾气，助升提，兼止疝痛。

韩某，男，74 岁。2016 年 5 月 12 日初诊。

主诉：腹股沟处扪及包块 2 周。

现病史：少腹部或有灼热疼痛感，一周来如多行或久立后加重，腹股沟处在用力咳嗽时可扪及包块。左侧颈动脉狭窄，偶有头晕，多于突然转头时发作，或有头痛、麻木。耳鸣严重，乏力，抑郁，食欲差，怕冷。大便溏泄，尿频，眠可。血压正常。舌红、苔腻，中后部苔微黄腻。脉左沉弱，右沉实有力。

治法：补中升提，活血通络，疏肝缩泉，开窍。

处方：炙黄芪 36g，炒白术 15g，升麻 15g，柴胡 12g，党参 10g，荔枝核 10g，炒蒲黄_{包煎}10g，五灵脂 6g，制香附 15g，山药 15g，覆盆子 15g，金樱子 10g，石菖蒲 15g，远志 12g。20 剂，水煎服。

按语：患者腹股沟处出现包块，为年老气虚，中气不足以升提、维持脏器固有位置，下陷至腹股沟所致，即是腹股沟疝气。法用疝气通治方，补脾气，助升提，兼治疝痛，药用炙黄芪、炒白术、升麻、柴胡、党参、荔枝核。此外患者兼有颈动脉狭窄，加炒蒲黄、五灵脂活血祛瘀通络；兼有情绪抑郁，加香附疏肝解郁；兼有尿频，加覆盆子、金樱子固泉缩尿；石菖蒲、远志开窍，兼治耳鸣。

（二）阳痿早泄（2 例）

【阳痿通治方】强势汤

药物组成：熟地黄 30g，陈皮 6g，沙苑子 15g，菟丝子 12g，枸杞子 12g，五味子 12g，肉苁蓉 12g，仙茅 10g，淫羊藿 15g，锁阳 10g，柴胡 10g，制香附 10g。

方剂功效：补肾填精、壮阳、调肝。

例 1.刘某，男，30 岁。2016 年 1 月 16 日初诊。

主诉：阳痿近 4 年。

现病史：26 岁结婚，结婚后 3 日发现阳事不兴。腰楚，大便或成形或不成形，尿道或有灼热感。有附睾囊肿，嗜睡，易疲乏。或有头晕，近视。舌有纵裂纹，薄腻苔。脉沉，右脉尺虚。

治法：补肾益精，调肝健脾，兼以清渗。

处方：柴胡 10g，制香附 10g，锁阳 10g，金樱子 12g，肉苁蓉 15g，淫羊藿 12g，沙苑子 15g，菟丝子 12g，五味子 12g，锁阳 12g，山药 20g，炒白术 12g，云苓 15g，赤小豆 4g，薏苡仁 20g，川续断 18g。20 剂，水煎服。

以上方加减治疗 2 月余，症状明显改善。

按语：此例为阳痿患者，以通治方加减治疗，补肾益精，调肝，药用柴胡、制香附、锁阳、金樱子、肉苁蓉、淫羊藿、沙苑子、菟丝子、五味子。因患者大便或成形或不成形，加山药、炒白术；尿道或有灼热感，加云苓、赤小豆、薏苡仁清热利尿。

例 2.陆某，男，48 岁。2016 年 12 月 27 日初诊。

主诉：艰于勃起或勃起时阴茎痛。

现病史：近时阴茎艰于勃起，或勃起时阴茎痛，体力尚可。腰楚，或有头晕，眠可。或有夜间多汗，脐部易受凉。

治法：补精益肾，固卫，健脾。

处方：生黄芪 36g，炒白术 12g，防风 10g，熟地黄 30g，陈皮 5g，肉苁蓉 15g，锁阳 10g，阳起石 12g，淫羊藿 12g，仙茅 10g，沙苑子 15g，五味子 10g，山药 20g，鸡血藤 15g，肉桂 6g，川续断 15g。14 剂，水煎服。

（三）不育（4 例）

【不育通治方】五子二仙汤

药物组成：熟地黄 30g，陈皮 6g，沙苑子 15g，菟丝子 12g，枸杞子 12g，补骨脂 12g，鹿角霜 15g，肉苁蓉 15g，仙茅 10g，淫羊藿 12g，锁阳 10g，炒山药 20g，茯苓 15g。

方剂功效：补肾健脾，助阳生精。

例1.韩某，男，33岁。2015年5月20日初诊。

主诉：结婚4年未育。

现病史：结婚4年未避孕未育。性生活规律，女方妇科检查无明显异常。曾就诊于北京中医药大学附属东直门医院、中国中医科学院附属西苑医院、中国中医科学院附属广安门中医院，检查精液提示精子活力低下，密度低，畸形升高，服药治疗，效果不理想。现症见：乏力，手心汗出，口干，夜间盗汗，阴囊湿疹，纳、眠一般。二便正常，手心热，无明显不适。近查精子密度8.07 100万/毫升，精子活力：A级0.84，B级0.28，C级0.20，D级6.96。睾酮较低。苔薄白微腻，脉沉微数，尺弱。

治法：补肾，益精，育阴，化湿。

处方：生黄芪36g，熟地黄30g，陈皮6g，锁阳10g，补骨脂12g，肉苁蓉15g，玄参15g，女贞子12g，沙苑子15g，淫羊藿12g，丹参15g，苍术10g，薏苡仁20g，菟丝子12g。20剂，水煎服。

按语：此例患者为男子不育，以不育通治方为基础治疗，药用熟地黄、陈皮、锁阳、沙苑子、菟丝子、补骨脂、肉苁蓉、仙茅、淫羊藿，补肾益精。不育的病因多属肾阴、肾阳均虚，表现为性生活时间较前明显缩短，多为肾阳虚，动力不足；手足心发热、汗出等症多为肾阴虚。此例患者主要表现为夜间盗汗、阴囊湿疹、手心汗出等肾阴虚的表现，因此在通治方的基础上增强育阴之法，加用女贞子、玄参等益肾滋阴之品。另外，患者兼有阴囊湿疹，除滋阴外，加用苍术、薏苡仁化湿；乏力明显，加生黄芪补气。

例 2. 余某，男，41 岁。2016 年 1 月 20 日初诊。

主诉：3 年未育。

现病史：3 年未避孕，未育。早泄，射精无力，精子活力低，A 级:5.19%，B 级:12.02%，平素无明显不适，纳可，眠可，二便调，精子活动率 21.31%。女方检查正常。苔腻，脉沉濡。

治法：补肾，益精。

处方：柴胡 10g，制香附 10g，沙苑子 12g，菟丝子 12g，枸杞子 12g，锁阳 10g，肉苁蓉 15g，仙茅 10g，淫羊藿 12g，巴戟天 10g，补骨脂 12g，熟地黄 30g，陈皮 6g。20 剂，水煎服。

例 3. 刘某，男，34 岁。2015 年 3 月 11 日初诊。

主诉：备孕 5 年，未育。

现病史：结婚五年，未避孕，未育，现思嗣。精液检查：精液量 3.3mL，A 级：8%；B 级：15%；A+B：23%，精子活力，不正常；精子活动率 17.05%。现症见：饮凉食生则易泄泻，大便日 2～3 行，或不成形。无烟酒嗜好，无不良生活嗜好。眠差。性生活正常。阴囊正常。腰症不明显。颈椎不太正常。舌体微胖，苔滑腻，脉沉，尺弱。

治法：补肾益精健脾。

处方：熟地黄 30g，陈皮 15g，肉苁蓉 15g，沙苑子 15g，菟丝子 12g，锁阳 12g，仙茅 10g，淫羊藿 12g，怀牛膝 12g，山药 20g，云苓 15g，生黄芪 24g，炒白术 12g。20 剂，水煎服。

例 4. 王某，男，23 岁。2015 年 5 月 20 日初诊。

主诉：备孕 3 年未育。

现病史：卡尔曼综合征 9 年，于北京武警医院查精液示无精子，现欲调治。睾丸体积小。食、眠、大便可。夜间打鼾，咯吐痰沫。苔薄白腻，脉微沉，尺弱。

治法：补肾益精，兼以化痰理气。

处方：生黄芪 30g，生地黄 15g，熟地黄 15g，沙苑子 15g，菟丝子 12g，枸杞子 12g，肉苁蓉 15g，淫羊藿 12g，锁阳 10g，补骨脂 12g，陈皮 6g，云苓 15g，竹茹 10g，制半夏 6g，丹参 15g。20 剂，水煎服。

按语：此例患者为卡尔曼综合征，不育，以不育通治方加减治疗，药用生地黄、熟地黄、沙苑子、菟丝子、枸杞子、肉苁蓉、淫羊藿、锁阳、补骨脂，补肾益精。患者伴见痰症较著，加陈皮、茯苓、竹茹、制半夏（二陈汤加减）化痰理气，冀以获效。

四、头面五官疾病

（一）耳鸣耳聋

【耳鸣耳聋通治方】柴胡聪耳汤

药物组成：柴胡 10g，制香附 10g，川芎 15g，远志 10g，石菖蒲 12g，生地黄 15g，熟地黄 15g，麦冬 10g，玄参 15g，女贞子 12g，旱莲草 10g，丹参 15g，赤芍 12g。

方剂功效：调肝，滋阴益肾，活血化痰。

（二）突发性耳聋（1例）

杨某，男，60岁。2015年8月19日初诊。

主诉：突发性右耳聋5月余。

现病史：左耳听力减退10余年，5个月前突发右耳耳聋。现耳鸣较甚，无其他不适。医院检查诊断为"内耳神经静脉痉挛"（于同仁医院、301医院确诊）。苔微腻，脉濡弦，左尺弱，右脉微涩。

治法：调肝，补肾阴，通络。

处方：柴胡10g，当归10g，远志10g，石菖蒲10g，川芎15g，熟地黄30g，陈皮6g，玄参15g，麦冬10g，女贞子12g，生杭白芍15g，丹参15g。14剂，水煎服。

2015年9月23日二诊：尽剂后，耳鸣明显好转，耳聋减轻。眠欠宁，不易入睡，间断性耳鸣。纳可，二便调。舌质水滑，薄苔微腻，脉沉虚。

治法：调肝，补肾育阴，通络，宁神。

处方：柴胡10g，制香附10g，远志10g，石菖蒲12g，生地黄15g，熟地黄15g，玄参15g，女贞子12g，旱莲草10g，丹参15g，赤芍12g，合欢皮10g，炒酸枣仁20g。14剂，水煎服。

2015年11月4日三诊：尽剂后有所缓解，仍有蝉鸣音。大便可。苔薄腻，左脉尺虚，右脉沉小。

治法：调肝，育阴，通窍，活络。

处方：柴胡10g，当归10g，生地黄15g，熟地黄15g，枸杞子12g，玄参15g，麦冬10g，远志10g，石菖蒲15g，川芎15g，鸡血藤15g，生牡蛎_{先煎}24g。14剂，水煎服。

2015年12月16日四诊：耳鸣著减，听力明显改善，头不晕，纳食馨，夜寐艰，梦扰，大便佳，小便调。舌质水滑，苔薄腻，脉沉，左尺弱。

治法：调肝，育阴，通络，开窍，宁神。

处方：柴胡 10g，制香附 12g，路路通 10g，生地黄 15g，熟地黄 15g，玄参 15g，麦冬 10g，丹参 15g，远志 10g，石菖蒲 12g，云苓 20g，枸杞子 12g，生牡蛎先煎24g，炒酸枣仁 20g。14 剂，水煎服。

2016 年 1 月 27 日五诊：尽剂后，耳鸣和听力明显改善，夜寐艰，梦扰减轻，食纳馨，二便调。苔薄微腻，脉沉，右脉有弦意。

治法：调肝，育阴，通络，宁神。

处方：柴胡 10g，制香附 10g，路路通 10g，石菖蒲 15g，远志 12g，川芎 15g，生地黄 15g，熟地黄 15g，玄参 15g，女贞子 12g，旱莲草 10g，柏子仁 10g，合欢皮 10g，炒酸枣仁 20g。14 剂，水煎服。

2016 年 3 月 30 日六诊：尽剂后，耳内蝉鸣音、听觉明显改善。入睡易，或偶醒、梦扰，食纳馨，二便为常，另有慢性咽炎。苔薄腻，脉势微滑。

治法：调肝，育阴，利咽。

处方：柴胡 10g，当归 10g，制香附 12g，生地黄 15g，熟地黄 15g，玄参 15g，麦冬 10g，莱菔子 10g，桔梗 10g，生甘草 6g，川芎 15g，合欢皮 10g。14 剂，水煎服。

2016 年 5 月 18 日七诊：尽剂后，听力明显好转，耳鸣著减，近日或有反复。夜眠易醒，纳可，二便调。腰椎间盘突出。苔腻，脉沉微弦，左尺弱。

治法：调肝，育阴，通络，宁神。

处方：柴胡 10g，制香附 10g，路路通 10g，远志 10g，石菖蒲 12g，玄参 15g，生地黄 15g，熟地黄 15g，女贞子 12g，丹参 15g，炒酸枣仁 20g，赤芍、白芍各 15g，秦艽 10g，川续断 15g。14 剂，水煎服。

2016 年 12 月 14 日八诊：近况尚好。耳鸣消失，体力明显提高，饮食、大便可，眠欠宁，余无不适。舌质水滑，苔薄腻，脉沉濡。

治法：平肝，育阴，通窍，宁神，通络。

处方：柴胡 10g，川芎 15g，制香附 12g，生地黄 15g，熟地黄 15g，玄参 15g，女贞子 12g，旱莲草 10g，赤芍 12g，丹参 15g，合欢皮 10g，夜交藤 15g，炒酸枣仁 20g。14 剂，水煎服。

按语：患者为突发性耳聋伴耳鸣，治以通治方加减，药用柴胡、当归、远志、石菖蒲、川芎、熟地黄、陈皮、玄参、麦冬、女贞子、生杭白芍、丹参调肝，补肾阴，通络。患者除耳聋外，病情简单。治疗期间或有反复，余师谨守原方，根据症情变化加减用药。如夜梦多、眠差，加牡蛎、炒酸枣仁重镇、养心安神；咽部不适，加桔梗、生甘草清热利咽等。经过 1 年多的治疗，耳鸣、耳聋终告治愈。

（三）鼻炎

【鼻炎通治方】沙参苍耳汤

药物组成：北沙参 12g，天冬 12g，黄芩 10g，苍耳子 6g，辛夷_{后下，包煎} 6g，细辛_{后下} 3g，白芷 15g。过敏性鼻炎者加蝉蜕 10g、僵蚕 6g。

方剂功效：清肺养阴，祛风通窍。

1. 过敏性鼻炎（1 例）

史某，女，40 岁。2015 年 3 月 13 日初诊。

主诉：打喷嚏、流涕 3 天。

现病史：每年入春后鼻炎发作，西医诊断为"过敏性鼻炎"。3 天前因天气诱发，喷嚏连作，流涕不止，色白。鼻咽干，眠欠宁、多梦，月经正常。苔薄微腻，脉微滑。

治法：补肺阴，通鼻窍，宁神。

处方：北沙参 12g，天冬 12g，黄芩 10g，辛夷后下，包煎6g，苍耳子 6g，竹茹 10g，陈皮 6g，细辛后下3g，夜交藤 15g，炒酸枣仁 20g，僵蚕 6g。14 剂，水煎服。

患者后继以该方治疗半个月，鼻炎症状消失。

按语：此例患者为过敏性鼻炎，以通治方加减治疗，药用北沙参、天冬、黄芩、辛夷、苍耳子、竹茹、陈皮、细辛、僵蚕补肺阴，清通鼻窍。因症见眠欠宁、多梦，加夜交藤、炒酸枣仁宁心安神。

2. 慢性鼻炎（3 例）

例 1. 周某，男，9 岁。2016 年 10 月 26 日初诊。

主诉：鼻塞、流涕 3 年余。

现病史：慢性鼻炎 3 年余。鼻塞、流涕，晨起时有头晕，咽干，并觉口干，无口苦，无痰。现有口疮。食纳可，食量大。便稍干，不规律。偶有遗尿。鼻衄约 2～3 次，或有烦躁。苔腻象不著，脉沉取微滑。

治法：清金，通窍，育阴，利咽，生津，润府，缩泉。

处方：天冬 10g，黄芩 8g，辛夷后下，包煎5g，苍耳子 5g，生地黄 18g，玄参 10g，黄连 8g，生石斛 15g，桔梗 8g，生甘草 4g，枳实 4g，火麻仁 15g，覆盆子 10g，五倍子 8g。14 剂，水煎服。

例2.周某，男，42岁。2016年10月26日初诊。

主诉：鼻塞20余年。

现病史：慢性鼻炎20余年。现鼻塞，左右鼻孔交替堵塞，鼻塞时烦躁，痰少。无流涕，无头痛。打鼾和入睡后汗出明显。大便略干，日1行，小便可。口气重。纳、寐均可。既往体健，否认有其他慢性疾病。偶有血压偏高，未服药。血压150～160/90～100 mmHg，有家族病史。苔中心腻，脉沉濡而弦。

治法：清金，通鼻窍，化痰，固卫，平肝，调府，兼治口气。

处方：北沙参15g，黄芩10g，苍耳子6g，细辛后下3g，陈皮6g，法半夏6g，辛夷后下，包煎6g，生黄芪30g，防风10g，炒白术12g，黄连10g，佩兰15g，火麻仁20g，车前草10g，夏枯草10g。14剂，水煎服。

按语：患者鼻塞20余年，诊为慢性鼻炎，以慢性鼻炎通治方治疗，药用沙参、黄芩、苍耳子、细辛以清金、通鼻窍；入睡后出汗明显，加黄芪、防风、白术补气，固表止汗；口气重，加黄连、佩兰清热化湿，除口气；大便干，加火麻仁润肠通便；血压高，加车前草、夏枯草平肝降压。

例3.董某，女，34岁。2015年4月8日初诊。

主诉：衄血、打喷嚏8年余。

现病史：鼻炎8年余。近两年鼻炎不定时发作，衄血，打喷嚏，呼吸时鼻部不适感加重。每次感冒后鼻炎发作，症状加重。眠差，入睡困难，醒后难眠。乏力，精神不济。便秘，

2～3 日 1 行。月经易延后 2～4 天，量少。患颈椎病，右膝关节活动后疼痛不适。薄腻苔，脉濡沉。

治法：清肺通鼻窍，调府、宁神、兼治颈椎病。

方药：北沙参 12g，黄芩 10g，辛夷_{后下, 包煎}6g，苍耳子 6g，枳实 6g，火麻仁 20g，生地黄 30g，夜交藤 15g，炒酸枣仁 20g，赤芍 12g，秦艽 10g，威灵仙 10g。14 剂，水煎服。

（四）口腔溃疡（1例）

【口腔溃疡通治方】连兰汤

药物组成：黄连 12g，佩兰 15g，玄参 15g，麦冬 15g，生地黄 24g。

方剂功效：清脘，祛湿，降香，滋阴。

刘某，女，63 岁。2015 年 10 月 28 日初诊。

主诉：口腔溃疡 20 余年。

现病史：口腔溃疡反复发作 20 余年。口干、口苦，心烦。便秘，5～6 日 1 行，干燥、味臭，小便黄。睡后易醒，多梦。苔中度腻，脉沉，左尺虚。

治法：育阴，清脘，通府，宁神。

处方：生地黄 36g，牡丹皮 12g，天冬 12g，北沙参 15g，黄连 12g，佩兰 15g，玄参 15g，生大黄 3g，火麻仁 24g，生甘草 8g，夜交藤 15g，炒酸枣仁 20g，黄柏 10g。14 剂，水煎服。

以此方加减治疗 2 月余，口腔溃疡好转，口干、心烦、大便干燥等症悉除。

按语：此例患者以口腔溃疡反复发作来诊，治以通治方加减，药用黄连、黄柏、佩兰、玄参、天冬、生地黄。因患者大便干燥，加生大黄、火麻仁润肠通便；眠差、多梦，加夜交藤、炒酸枣仁养心宁神。

五、其他疾病

（一）低血压（1 例）

【低血压通治方】 益气升阳汤

药物组成：炙黄芪 30g，升麻 10g，柴胡 10g，炒白术 12g，云苓 15g，丹参 18g。

方剂功效：益气升阳，通络。

魏某，女，59 岁。2016 年 3 月 30 日初诊。

主诉：低血压 10 年余。

现病史：血压 70 ～ 80/50 ～ 60 mmHg，其父也有低血压。入睡可，但睡后易醒，畏寒怕冷，尤以下肢为重，心烦乏力，胸闷，尿频，晚上每 3 小时一次，白天次数更多，量少。食纳一般，大便成形，日 1 行。看手机则易头晕。苔薄，脉势沉小。

治法：益气升阳，通络，宽胸，缩泉。

处方：炙黄芪 30g，升麻 10g，柴胡 10g，炒白术 12g，云苓 15g，丹参 18g，瓜蒌 10g，木香 6g，炙甘草 10g，金樱子 15g，五味子 10g，熟地黄 30g，补骨脂 12g，陈皮 6g。20 剂，水煎服。

以上方加减治疗半年余，测量血压已接近正常值，患者其余证候如畏寒、乏力均获治愈。

按语：该患者血压 70 ～ 80/50 ～ 60 mmHg，且有畏寒怕冷，尤以下肢为重，心烦、乏力等症状，均为低血压的表现，治宜益气升阳、通络为主，以通治方加减治疗，药用炙黄芪、升麻、柴胡、炒白术、云苓、丹参。在此基础上，患者表现有胸闷，加瓜蒌、木香宽胸理气；尿次频多，加金樱子、五味子、熟地黄、补骨脂、陈皮以补肾缩尿。

（二）盗汗（1例）

【盗汗通治方】

通治方1：当归 12g，生地黄 15g，熟地黄 15g，黄芩 10g，黄连 10g，黄柏 10g，黄芪 24g，酸枣仁 18g

方剂功效：滋阴清热。适用于阴虚火旺型盗汗。

通治方2：生黄芪 24g，防风 12g，白术 12g，生地黄 15g，熟地黄 15g，生牡蛎 24g，浮小麦 20g

方剂功效：益气固表。适用于阴虚盗汗而火不旺者。

通治方3：柴胡 10g，法半夏 10g，人参 10g，炙甘草 12g，黄芩 10g，生姜 10g，大枣 10g，当归 10g，生地黄 15g，牡丹皮 12g，霜桑叶 12g。

方剂功效：清肝火，疏肝郁，滋阴。适用于肝胆火旺盗汗。

李某，女，60岁。2016 年 5 月 18 日初诊。

主诉：盗汗 6 月余。

现病史：6 个月来每到夜眠时出汗，醒时汗透衣衫，每夜

换衣服 3～4件。平时乏力，少气懒言。纳可，有口气。尿黄
而量多，大便调。白发增多。苔中度腻，脉沉微伏。

治宜：固卫，滋阴，收敛止汗。

处方：生黄芪 30g，防风 10g，炒白术 10g，生地黄 15g，
熟地黄 15g，生牡蛎 24g，浮小麦 20g，黄柏 10g，佩兰 15g，
覆盆子 15g。14 剂，水煎服。

自述服上药 4 剂后盗汗明显减少，14 剂服毕，再无盗汗，
体力增强，余症悉减。

按语：本例患者属于阴虚盗汗，热象不著，以盗汗通治方
第 2 方为底方治疗。平时乏力，少气懒言，因此加大生黄芪的
用量；小便黄且频，乃下焦有热且固摄之力不足，因此加黄柏
清下焦之湿热，覆盆子固泉缩尿；口中异味，加黄柏、佩兰清
热除湿，消口气。

（三）脱发（1 例）

【脱发通治方】六物生发方

药物组成：生黄芪 36g，当归 10g，生地黄 15g，熟地黄
15g，柴胡 15g，旱莲草 15g，侧柏叶 15g。

方剂功效：益气血，补肝肾，调肝，生发。

刘某，男，34 岁。2015 年 5 月 20 日初诊。

主诉：脱发 3 年余。

现病史：患者 3 年前无明显诱因开始脱发，无明显其他不
适。现头发稀疏，工作无明显压力，眠可，纳可，二便正常。
既往有黄疸型肝炎、急性肾炎、肾结石、肾上腺占位。苔薄
腻，脉沉缓。

治法：益气血，调肝，生发。

处方：生黄芪 80g，当归 40g，生地黄 15g，熟地黄 15g，旱莲草 40g，侧柏叶 80g，川芎 40g，柴胡 40g，赤芍 50g。上药共研细末，水泛为丸，如梧桐子大。每服 8 克，每日 2 次。温开水送服。

按语：此例患者仅脱发而无其他并发症，病情缓和，余师以丸药治疗，以通治方加减，药用生黄芪、当归、生地黄、熟地黄、旱莲草、侧柏叶、柴胡。方中加入川芎、赤芍，加强行气活血之效，以促发再生。